Erwin Böhm

Alte verstehen

Grundlagen und Praxis
der Pflegediagnose

Psychiatrie Verlag

Lesehinweis: »Alte verstehen« bedeutet, die jeweils eigene, spezifische Biographie des alten Menschen zu erschließen. Dies betrifft auch die Individualität der Sprache. Diesem Ansatz von Erwin Böhm folgend, haben sich Autor und Verlag bemüht, verständlich *und* umgangssprachlich zu formulieren. Die sporadische Nichtübersetzbarkeit von Einzelbegriffen gehört zum Reiz der Böhm'schen Bücher.

Das Ziel dieses Lehrbuches ist erreicht, wenn die Grundlagen und die Fallbeispiele dazu reizen, assoziierend über den eigenen Umgang mit Betagten nachzudenken.

CIP-Titelaufnahme der Deutschen Bibliothek
Böhm, Erwin:
Alte verstehen: Grundlagen und Praxis der Pflegediagnose / Erwin Böhm.
– Bonn: Psychiatrie-Verlag, 1991
ISBN 3-88414-124-4

© Psychiatrie-Verlag, Bonn 1991.
Kein Teil dieses Werkes darf ohne Zustimmung des Verlages vervielfältigt oder verbreitet werden.
Titelfoto: Bror Karlsson / Agentur LASF
Umschlag: markus lau, Berlin
Satz und Druck: Clausen & Bosse, Leck

Inhalt

Geleitwort von Erich Grond

Das neue Buch von Herrn Böhm habe ich mit großem Gewinn gelesen. Was Herr Böhm in seiner dreißigjährigen, intensiven Pflegearbeit mit psychisch kranken alten Menschen wahrgenommen und erfahren hat, kristallisiert sich in diesem Band als Paradigmawechsel im Pflegeverständnis heraus: »Statt Gutes zu tun Gutes zu bewirken« (Dörner) ist eine Herausforderung an die sich selbst aufopfernde oder »allmächtige Mutter«-Pflege. Herr Böhm hat eigene Beobachtungen, Gespräche, Selbstschilderungen von Kranken und zahlreiche Krankengeschichten lebensnah und anschaulich zusammengestellt und einfühlsam entschlüsselt. Er holt alte verwirrte oder paranoide Menschen dort ab, wo sie jetzt in ihrem Altgedächtnis stehen, er akzeptiert sie so, wie sie gerade sind. Durch genaues Hinsehen, Hinhören und sensibles Wahrnehmen non-verbaler Signale wird seine Pflegehaltung toleranter. Befremdliche Verhaltensweisen und unverständliche Symptome werden begreiflich, der Pflegende wird zum Verstehenden und hilft dadurch dem Kranken, seine Probleme selbst besser zu verstehen. Herr Böhm stellt eine ganzheitliche Pflege dar: Er sieht die Pflege als einen dynamischen Prozeß, der sich an der Biographie des alten Kranken ausrichtet und sein emotionales Langzeit- und Alltagsgedächtnis reaktiviert in der Auseinandersetzung mit seiner Umgebung.

Voraussetzung für die Pflegediagnose nach Böhm ist die Prägungsforschung: Er fragt nach den Erziehungsnormen, nach Vorschäden, nach der Entwicklungsgeschichte des einzelnen, nach der Geschichte seiner Region und nach zeitgeschichtlichen Faktoren, die überzeugend jetziges symptomspezifisches »Fehlverhalten« verständlich machen. Der Kranke will keine Diagnose, sondern Hilfe im Alltäglichen. Die Seelenpflege von Herrn Böhm ist aus dem täglichen Leben gegriffen und deshalb so einleuchtend.

Eingehend setzt sich Herr Böhm mit Verwirrtheit als verständliche Reaktion oder als Flucht auseinander. Er motiviert zu Trainingsprogrammen wie Orientierungs- und Realisationstraining im Alltag. Besonders große Erfahrung beweist er mit der Impulspflege bei Wahnkranken, denen er mit paradoxer Intention, Beichte, Entlastungsgesprächen hilft. Besonders viele Krankengeschichten von paranoiden Kranken belegen seine Erfolge.

Verwahrlosung versteht Herr Böhm als Verwöhnung, Anschlußangst, Prägung und Zucht. Depressiven Kranken begegnet er mit beziehungsfördernder Grundhaltung. Intensiv problematisiert er die zerebrale, somatische und psychosoziale Dekompensation und den Krankheitsgewinn bei psychosomatischen Erkrankungen.

Der differentialdiagnostische Ausgang »will der Kranke leben oder sterben?« ist die Voraussetzung für eine Reizanflutung in einem Stufenplan. Für

Kranke mit überwiegendem Todestrieb empfiehlt er Körperkontakt, mimische Zuwendung, Kopf-an-Kopf-Reden und religiöse Gespräche.

Herr Böhm revitalisiert den Kranken durch Sehen, Hören und Bewegen, mit Animationsreizen aus dem Langzeit- und Alltagsgedächtnis; Kranke im Rückzug fördert er in der Urkommunikation. Er reaktiviert durch Gespräche, Pflegevertrag und Reizanflutung. Die Impulse für Körperpflege, Wohnen, Essen und Trinken ergeben sich aus der genauen Kenntnis der Lebensgeschichte. Unmittelbar in die Praxis umsetzbar ist sein intramurales Maximalforderungsprogramm und sein extramurales Überlebensprogramm für das Selbständigkeitstraining, so daß durch die Übergangspflege nach Böhm die Hospitalisierung verkürzt oder vermieden werden kann.

Herr Böhm kann mit seiner Art zu pflegen »seelischen Hunger« des Kranken stillen und sein Ich stabilisieren.

Immer wieder bezieht er den Pflegenden mit ein, den er als Schlüssel-, aber nicht als Zentralfigur sieht. Ein Zuviel an Pflege führt zum Beziehungsnotstand. An der non-verbalen Kommunikation wie Tonfall der Stimme und Körperhaltung merkt der Kranke unsere Ehrlichkeit.

In bezug auf Gefühle, Empfindungen und Prägung stellte Herr Böhm jedes Expertentum in Frage.

Das Buch ist eine Fundgrube praktischer Anregungen, aus der herausgeholt werden sollte, was in der gegebenen Situation »machbar« ist. Herrn Böhm gelingt es, Pflegende zu ermutigen, psychisch kranke alte Menschen zu reaktivieren. Um diesen von der Gesellschaft ausgesonderten und abgewerteten Menschen sachverständiger zu helfen, wünsche ich diesem Buch eine weite Verbreitung unter allen Praktikern und Theoretikern der Kranken- und Altenpflege.

Hagen, 12.3.91   Erich Grond

Vorwort

Über die Übergangspflege, die daraus entwickelte re-aktivierende Pflege sowie die Prägungsforschung und das symptomspezifische Verhalten, die ich als pflegerisch therapeutische Maßnahmen konzipierte, gelange ich heute, nach einer zehnjährigen Forschung und Praxisarbeit, zur »Nursing Diagnose«.

Insgesamt gesehen ist damit meine empirische Pflegeforschung aus dem Alltag über die extramurale Pflegedokumentation und über die Patientenbiographien beim Pflegeprozeß und damit bei der Pflegediagnose angelangt.

Der Pflegeprozeß kommt aus der Praxis und ist für die Praxis entwickelt, obwohl er wissenschaftliche Grundaspekte nicht verneint.

Die Pflegediagnose soll die Schlagworte wie Beziehungspflege, therapeutische Pflege, aktivierende Pflege und so weiter unter einen Hut bringen und gangbare Wege zur Eigenständigkeit der Krankenpflege aufzeigen.

Solche Wege werden zum Beispiel in der Schweiz schon lange beschritten. Dort organisiert man in einigen Schulen, zum Beispiel in Basel, Zürich und St. Gallen schon lange »Ganzheitliche Pflege«, und zwar auf den Grundlagen der individualpsychologischen Erkenntnisse und hält sich nicht an eine strikte Trennung der Grund-, Behandlungs- und therapeutischen Pflege.

Mir geht es nicht darum, einen rein theoretischen Abhandlungsprozeß der Pflegediagnose zu schreiben, sondern praxisrelevante Maßnahmen anzuführen. Die Praxisrelevanz ergibt sich aus der Tatsache, daß die Pflegediagnose langsam aber sicher aus den Erfahrungen mit den Klienten gewachsen ist. Aus der Übergangspflege, der Milieustudie, wurde Prägungsforschung, aus der Prägungsforschung das Studium über den biologischen Abbau etc. Die Pflegestrukturen meines Systems wurden praktisch dem Lebenslauf meines Klienten angepaßt, so daß man heute sagen kann, daß die Ursachen der meisten geriatrischen Auffälligkeiten schon im Lebensverlauf unserer Klienten zu suchen und zu finden sind.

Es ist klar, daß vor der Zurhandnahme der Lebensbiographie als therapeutisches Hilfsmittel, die somatisch diagnostische Medizin ihre Arbeit leisten muß, so daß somatische Kausalitäten für die Auffälligkeiten ausgeschlossen werden können. Ist dies der Fall, dann gibt der Arzt den Klienten als »terminal« erkrankt in die Obhut der Pflege.

Einleitung

Kaum ein anderer Fortschritt in der Medizin (die erste Herzverpflanzung vielleicht ausgenommen) hat die geriatrisch tätigen Pflegepersonen so irritiert, wie die Einführung der »Ganzheitlichen Pflege« und der Pflegediagnose. Auch die Umkehr der Irreversibilitätstheorie zur Reversibilitätstheorie warf einige Probleme auf. Plötzlich war (CIOMPI 1979) die Warm-Satt-Sauber-Leise-Pflege nicht mehr ausreichend, Herz nicht mehr alles, die Behandlung allein der körperlichen Beschwerden genügte nicht mehr. Plötzlich war also das gute Herz am rechten Fleck nicht mehr genug. »Fachlichkeit« war gefragt, »Qualitätssicherung« wurde offeriert.

Doch leider hinken die Ausbildungsinhalte sowie die Novellierungen zum Krankenpflegegesetz der Realität praktisch immer um circa zehn Jahre hinterher. Die Leidtragenden dabei sind die praktizierenden Pflegepersonen.

Dieses Lehrbuch besteht vorwiegend aus Fallstudien. Die Fälle haben bei aller Unterschiedlichkeit ihrer Grundsymptomatik etwas gemeinsam: Die psychische Störung der heute etwa achtzigjährigen Klienten und die Möglichkeit ihrer Besserung. Es wird der Nachweis erbracht, daß geriatrische Krankenpflege nicht nur als Grundpflege, sondern viel mehr als Seelenpflege und Seelsorge betrieben werden muß, um aus einer verständlichen Liebsein-, Warm-satt-sauber-Pflege eine verstehende »Warum agiert der achtzigjährige Klient so«-Pflege zu machen.

Alle dargestellten Fälle wirken zunächst extrem. Sie wurden bewußt so ausgewählt. Wenn sie auch anfangs aussichtslos erscheinen, so sind sie doch nicht ohne Hoffnung. Die moderne geriatrische Krankenpflege bietet selbst hier Möglichkeiten zu heilen. Ähnliche und leichtere Fälle begegnen dem Pflegepersonal täglich auf Station, ob dies nun eine Augen-, eine Innere oder ähnliche Abteilung ist.

Die praktische Umsetzung der Pflegediagnose ist eine Professionalisierung in der Krankenpflege unter dem Aspekt der Autonomie, wobei wir die ärztliche Dominanz in der Behandlungspflege nicht einschränken, wir uns aber in der therapeutischen Pflege von den anderen Professionen gezielt abgrenzen.

Dieses Lehrbuch soll Ihnen bei Ihrer täglichen Arbeit helfen, fachlicher zu werden, soll an Hand von Falldemonstrationen veranschaulichen, daß sozialgeriatrische Pflege nicht eine neue Worthülse darstellt, sondern ein System der Tat ist.

Leitlinien für dieses Buch

Die in diesem Buch zusammengestellten Fallbeispiele sollen die Durchführbarkeit der Pflegediagnose praxisrelevant darstellen. Ich habe sie aus einem Repertoire von fünftausend rehabilitierten Patienten gezielt herausgegriffen, um einen bunten Querschnitt durch die Altenarbeit aufzeigen zu können. Bei diesen habe ich die Genehmigung der Patienten zur Veröffentlichung.

Die Fallgeschichten erzählen von den unterschiedlichsten Patienten, vom sogenannten normal Betagten bis zum cerebral Gestörten, von der Oberschicht- zur Unterschichtsituation.

Die ärztlichen Diagnosen (auf die es nicht immer ankommt) entbehren der Genauigkeit. Der Bogen soll sich vom liegenden, hospitalisierten Patienten über den normal biologisch Abgebauten, den inaktiven bis zum symptomreichen Patienten spannen.

Es wird immer wieder ein besonderes Augenmerk auf die *Re-Aktivierung, Re-Animierung, Re-Vitalisierung* und *Re-Sensibilisierung* geworfen. Es ist mir zwar klar, daß wir häufig eine Rehabilitation und Resozialisierung erhoffen, doch weiß ich nach meiner heutigen Erfahrung, daß dies bei einer durchschnittlich fünfundachtzigjährigen Klientel nicht zu erreichen ist.

Für den alltäglichen Umgang mit dem Hilfspersonal muß die Pflegediagnose in *Pflegeleitlinien* umgesetzt werden. Ich muß gestehen, daß selbst in meinem Krankenhaus nicht alle Punkte, nicht alle Maßnahmen aus Mangel an Personal verwirklicht werden konnten.

Es geht mir aber darum, und ich hoffe, daß es mir ansatzweise geglückt ist, die Pflegediagnose und die Pflegeimpulse dem Leser praxisnah darzustellen und meine, daß es nun an den Lesern liegt, neue Strategien, Diagnosen und Symptome zu finden.

Widersprüchlichkeiten der heutigen Krankenpflege

Die Neuorientierung der Krankenpflege (Reversibilitätstheorie) läßt heute verschiedene paradoxe Situationen entstehen, die auch Identifikationsschwierigkeiten der Pflegepersonen hervorrufen und so unsere Arbeit erschweren.

Die Sammlung aller paradoxen Situationen würde wahrscheinlich ein Buch füllen, so daß ich hier nur die wesentlichen herausstreichen möchte, um die Aufmerksamkeit darauf zu lenken.

Paradoxon eins
Auf der einen Seite sollen wir problemlos mit der Hilflosigkeit unserer Patienten fertig werden, müssen Sorge um den Klienten und um die eigene Institution tragen, sollen kritische Punkte der kranken Menschen erfassen, aber auf der anderen Seite wird unser Fach generell unterbewertet (was ist denn schon ein Altenpfleger, eine Geriatrieschwester). Haben wir, obwohl wir »anderen« helfen sollten, selbst keinen Schutz vor der eigenen Institution oder unserem Brötchengeber, der wohl auch als Öffentlichkeit bezeichnet werden kann? Forderungen werden meist zurückgewiesen, die Zahl der Pflegepersonen verringert.

Paradoxon zwei
Auf der einen Seite wird die Verweildauer gekürzt, die Zahl der Akut-Betten reduziert, das Klientel zum mündigen Bürger erklärt. Andererseits wird die somatische Pflege und Grundpflege in Pflegeminuten und pro Tag verrechnet.

Paradoxon drei
Durkheim stellte schon um die Jahrhundertwende folgende noch heute gültige These auf. Er meinte, daß sich das gesellschaftliche Leben ändert, daß die Jugend nur auf Selbstfindung, Psychoboom und Individualisierung aus ist. Paradox ist, daß wir noch immer das Charisma des »sich aufopfernden altruistischen Pflegers« haben.

Paradoxon vier
Auf der einen Seite sollte jeder seinen Klienten aktivieren, und wenn man die Mitarbeiter fragt, tun sie dies alles schon lange. Auf der anderen Seite stört die Aktivierung den täglichen Stationsablauf, Visite etc. so sehr, daß eine Aktivierung gar nicht in Frage kommen kann.

Durch diese verrücktmachenden Situationen ist es nicht verwunderlich, daß das Personal mit: Gereiztheit, Übertragung, Projektion, Aggression und Ersatzhandlungen wie »Arztpflege« etc. reagiert und wie Lemminge vor den Patienten und vor Fortbildungen flüchtet.

Um diese Flucht zu verhindern, beziehungsweise eine psychische Besserstellung für das Personal zu erreichen, muß die »Ganzheitlichkeit« und als Konsequenz, die Pflegediagnose, eingeführt werden. Dies geht aber nur dann, wenn wir das Wort »Slow is beautiful«, nicht nur für die verlängerte Adaptionszeit, sondern auch für die Betreuungszeit verwenden.

Ich glaube auch, daß ein Mehr an ganzheitlicher Pflege, ein Weniger an Medikation, ein Weniger an technischer Medizin eine Verbilligung des Spitalbetriebs darstellen kann.

Schlagworte aus der Fachdiskussion

Man muß den Patienten abholen, wo er steht:	Wo steht er denn, außer uns bei Reformen im Weg? Was bedeutet dieser Presseslogan in der Praxis?
Kurzzeitpflege:	heißt das: Nur Aufheben eines Klienten, wenn die Verwandten auf Urlaub sind? Ständige Verlegung ins Heim, raus aus dem Heim, rein in das Heim und damit Züchtung von einer akuten Dekompensation? Aus Gehenden Liegende machen, damit im Urlaub der Verwandten nichts passiert? (Schenkelhalsfraktur?)
Aktivierende Pflege:	heißt das: Eine Schwester setzt den Patienten aus dem Bett, die andere, mit mehr Angst, legt ihn wieder nieder? Oder werden die Pfleger aktiv und nicht die Patienten?
Schaffung eines therapeutischen Milieus:	heißt das: Daß man das Spital so schön einrichten muß, daß der Patient keinen Willen mehr hat, nach Hause zu gehen? Daß man Institutionszucht-Klienten schafft?
Pflege mit Empathie:	heißt das: Daß eine zwanzigjährige diplomierte Schwester bestimmen soll, was für eine fünfundachtzigjährige Unterschichtpatientin gut sein soll?
Pflege mit Akzeptanz:	soll das heißen, daß der Patient auch einen Pfleger mit grünen Haaren akzeptieren lernen muß?
Pflegequalität:	heißt das: Daß zwei Pfleger für zwanzig oder dreißig Patienten auf die Qualität ihrer Pflege sehen sollen?

Alle diese Schlagworte zeigen, daß Krankenpflege zerredet, daß Fachpflege zerdiskutiert wird, daß aber keinerlei Maßnahmen in die Praxis einfließen.

Ganzheitlichkeit

Es müssen in der Zukunft die Worte wie

Wortspielpflege

- Funktionspflege
- Grundpflege
- Behandlungspflege
- Beziehungspflege
- Politische Pflege
- Bettenpflege
- patientenorientierte Pflege
- therapeutische Pflege
- Sozialpsychiatrische Pflege
- Gesundenpflege
- intra- und extramurale Pflege
- Kurzzeitpflege
- Tagespflege
- spezielle Pflege
- menschengerechte Pflege
- ethisch-moralische Pflege,

etc. zugunsten einer gemeinsamen Sprache im Pflegebereich verschwinden.

Die heutige Variante kann nur unter dem Begriff *Pflege* deren Arbeit die *Pflegedokumentation* und deren Ziel der *Pflegeprozeß auf Grundlagen der Pflegediagnose* in ihrer Ganzheitlichkeit sein (s. Abb.).

Für die Ganzheitlichkeit ist nicht nur die Schiene Schulmedizin, Schulpharmakologie und Schulpsychologie von Bedeutung, sondern auch die Schiene somatische Pflege und Seelenpflege, wobei zwischen unbewußtem und bewußten Momenten nicht unbedingt unterschieden werden muß.

Die Schiene der Interventionsgerontologie ist die Kreierung eines historischen und individuellen biographischen Denkens und Handelns.

Ausbildung

Das derzeitige Schulsystem führt oft dazu, daß jeder meint, »auf dem neuesten Stand der Pflege« zu sein, daß jeder glaubt, für den Patienten das Richtige zu wissen und demnach zu tun.

Wenn die Krankenpflegeausbildung ernst zu nehmen sein soll, muß Pflegeforschung betrieben werden und man muß *Lehrstühle* für Krankenpflege schaffen, wie zum Beispiel in Schottland. Lehrpflegepersonen müssen dann Unterlagen erforschen, neue kreieren sowie als Nestor agieren. Es geht nicht mehr, daß man wie bisher aus fünf oder sechs Facharztbüchern einen Lehrplan für Krankenpfleger aufstellt. Denn es gibt im gegenwärtigen Lehrstoff noch immer zuviel pseudomedizinisches Wissen.

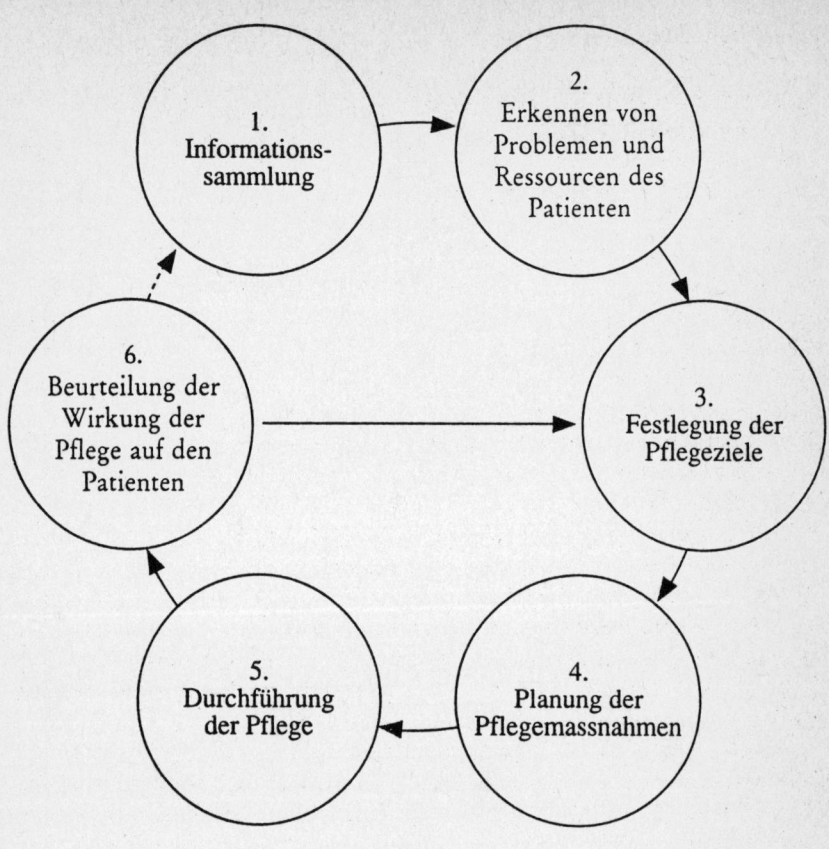

Das Resultat der Pflege wird am Pflegeziel gemessen. Wenn das Ziel erreicht wird, ist der Vorgang beendet. Wenn aber Abweichungen vom gesetzten Ziel vorkommen oder neue Probleme auftreten, beginnt der ganze Prozeß von neuem.

Aus: FIECHTER V. und MEIER M.: Pflegeplanung. Fünfte Auflage, Recom, Basel, 1987.

Hilfen der Zukunft

Die Neuorientierung der geriatrischen Versorgung ist unter Berücksichtigung auf die Zunahme von
1. psychiatrisch Pflegebedürftigen
2. somatisch Pflegebedürftigen und
3. in der Wohnung sterbenden Klienten
vorzunehmen.

In allen Statistiken kann man lesen, daß es künftig immer mehr ältere Menschen geben wird, die multimorbid und demenziell verändert sind.

Wenn ich von dieser Tatsache ausgehe, so muß ich folgende Maßnahmen ergreifen: In den Altersheimen, den internen Stationen, aber auch in allen anderen Stationen, in denen Betagte liegen, inklusive der Psychiatrischen Krankenhäuser, muß umgelernt werden. Sollte bei einem Patienten Lebenstrieb ersichtlich sein, so ist er an eine Genesungsklinik für geriatrische Klienten zu verlegen, an der Rehabilitationsmaßnahmen vorgenommen werden. Ich denke dabei an das Einbeziehen der Biographie, an die Reizanflutung und auch an einen differenzialdiagnostischen Ausgang.

Etwas beweglichere Patienten müßten nicht unbedingt von bestehenden internen Stationen oder Altersheimen in Genesungskliniken kommen, sondern könnten direkt mittels Übergangspflege, die in einem Schwerpunktkrankenhaus installiert werden müßte, in das Milieu, sprich in ihre Wohnung, re-integriert werden.

In der Wohnung, oder in der Wohnsituation selbst, müßte die Hauskrankenpflege differenzierter zwischen psychischem und somatischem Pflegefall unterscheiden.

Beide können aber nicht von der Heimhilfe (Laien) versorgt werden, da es sonst zu einer Überforderung auch durch Samstag-Sonntag-Dienst beziehungsweise durch das Nichtvorhandensein von Pflegeutensilien (Windeln, Waschmaschine, Wechselwäsche) kommt. Die Heimhilfe müßte also praktisch gesehen in reaktivierender Pflege ausgebildet werden.

Trotz Übergangspflege, trotz Heimhilfe und Hauskrankenpflege werden Multimorbidität und Sterben nicht ausbleiben, so daß man also an eine Sterbebegleitung in der Wohnung (ambulanter Dienst) denken müßte.

Wenn sich bei der Differenzialdiagnose auf der Internen Station herausstellt, daß die Patienten sterben (weil Gott dies will), so müssen sie in Spezialsterbekliniken mit Hospizcharakter kommen.

Die Pflegequalitätssicherung und Pflegequalitätserhöhung bei sogenannten »schlechten Patienten« kann nur durch fachliche Arbeit und durch Verstehen der Patienten gebessert werden.

Datenermittlung und Pflegediagnose

In meinen bisherigen Büchern habe ich mich mit der Grundsatzthematik der Pflegediagnose sowie ihrer Terminologie, aber auch mit der Interpretation der Fallgeschichten beschäftigt.

Ich habe zur Ganzheitlichkeit des geriatrischen Pflegeprozesses das Eruieren

1. der ärztlichen Diagnose
2. des Status, den der Patient auf der Abteilung innehat,
3. des differentialdiagnostischen Ausgangs und
4. der historischen, individuellen Biographie

aus der Datenbank unseres Patienten als Grundwissen gefordert.

Erst aufgrund dieser Erhebungen kann man die sogenannte Pflegediagnose erstellen, interpretieren und davon pflegerische Maßnahmen – Impulse ableiten.

Mit diesem Buch möchte ich mittels Fall*geschichten* den Weg dieser Pflege vorstellen. In jeder Fallgeschichte werden die vier Punkte beschrieben, ihre Interpretation und ihre Pflegeziele sichtbar und begreifbar gemacht. In diesem Kapitel werde ich noch mal an die Datenermittlung erinnern.

Die Datenermittlung

Die Daten zur Ganzheitlichkeit der betagten Seele ergeben sich vorwiegend aus der
- historischen
- individuellen und
- entwicklungsgeschichtlichen Biographie des Betagten.

Ich meine, daß die »aktuelle Situation« alter Menschen (mit ihrem paranoiden Erscheinungsbild oder ähnlichem) nicht losgelöst von ihren speziellen
- Prägungen
- Problemlösungsmechanismen
- eingefahrenen Verhaltensstrukturen
- Vorschäden (Neurosen, Alkohol etc.)
- Überlebenstrainings (Anpassungs-Strategien)
- Ich-Identitätsstörungen
- Familienstrukturen
- Berufssituation etc.

betrachtet werden kann.

Die Klienten sollten von uns im »Hier und Jetzt« abgeholt werden. Dies kann aus dem
- Tertiärgedächtnis,

– Langzeitgedächtnis oder auch aus dem
– Frischgedächtnis (Patient mit nur biologischem kalendarischem Abbau) erfolgen, wobei unser Pflegekonzept schon vorwiegend für cerebral geschädigte, demenziell erkrankte oder persönlichkeitsgestörte betagte Klienten angelegt ist.

Der cerebral Gestörte, heute im Tertiärgedächtnis Lebende, sollte auch aus diesem abgeholt werden, das heißt er sollte mittels Training ins Altgedächtnis und mittels pflegerischer Maßnahmen wieder ins Neugedächtnis gebracht werden.

Beispiel für ein aufbauendes WC-Training:
Der Klient befindet sich aufgrund seiner cerebralen Schädigung im Tertiärgedächtnis, ein WC-Training auf normaler Basis ist nicht möglich.

Er spricht zu uns in der Symbolsprache, zieht sich immer wieder, im Netzbett liegend, sein Hemd aus und zeigt uns damit, daß er etwas im »nackten Zustand« vor hat. Wir wickeln ihn.

Ein fest eingebundener Säugling (aber auch ein Betagter) hat wenig Möglichkeit zur Interaktion mit der äußeren Welt und kann nicht viel mehr tun, als sich nach innen zu wenden. Destruktion, Rückzugstrieb würden dies die »neuen« Psychologen nennen. Noch heute dürfte diese Persönlichkeitsstörung unter dem Begriff »der ist schief gewickelt« im deutschsprachigen Raum zu finden sein.

Wesentlich wichtiger wäre es, dem Klienten keine Windeln anzulegen, sondern immer dann, wenn er das Hemd auszieht, mit ihm einen Gang zum WC zu versuchen. Die Orientierungshilfe für solch ein Training wäre am Anfang ein Plumps-Klo.

Langzeitgedächtnistraining: Spricht der Klient auf diese Form der Urkommunikation an, kann als nächster Schritt ein WC-Training eingeleitet werden. Auf einer Liste wird festgehalten, wann der Patient ins Bett macht. Kurz vor dieser notierten Zeit wird er auf das WC gebracht.

Neugedächtnis: Führte auch diese Maßnahme zum Erfolg, so wird im Neugedächtnis trainiert.

Die Datenermittlung entspricht einem normalen Entlastungsgespräch, der Patient berichtet, was ihn bedrückt
– im Hausverstandsniveau
– und prinzipiell wertfrei.
Das heißt nicht, daß die Summation und die Interpretation wertfrei sein sollen oder gar können. Natürlich wird bei der Konstruktion gewertet, aber nicht bewertet. Diese Wertung kann nicht eine Pflegeperson allein durchführen. Ich bitte um Achtung vor den Menschen im Alter! Die Datenermittlung sollte mit einer erhöhten Wahrnehmung ohne Zeitdruck erstellt werden.

Die Grundeinstellung muß dabei im gebrauchsethischen Moment des

»Helfens mit der Hand in der Hosentasche« stattfinden. Das heißt, der Klient soll voll informiert werden, was wir für ihn tun, was wir nicht tun und was wir von dem Gespräch erwarten. (Achtung: bei entmündigten Klienten ist der Sachwalter oder Beistand zu informieren.)

Die Datenerhebung aus dem Leben, Lebensinhalt, Lebenssinn und dem damit Zurechtkommen des betreffenden Menschen ist von unterschiedlichster Aussage- und Wahrheitskraft (Realitätskraft).

Menschen berichten immer nur über ihr bewußtes Material. Alle anderen Anteile der Seele, mit denen man noch nicht zurechtgekommen ist, werden entweder vermehrt verschlüsselt angesprochen (auch in Körpersprache und Stimmtimbre bemerkbar), – vergessen oder verdrängt, beziehungsweise mit verschiedenen Abwehrmechanismen beantwortet.

Die meisten Menschen agieren mit Lebenslügen, die aber gleichzeitig auch Selbsttäuschungen darstellen können. Eine unerträgliche Realität (ich bin bettlägrig, ich werde langsam alt, etc.) wird verneint und dafür wird ein Wirklichkeitsverlust, ein Realitätsverlust in Kauf genommen. Goethe nannte seine Eigenbiographie schon »Dichtung und Wahrheit«, weil er wußte, daß nicht alle Anteile im Menschen der Ich-Realität entsprechen.

Geschichte von unten

Die Aufarbeitung der eigenen Vergangenheit, das Entstehen eines Geschichtsbewußtseins, ist heute Anspruch und Aufgabe verschiedenster Organisationen, zum Beispiel der Gewerkschaften. Dieses neue Geschichtsbewußtsein, sozusagen «Geschichte von unten«, ist die Grundlage vieler Ausstellungen, Ausschreibungen etc.

Jetzt dürfen die Arbeiter über ihre früheren Bedingungen reden. Wir Jungen können davon lernen. Es ist interessant, daß in der heutigen Zeit selbst Geschichtsstudenten nicht mehr auf rein wissenschaftliche Quellen der Geschichte zurückgreifen oder daraus studieren, sondern sich der Befragung der Menschen auf der Straße bedienen. Das heißt, die Studenten gehen ins Milieu.

Dieses Erlernen der Geschichte »von unten« müssen wir jungen Leuten vermitteln, damit sie sich besser in alte Menschen hineinversetzen können und deren Verhaltensweisen verstehen. Man lernt Geschichte am besten von den Betagten selbst. So wird der Patient schon beim Vermitteln der Geschichte zum *Mitarbeiter* und das Gespräch therapeutisch.

Fest steht, daß sich Geschichte unterteilen läßt in: Geschichte der Arbeitswelt, der Freizeit, der sozialen Lage, des Sports und der Kultur. Ferner gibt es Unterschiede zwischen der Stadt- und Landbevölkerung.

Geschichte ist für jeden Menschen anders.

Regionalgeschichte

Die Regionalgeschichte spielt sich vorwiegend in einer »Ghetto«-Situation ab, die nur den *Einheimischen* bekannt ist. Es ist fast unmöglich, die direkten Prägungssituationen der Wiener auf die Mistelbacher oder gar die Tiroler, Züricher etc. zu übertragen. Aus einer Fülle von Ereignissen wurden traditionelle, regionale Lebensbewältigungsmechanismen geprägt, »heimisch« und sozialisiert.

Für die Pflege wird es eine Aufgabe der Zukunft sein, sich in der Regionalgeschichte besser auszukennen, um die Eigenheiten und Lebensformen der Betagten besser zu verstehen.

Mögliche Wege zur Regionalgeschichte

Wir haben die besten Erfahrungen gemacht, wenn unsere Patienten als Geschichtslehrer fungierten.

So wurde uns bei einer Ausstellung »100 Jahre Sozialdemokratie«, zu der wir erstmals Patienten (auch Schizophrene und Psychotiker) mitgenommen hatten, erst bewußt, wie stark der Geist einer anderen Zeit auf unsere Patienten gewirkt hat.

Ein Patient, der auf der Station als eher introvertiert bis stuporös beschrieben wurde, betrat den Ausstellungsraum, sah die alten »Mai«-Abzeichen in einer Vitrine und redete während des ganzen Ausstellungsbesuches. Unsere jüngeren Mitarbeiter waren schon müde und hatten genug, er aber redete und redete. Story über Story folgte und gab uns den Eindruck seiner Geschichte, so daß wir heute unseren Pflegeschülern Geschichte nur noch von unseren Patienten vermitteln lassen.

Fundgruben

Anläßlich von Gründungsfeierlichkeiten, zum Beispiel siebzig Jahre Siedlungsverein, in regionalen Bezirksmuseen, in Geschichtsausstellungen, in Straßenbahn-, Eisenbahn-, Post- und Uhrenmuseen, die letzten vier vorwiegend für Patienten, die in diesen Bereichen gearbeitet haben. Der Einstieg in die frühere Welt geht auch über das Zillemuseum oder Karl-Valentin-Museum, gar mancher verkrachte Schauspieler wird bei dieser Exkursion anfangen zu deklamieren.

Auch das Betrachten alter Zeugnisse (die noch reichlich verziert waren), alter Tourenbücher, Lehrbücher etc. bringt uns die Geschichte und die Welt unserer Patienten näher.

Das gemeinsame Betrachten von Filmen mit Hans Moser oder anderen ist ein guter Einstieg, über die Zeit von damals zu reden. Exkursionen, Ausflüge in die Arbeiterbezirke, in die Wohnungen mit Gang-WC (zum Beispiel

Kreuzberg in Berlin, Ottakring in Wien) reizen die alten Menschen zum Erzählen. Diese Ausflüge sind ein gutes Lehrmittel, um mit meinen Schülern Feldforschung oder Milieuforschung zu betreiben.

Der Besuch von echten Kaschemmen, Urwirtshäusern zum Studium der Menschen und ihrer Zeit ist fast obligatorisch. Interviews mit Zeitexperten wie Hausmeister, Briefträger oder Greißler sind ein unbedingtes Muß.

Daß darüber hinaus natürlich auch die normalen Geschichtsbücher, vor allem jene, die sich mit Sozialgeschichte befassen, Mittel zum Zweck sind, versteht sich von selber.

Die individuelle Biographie

Gerade die eigene, vom Individuum erlebte Lebensgeschichte ist die wertvollere gegenüber der historischen oder regionalen Lebensgeschichte. Der Mensch hat sie erlebt und rational verarbeitet (oder auch nicht), und sie gibt noch im Alter Kraft zum Weiterleben, wenn man auf ein erfülltes Leben zurückblicken kann.

Mit ihrer Erhebung können einerseits Symptome, die in der Jugend etc. ihren Ursprung haben, erkannt, andererseits aber auch Reaktivierungsprogramme aufgestellt werden. Die Ermittlung soll im Milieu des Klienten erfolgen. Gerade die Wohnung, in der er den größten Teil seines Lebens verbracht hat, stellt eine wichtige Stimulation dar.

Die Ermittlung soll also im *Milieu* mit *Hausverstand* des Pflegers (nicht *aufdeckend*) als Entlastungsgespräch stattfinden. Als Entlastungsgespräch bezeichne ich ein Gespräch, bei dem man alles das erzählt, mit dem man noch nicht fertig geworden ist oder alt-wienerisch ausgedrückt »wenn das Herz voll ist, geht der Mund über«.

Die Erhebung der Biographie führen wir als »Differentialdiagnostischen Ausgang« durch, da dabei biographische Reize nicht nur verbal, sondern auch optisch, taktil und geruchlich auf uns und die Patienten einwirken. Beim Ausgang wird ferner der Unterschied zwischen Alt- und Neugedächtnisleistung deutlich (siehe Falldemonstrationen). Der Patient zeigt uns, was er will, was er anzubieten hat und was ihn berührt. Er will keine ärztliche Diagnose, er möchte Hilfe.

Die Erhebung der individuellen Biographie kann durch das einfache Gespräch, durch Auffangen von Wortfetzen, durch Geschichten etc. erfolgen, aber nicht an einem Tag, sondern über eine längere Betreuungszeit hinweg. Zum Gesprächseinstieg können einige dem Klienten wichtige Dinge verwendet werden, zum Beispiel das auf dem Tisch stehende Hochzeitsfoto, alte Bücher mit Widmungen, ferner alte Briefe oder Markensammlungen, Vereinsembleme oder Pokale, Kleidungsstücke oder Trachten, altes Geschirr, Abzeichen, Bilder an der Wand, Möbelstücke, ja selbst Tapeten.

Ich meine damit, daß die Erforschung der individuellen Biographie nicht mit einer Datenerhebung: Wie viele Kinder hatten Sie? Waren Sie verheiratet? Hatten Sie Scharlach? etc. beginnen sollte.

Der Einstieg könnte zum Beispiel der unverfängliche Satz sein: »Ich kann mir nicht vorstellen, daß man mit zwanzig Kreuzer ein Bier und ein Gulasch bekam.« Auch das Dumm-Stellen von jungen Mitarbeitern, sich etwas aus dieser Zeit erklären zu lassen, ist ein guter Beginn. Nach der Prägungsgeschichte der alten Leute ist eine heute dreißigjährige Schwester auch ein »blödes Trutscherl«, so daß man ohne weiteres fragen kann:

»Ich verlobe mich nächste Woche und kann kein Gulasch kochen, Frau XY könnten Sie mir als alte Wirtshausköchin nicht behilflich sein?« – Das schaltet das Mutterherz der Patientin ein und hilft uns, ein Kochrezept in deutscher Kurrentschrift zu erhalten (Re-Animationsprogramm siehe Fallgeschichten).

Manche Patienten haben eine schriftstellerische Ader und schreiben auf unsere Bitte ihre Biographie. Als Beispiel möchte ich ihnen ein Gebet einer Patientin vorstellen, das in »Schönbrunner Deutsch« verfaßt wurde und aus der Zeit Maria Theresias stammt (siehe Seite 25).

Individuelle Biographien setzen sich auch aus Paarbiographien, Gruppenbiographien sowie Freundschaftsbiographien (Musikerfreundschaften, Bergkumpelbiographien) etc. zusammen.

Besonders die Paarbiographien sind für die Interpretation, aber noch mehr für die pflegerischen Maßnahmen wichtig. Es ist doch interessant, daß gerade ein Mann, der eine Furie, eine Beißzange als Gattin hatte, bei deren Tod nicht erfreut ist über die plötzliche Ruhe, sondern dekompensiert, wenn man ihm nicht als Übergangspflegerin die grantigste (keppelndste) gibt, die man auf der Station zur Verfügung hat. Dies altvertraute Milieu gibt Sicherheit.

So war es immer!

Erforschung der Lebensgeschichte als Grundlage der Pflegediagnose

Dazu gehören:
- Gespräch im »Hausverstand«,
- Gespräch aus der Biographie,
- Feldforschung,
- Eigenprobleme und Eigenbiographie des Interviewers.

Die *Akzeptanz* unserer Klienten gewinnen wir nur auf der Grundlage ihrer Prägungen. So ist es von ihrer Sozialisation her üblich: »Gnädige Frau« zu sagen; einen »Handkuß« anzudeuten; freundlich und devot zu sein; eine Krawatte zu tragen etc. Es darf nie vergessen werden, daß jeder individuell betreut und akzeptiert werden will, und daß die Basis der Erwartungen unserer Klienten immer die Aussicht auf Hilfe ist.

Dieses Gebet hatt sie von Ihrer Großmutter gelernt, wofür sie ein großes Heiligenbild bekam was sie heute noch Besitzt! Denn Ihre Ur-großmutter hatt es v. d. Maria-Theresia gelernt, die es Ihren Kindern abends vorbetete. Ihr Ur-großmutter war Mehlspeis-Köchin am Hof.

Dieses Gebet kann heute noch Frau Horavec auswendig!

O, Mutter mit dem Himmelskinde, das jedes Leiden uns versüßt und uns erlöst v. Tod und Sünde, Oh Hilde-Jungfrau sei gegrüßt.

zigt uns freundlich im Vaterlande, deinen Sohn, und er der Dich so Hoch erhoben, reicht dann auch uns die Siegeskrone. Kommt Ihr Menschen helft mir weinen, oder zeigt mir doch nur einen der das Kreuz beständig liebet, und nicht gerne von sich schiebet. Gott wird selbst am Kreuz geschlachtet, dennoch wird das Kreuz verachtet. Wenn es kommt zu einen Leiden, da folgt albt dem größten Haufen, niemand will deinen Kreuz zu laufen. Weh Ihr Menschen, Weh euch blinden die Ihr werdet Gott nicht finden, wär ich nicht zum Kreuz gelaufen, hätt ich Gott nicht angetroffen. Wär euch Gott nicht zum verloren, muß das Kreuz lieben bis zum Sterben. Sei gegrüßt Du Heilges Zeichen, niemals will ich von Dir weichen, dort wo mein geliebter hanget, dort will ich beständig Leben, bis ich werd mein Geist aufgeben. Amen.

Schönlumer Deutd

Sr. Kostenwein Margit

Seit jeher hat es die Psychotherapie sehr schwer gehabt, ihre Erfolge zu belegen. Inzwischen stellte sich sogar heraus, daß Laien auf diesem Gebiet oft besser abschneiden als Psychotherapeuten (zum Beispiel Anonyme Alkoholiker). Offensichtlich läßt sich die menschliche Seele besser durch allgemeinmenschliche Qualitäten als durch raffinierte Techniken beeinflussen. Es ist trotzdem klar, daß der Psychiatriepfleger psychotherapeutische Techniken zumindest kennen sollte, wir stellen sie nur nicht als non-plus-ultra der Betreuung dar.

Jedes Gespräch ist Psychotherapie oder Psychoterror. Ich meine damit, daß Sprache eine der gefährlichsten Waffen sein kann. Selbst banale Gespräche können nicht ohne Resonanz erfolgen, so daß man sich wohl überlegen muß, was man spricht, wie man es sagt und in welcher Tonhöhe und Ausdruck es gesagt wird.

Wir Pfleger sollten zum Beispiel die Arzt-Visite-Sprache für unsere Patienten dolmetschen. Dies kann in drei Formen geschehen:
– Wir verlängern die kurzen Antworten des Arztes und sind somit Informationspfleger;
– wir übersetzen vom lateinischen ins deutsche;
– wir reden im Dialekt und nicht hochdeutsch.

Empathie

Nach modernerer Literatur soll Empathie nicht mit einer Art von Sympathie oder gar mit Mitgefühl verwechselt werden. Sie ist auch nicht mit Identifikation oder gar Verständnis (für alles) erklärbar. Wenn man mit dem Patienten mit-fühlt, dann ist man bei sich und nicht bei dem Patienten. Dieser Gefühlsvorgang hilft dem Patienten nicht, sondern schadet eher.

Empathie heißt auch nicht verständnisvoll sein. Es gibt so viele Absonderlichkeiten, bei denen man kein Verständnis mehr aufbringen kann und sollte.

Die Patienten dürfen aber Dinge tun, Widersprüche zeigen, die absonderlichsten Gefühle haben, ohne daß die Pfleger das in irgendeiner Weise nachvollziehen müssen. Ich denke hier an Klienten, die vorwiegend bemitleidet werden wollen oder sich selbst bemitleiden, zum Beispiel: Der Alkoholiker, der angibt, wie sehr er sich haßt, weil er immer wieder umkippt, verzweifelt ist, sich gerne selbst bestrafen würde, weil er...

Es ist nicht erforderlich (eher schädlich), seine eigenen Gefühle einzubringen. Um dies greifbar zu machen, ein Bild von SARTORY: »Ich denke mir, man kann mit einem Patienten reden und sprechen und bei ihm sein, so als würde er einen einladen, ihm in seine inneren Räume zu folgen, in seine innere Wohnung und in seine Welt hinein. Man betrachte dies mit Interesse und auch erfreut, weil man bei ihm zu Gast ist.« (SARTORY 1974)

Ich für meinen Teil wähle, wie immer in der Literatur und im täglichen Leben, den Mittelweg und meine, daß man weder gefühlsarm noch gefühlsbetont sein soll. Ich meine, daß man dem Klienten und seinen Handlungen verstehend statt verständlich gegenübertreten soll.

Das Gespräch mit dem Klienten

Wichtige Punkte, die bei dem Gespräch mit dem Patienten zu beachten sind:

- Beim ersten Treffen sind fremde Leute Besucher. Vertrauen muß erst aufgebaut werden; Beachtung des 1,5 Meter Abstandes.
- Wir dürfen nie vergessen, daß wir als *Besucher* in ihren Lebensraum, in ihre eigenen vier Wände eindringen.
- Unsere Betagten sind häufig negativ geprägt.
- Beim Gespräch wird das Leiden des Klienten auf den Pfleger projiziert. Dieser hat nun die Ängste, Hoffnungen, Besorgnisse des Patienten.
- Das Gespräch beginnt mit Pünktlichkeit und Grüßen.

Weiterhin ist zu beachten,
- daß man zum Gespräch Neugier erregen muß, zum Beispiel mit Eigenerzählungen beginnen,
- daß Akzeptanz erreicht werden soll, Kleidung, Krawatte,
- daß es Zuneigungs- und Abneigungsprojektionen gibt,
- daß diffuses Sprechen auch gemeingefährlich sein kann,
- daß emotionelle Wärme vorhanden sein muß (Empathie),
- daß positive Wertschätzung da sein sollte (dies spürt der Patient)
- daß der Klient aktiv sein soll,
- daß wir das Milieu des Klienten, die Sozialsprache beherrschen sollten,
- daß man Vertrauen und Dankbarkeit nicht gleich bekommt,
- daß das Gespräch »herrscherfrei« sein muß (kein weißer Mantel),
- daß Motivation durch Information entsteht,
- daß wir fragen und zuhören lernen müssen,
- daß uns die Klienten, wenn sie keinen Leidensdruck haben, nichts erzählen.

Patienten-bezogener Realismus!

Die Exploration

Das Gespräch ist immer der Ausdruck einer *sozialen Beziehung*! Das Resultat ist von uns abhängig: Asymmetrisches Gespräch: Ich bin der Chef, weißer Kittel; symmetrisches Gespräch: kein Autoritätsgefälle.

Den Einstieg zum Partner erreicht man durch:
Ausstrahlung

Empathie
Akzeptanz
keine Korrektur des Gegenüber
Vertrauenswürdigkeit
Zuverlässigkeit – Zeit ist einzuhalten
Milieusprache
Adaptionszeit.
Der Klient muß das Gefühl haben: Der interessiert sich wirklich für mich.

Es gibt verschiedene Arten von Fragen:

Strukturierte Fragen: Stimmt es, daß Sie am… im Krankenhaus waren? Diese Fragen lassen nur ein Ja oder Nein zu, der Partner kommt nicht zu Wort.

Halbstrukturierte Fragen: Als Sie von 1953 bis 1965 im Ausland waren, was war da? Es gibt mehrere Möglichkeiten der Beantwortung.

Unstrukturierte Fragen zu stellen, ist noch besser, weil der Klient ins Erzählen geraten kann, zum Beispiel: Können Sie mir etwas über ihr Leben erzählen? Ich kann mir nicht vorstellen, daß man mit zwei Hellern leben konnte?

Auch auf die nonverbale Kommunikation, zum Beispiel, nicht auf die Uhr sehen, ist zu achten. Jedes Gespräch soll ein Entlastungsgespräch sein, der Partner soll und muß sich leichter fühlen danach.

Durch unstrukturierte Fragen bin ich erst auf die interessanten Lebensgeschichten, auf die Unzahl von Abenteuern und Lebensschicksale gestoßen, die mir seit vielen Jahren eine enorme Begeisterung für die Geriatrie und deren Patienten bringt.

Feldforschung

Das banale Erhebungsgespräch:
– Nicht unterfordern, nicht überfordern;
– infantil stellen (wir wollen vom Betagten lernen);
– Gesamteindruck des Pflegers und Ausstrahlung sind wesentlich.
Die Fragen sollten unverfänglich sein:
– Ich kann mir nicht vorstellen, daß man 1932…
– Wie kochen Sie Waldviertlerknödel?
– Wohin fuhr man früher zum Heurigen?
– Was ist Ihnen jetzt wichtig?
– Hans Moser war für mich der größte Schauspieler.
– In der Schule lernten wir von Schuschnik, Bismarck, Zwingli…

Fragen aus der persönlichen Biographie:
Eine Lebensgeschichte setzt sich zusammen aus persönlichen Bindungen und ihren Schwierigkeiten.

Partnerwahl und Bindungsverhalten:
- Vater-, Mutter-, Bruder-, Schwester-Übertragung,
- neurotischer Dominanz – Unterwerfungskonstellation,
- neurotische Fürsorge-, Schutz-, Abhängigkeitskonstellation,
- sadomasochistische Bindungen,
- Nähe – Distanzproblematik,
- Trennungsarrangements,
- neurotische Anklammerung,
- neurotische Dreiecksbeziehung,
- narzißtische Selbstbestätigung,
- eine Wahl »unterm Niveau«.

Eheprobleme:
- Flucht aus dem Elternhaus,
- Protestehe,
- sexuelle Faszination,
- narzißtische Selbstbestätigung,
- neurotische Erwartungshaltung,
- Kompromißehe,
- Vernunftehe.

Rivalität in der Familie:
- der Frau mit dem Ehemann,
- des Mannes mit seiner Frau,
- mit den Kindern.

Besitzkonflikte in Partnerschaften:
- Bereich Eigentum, Geld, Besitz,
- Umgang mit Geld,
- einer arm, einer reich.

Beziehung zu den Kindern:
- Delegation eigener Wünsche,
- Partnerersatz,
- Ablösungen,
- Geschwisterübertragung.

Verlust durch Trennung:
- plötzlich,
- eingeleitet,
- narzißtische Kränkung.

Verlust durch Tod

Herkunftsfamilie:
- Drei-Generationen-Konstellation: Großeltern erziehen Kind teilweise, ganz etc. Dies beeinträchtigt möglicherweise das Familienklima.

Gruppenzugehörigkeit:
- religiös,

- politisch,
- national,
- künstlerisch.

Probleme des Interviewers:
- Ausstieg aus dem eigenen Milieu,
- Ausstieg aus der eigenen Alltagssituation,
- Ausstieg aus der eigenen Identität (Schüler).

Die Befragung von Betagten ist ein Zusammenstoß von unterschiedlichsten Lebensstilen, Lebensformen, Milieusprachen und Sozialsprachen. Der hautnahe Umgang mit dem Elend wirkt belastend!

Interpretation der gesammelten Daten

Erst mit einer ausgiebigen Sammlung aus der Datenbank unserer Klienten sowie fremdanamnestischer Erhebung (Nachbarn etc.) kann man daran gehen, die erhobenen Befunde auszuwerten. Der Befund
- wie geht es auf der Station,
- wie beim Differentialausgang,
- wie im täglichen Leben,

wird mit den historischen Daten zusammen gezählt. Dies ist die Grundvoraussetzung für spätere Impulse oder Maßnahmenkonstruktionen.

Bevor ich auf die Interpretation der Pflegegeschichte näher eingehe, möchte ich betonen, daß dies nur eine zweite Schiene (Seelenpflege), gekoppelt mit der bestehenden somatischen Pflege, sein kann. Es ist klar, daß sich ein paranoides Wahnsystem, eine Verwirrtheit etc. nicht allein aus der Biographie des Klienten klären lassen kann. Man muß zuerst oder zumindest parallel alle internen und medizinischen Bereiche und Diagnosen abklopfen.

Erst wenn feststeht, daß die Verwirrtheit etc. nicht in einer Diabetes, eines Enzymschadens, Wassermangels etc. begründet ist, kommt die Pflegediagnose zu einem relevanten Einsatz.

Die Biographie aus der Sicht des erzählenden Individuums, eines objekven Beurteilers, der historischen Prägung sowie deren individuellen Anchten, wird nach deren Erhebung durch eine oder besser zwei Personen gedeutet.

Wir deuten im Team, beziehungsweise die betreuende Schwester mindestens mit ihrem Praxisanleiter, der auch die Supervision (Praxisanleitung für die Pfleger/innen) vornimmt.

Die Deutungsmöglichkeit biete ich als Krücke dem Klienten selbst an. An die Deutung schließt sich zu guter Letzt der Handlungsimpuls als konstruktives Geschehen an.

Die Interpretation darf natürlich keinen Boden für Etikettierungen der Betagten bereiten, das heißt, daß wir trotz Wertung zu einem individuelleren Programm kommen, als jene, die völlig wertfrei den Patienten laufen lassen. Stereotypen sind zu vermeiden. Es geht nicht an, daß man auf der Abteilung sagt, und zwar nur durch Ansehen, den nehmen wir nicht, weil…

Die Interpretation, beziehungsweise die sich daraus ergebenden Maßnahmen sollen nicht pädagogisch genutzt werden. Wir können unseren fünfundachtzigjährigen weder ihre Mutterstube wiedergeben, noch ihre Verhaltensstörungen therapieren.

Jede Manipulierbarkeit hat, und gerade bei alten Menschen und ihren Charakterzügen, sowieso ihre Grenzen, die uns der Klient selbst auferlegt, auch dann, *wenn* wir »werten«.

Die Deutungsarbeit kann und soll (wenn die cerebralen Abbauprozesse nicht zu stark sind) auch mit den Patienten besprochen werden. Deutungsarbeit kommt einer ganz normalen Tagebuchfunktion gleich und hat teilweise intimen Charakter. Intimste Geschichten werden wir deshalb auch nicht in den Falldemonstrationen wiedergeben.

Es ist wichtig, daß der Pfleger unabhängig von der Diagnose auch banale Hilfe darbietet, er muß Hand anlegen und nicht nur verbalisieren. Das Richten des verstopften WCs ist obligatorisch, das Wechseln der Glühbirne im Wohnzimmer von immenser Bedeutung. Auch das Einschlagen von Nägeln und Anstreichen des Zimmers mit dem Pfleger ist eine Maßnahme, die durch keine noch so gute verbale psychotherapeutische Maßnahme ersetzt werden kann.

Für die meisten geht es also um Bedürfnisbefriedigung einfachster Art, so daß auch die Diagnose einfach und banal sein muß.

Da alle pflegerischen Interpretationen ausführlich in den einzelnen Kapiteln beschrieben werden, möchte ich an dieser Stelle nicht vorgreifen und diese kurzen Einführungssätze im Raum stehen lassen.

Pflegeimpulse

Ich habe schon erwähnt, daß im normalen Pflegeprozeß, die von mir umbenannte »Impulssetzung« Pflegemaßnahme heißt. Diese Umbenennung habe ich deshalb vorgenommen, da ich den Patienten die Arbeit nicht abnehme, sondern sie ganz im Gegenteil belasten will (Vigilanzsteigerung etc.).

Auch bei den Maßnahmen, die Sie in den Fallbeispielen ausgiebig studieren können, werden Sie sehen, daß nicht primär psychologische, psychoanalytische Statements abgegeben oder gar in die Praxis umgesetzt werden. Die von den Pflegepersonen erarbeiteten Impulse sollen jedoch nicht gegen allgemeingültige medizinische Regeln verstoßen.

Beispiel:

Eine Patientin ist auf Anraten des Rettungsarztes zur Aufnahme in das Krankenhaus gekommen. Sie stand zu Hause hilferufend am Fenster (Erdgeschoß).

Beim Erstkontakt Differentialausgang vereinbart.

Biographie:
Ihre Mutter ist bei der Geburt gestorben, den Vater hat Frau K. nie gekannt. Ihre Kindheit hat sie in einem Waisenhaus verbracht. Mit sechs Jahren ein Selbstmordversuch, da dieser nicht gelungen ist, traut sie sich keinen mehr zu. In ihren Jugendjahren hat Frau K. als Hilfsarbeiterin in einer Fabrik und anschließend als Stubenmädchen bei einer jüdischen Familie gearbeitet. Sie war zweimal verheiratet. Der erste Mann verließ sie, da sie keine Kinder wollte. Der zweite Mann starb während oder kurz nach dem zweiten Weltkrieg. Frau K. hat keine Kinder, da es ihr der Verstand verbot. Außerdem, so sagt sie, ist sie seit ihrer Kindheit so häßlich, daß sie keine Kinder haben kann. »Hätte ich aber Kinder gehabt, hätte ich sie etwas lernen lassen«, sagt sie. Frau K. wäre gerne Klosterschwester in einem Kinderspital geworden. »Ich hätte mich so gerne mit Kindern beschäftigt, sie gewickelt, mit ihnen gespielt, etc.«

Differentialdiagnostischer Ausgang:
Frau K. findet sich in ihrer Wohnung sehr gut zurecht. Sie erzählt viel aus ihrem Intimleben und zeigt mir zwei Frauenpornofotos. Sie möchte auch, daß ich ihr Gefäß, mit dem sie Scheidenspülungen durchführt, anfasse. Geld ist sehr, sehr wichtig!

Gegenüber an der Straßenecke stehen Männer, die auf einen »Bemperer« (schnellen Geschlechtsverkehr) warten. Die Nachbarn wollen sie nicht und haben ihr auch den Papagei gestohlen.

Eine Entlassung wäre nach der Organisation ihrer alten Heimhilfe möglich. Während der Fahrt in das Krankenhaus äußert sie nochmals paranoide Ideen gegen ihre Nachbarn und gegen Juden, da diese sonntags nicht arbeiten.

Pflegediagnose:
Triebenthemmung verbal, Fehlidentifikation an Frauen, Nachholbedarf Liebe – Onanie? Geldfixierung statt Liebe, Neidsyndrom, Nachbarn haben alles, sie nichts! Nachbarn stehlen! Papagei-Fixierung, Phallussymbol?

Impulse:
Zuwendung durch männlichen Pfleger, lebensbejahende Gespräche, sie muß lernen zu akzeptieren, daß sie das ist, was sie ist. Entlastungsgespräche.

Ich möchte hier ohne Wertung einige Punkte für die Zweckmäßigkeit der biographischen Datenermittlung, die Bewertung und deren Impulssetzung anführen, die für Sinn und Zweck der Pflegediagnose sprechen.

1. Wenn man mit dem Klienten rückwirkend über sein Leben spricht, ist zu erwarten, daß er seine Probleme besser verstehen lernt.

2. Aus verständlichen Handlungsimpulsen der Pflegepersonen werden verstehende. Es ist verständlich, daß eine Pflegeperson auf einen verwirrten Patienten mit Abwehrverhalten reagiert. Es ist oder wäre verständlicher, wenn sie wüßten, warum dieser Mensch durch Verwirrtheit aus der Welt flüchtet und warum er die Welt nicht mehr begreift oder gar nicht mehr begreifen möchte.

3. Durch das Gespräch wird es möglich, das für uns »Unbegreifbare« in der Reaktions- und Verhaltensweise des Klienten zu verstehen und es nicht immer als Symptom (Alzheimer und negativer Haloeffekt) zu werten.

4. Durch die Pflegediagnose sehe ich den Menschen als Ganzes und nicht immer als Fluchtreaktion in einem patho-physiologischen Begriff. Die Flucht in die medizinische, ärztliche Terminologie stellt sehr oft ein brauchbares Abwehrverhalten für uns dar, eine Pufferlösung. »Ja, der Herr XY mit seinem Korsakowsyndrom, der...«

5. Die Pflegediagnose macht es möglich, Seelenpflege mit der Betagtenseele zu betreiben. Unsere Seelenpflege ist aus dem täglichen Leben gegriffen. Die Pflegeperson sollte (auch in der somatischen Medizin) vorwiegend die Komplikationen kennen.

6. Wir erwarten normalerweise von einem gehörgeschädigten Patienten, daß er nach einer gelungenen Operation glücklich ist, weil er wieder hören kann. Durch die Seelenpflege erfahren wir, daß manche Gehörlose trotz erfolgreicher technischer Operation nicht glücklich sind, weil sie zum Beispiel abgeschaltet haben, sich zurückziehen, nichts mehr von der Welt hören wollen. Unsere Frustrationsgrenze wird durch das Wissen um die Betagtenseele erhöht.

7. Mit der Erhebung der Diagnose wird die wirkliche Situation, in der der Klient steckt, für uns erfaßbarer. Wir können den steckengebliebenen Karren wieder bewegen. Plaudereien über das Leben finden nicht in der Dienstzeit und nicht unter Zeitdruck statt.

8. Meistens (siehe Fallgeschichten) stößt man anhand der Lebensgeschichte, des Lebensverlaufes auf ganz normale, sich aus dem Leben ergebende Wiederholungsmuster, die man ansonsten als Symptome werten würde. Das heißt, die Erzählung des Patienten aus seinem Leben läßt sehr oft auf

– dessen Symptome (die sich als normal herausstellen),

– dessen Bedürfnisse oder Nachholbedürfnisse und
– auf dessen Werte im Hier und Jetzt schließen.

9. Die Erhebung der Lebensgeschichte kann aber auch als gleichbedeutend mit der Erhebung seiner noch vorhandenen *Ressourcen* zu verstehen sein, als Erhebung der *Lebenskrücken* »ich war einmal, ich konnte einmal, ich möchte noch einmal«.

10. Reden über das Leben ist die Eröffnung einer neuen Beziehung, die von der Pflegeperson mit äußerer Nähe und innerer Distanz durchgeführt werden sollte.

11. Es ist interessant, und Sie werden das noch in den Fallgeschichten lesen, daß Menschen, die immer viel Ärger und Lebensschwierigkeiten hatten, beim plötzlichen Tod des Gatten oder ähnliches nicht dekompensieren, wogegen Leute, die immer versorgt und bemuttert wurden, beim Eintritt in eine neue Situation im psychiatrischen Krankenhaus aufwachen.

12. Bei der Erhebung der Biographie entsteht ein Gespräch. Jedes Gespräch bringt eine *affektive Resonanz* auf beiden Seiten mit sich. Dabei muß beachtet werden, daß Gefühle und Gedanken für den Patienten belastend sein können, so daß wir genau auf die Körpersprache achten müssen, um eine Überforderung zu verhindern.

13. Fragen zu ihrem Leben bedeutet *Erinnerungsarbeit* – Hirnjogging. Manches berührt auch den Desorientierten so stark, daß er nach so einem Gespräch nicht schlafen kann, daß er emotional aufgerührt, angesprochen ist und daß dabei der Lebenstrieb geweckt wird. Ich finde, daß Emotionen (Liebe oder auch Zorn) ein wichtiges Mittel sind, Geistiges wieder regsam zu machen, um zu agieren und wieder mobil zu werden.

14. *Sprechen über die Vergangenheit* erleichtert (vorwiegend bei nicht stark Abgebauten) das *Nachdenken über das Hier und Jetzt* und über die Zukunft. Ein gesprächsmäßiger Übergang von »wie war es früher« in »was wird werden?« – Beschäftigung mit dem Tod ist leichter möglich.

15. Das Bewußtwerden der eigenen Lebensgeschichte ist *Hebung des Selbstbewußtseins*. Warum sollen immer nur Berühmtheiten ihre Biographien schreiben? Auch ein Maurer ist ein Mensch und hat eine interessante Lebensgeschichte, von der wir jungen *lernen können*.

16. Auch alle Bewegungen (körperlich oder auch psychomotorisch) sind im Altgedächtnis gespeichert. Bedenken Sie, daß auch ein achtzigjähriger einmal Skifahrer oder Kletterer gewesen sein kann und daß er sich jetzt, durch die Anstalt, eingesperrt und behindert vorkommt. Doch aus seiner Lebensgeschichte resultiert *Freiheitstrieb*. Er leidet wesentlich mehr als der Mensch, der ein Leben lang an den Rollstuhl gefesselt war. Dieser desorientierte Bergsteiger hat gelernt, sich zu bewegen, auch wenn es anstrengend ist.

17. Mit der Pflegediagnose wird uns die Möglichkeit an die Hand gegeben, ein zielorientiertes Handeln durchzuführen, das auf eine Beziehungsebene

gestellt wird. (Für zwanzigmal Bettenmachen sind eine Stunde und fünfundvierzig Minuten von den Pflegeminuten verbraucht.)

18. Der technischen Medizin mit ihrer Entfremdung, ihrer Entmenschlichung muß entgegengewirkt werden.

19. Der Psychopharmakaanteil muß gekürzt werden. Mehr Pflege ist weniger Medikation.

20. Mit der Pflegediagnose wird das Ich des Klienten nicht schon bei der Aufnahme zerstört, sondern aufgerichtet, das Sich-fallen-lassen wird verhindert. Klienten, die aus dem täglichen Leben herausgerissen werden, zu Hause Familienvater, Onkel, Obmann von Vereinen, Freund, Bruder etc. sind, sind ab Aufnahme im Spital nur noch Patienten.

21. Durch die Pflegediagnose werden »narzißtische Schäden« des Klienten verhindert.

22. Die Pflegediagnose am Boden der Realität des Klienten wird zum Mittel gegen die »beziehungslose Gesellschaft«, ein Mittel für das »Du bist okay, Ich bin okay«.

23. Die Pflegediagnose wird als Mittel gegen die Isolierung eingesetzt und bereitet schon bei der Aufnahme die Entlassung vor.

24. Die Pflegediagnose bietet auch die Möglichkeit mitzuteilen, was einen bewegt: »Angst vor dem Tod, vor der Krankheit, vor dem Differentialausgang«, der ja auch eine psychische Belastung, eine Art Prüfungsangst darstellen kann.

25. Pflegediagnose ist die Möglichkeit, unsere beiderseitige Unkenntnis (wie soll ein Zwanzigjähriger die Probleme einer Fünfundachtzigjährigen verstehen?) auf eine gleiche Wellenlänge zu bringen.

26. Wir können wieder lernen, in konkreten Erlebnissen zu sagen, was wir meinen, statt in Gefühlsbegriffen und pseudomedizinischen Nomenklaturen. Wir lernen, in Bildern zu sprechen, statt in Begriffen.

Beispiele

Anhand zweier Beispiele der Pflegedokumentation möchte ich Ihnen den Ist- und den Sollzustand geriatrischer Pflege darstellen.

Ist-Zustand

7.4. Die Patientin ist beim Erstbesuch orientiert. Wir bringen sie im Auto nach Hause, da auf Drängen der Station eine längere Kontaktierung nicht gewollt ist. In der Wohnung ist sie mobil orientiert. Die Wohnung ist klein, aber nett. Wir gehen mit der Patientin gemeinsam auf dem nächstliegenden Markt einkaufen. Zur Absicherung ihres Lebens wird eine Heimhilfe besorgt.

8.4. Unangekündigter Besuch bei Frau XY. Ihr geht es somatisch sehr schlecht. Sie hat einen grobschlägigen Tremor, da sie keine Medikamente (sie meint wahrscheinlich Anti-Parkinson-Mittel) nimmt. Außerdem ist sie antriebsloser und ungepflegt geworden. Aufbauendes Gespräch, Gespräch über Lebenssinn.

10.4. Frau XY hat kein Geld zu Hause und kann weder einkaufen, noch die anfallenden Rechnungen bezahlen. Ich begleite sie zur Bank. Die Klientin erledigt ihre Bankgeschäfte. Da sie vorgestern weinerlich verstimmt war, bringe ich ihr aus meinem Garten Blumen mit.

12.4. Da heute schönes Wetter ist, gehe ich mit meiner Klientin in den Park, um ihr eine Freude zu bereiten. Wir sitzen in Schönbrunn und füttern die Tauben. Die Klientin wurde aufgefordert, mehr zu trinken, da sie eine trockene Zunge hat.

18.4. Um keine Übertragung und Gegenübertragung entstehen zu lassen, teile ich der Klientin mit, daß ich nicht mehr täglich komme. Gemeinsamer Einkauf. Da das Bettlaken nicht mehr rein ist, habe ich ein frisches Leintuch übergezogen.

20.4. Erneut mußte ich die Klientin darauf aufmerksam machen, daß sie das Anti-Parkinson-Mittel nehmen soll, weil sie vor einigen Tagen eine Depotinjektion erhalten hat. Nach der Verabreichung von zwei Tabletten tritt eine Besserung des neuroleptischen Tremors ein.

Anhand des vorliegenden Pflegeberichtes zeigt sich, daß der Pfleger sehr um die Grundversorgung (keine Unterversorgung) etc. bemüht ist. Trotzdem wurde bei diesem, durch einen sehr fleißigen Pfleger geschriebenen und gemachten Pflegeprozeß die Ganzheitlichkeit und das symptom-spezifische Verhalten vergessen. Es ist *usuelle Krankenpflege* in Reinkultur.

Soll-Zustand

Ärztliche Diagnose
Arteriosklerose, Paranoide Ideen

Status auf der Station
Frau B. ist eine sehr gepflegte, dreiundsiebzigjährige, mobile Frau, bei der weder eine Verwirrtheit, noch eine Desorientiertheit explorierbar ist. Auch von einer Paranoia ist nichts zu hören oder zu sehen. Nach ihrer auf der Abteilung gezeigten Mobilität kann man annehmen, daß ihre Aussage, daß sie noch selbst wasche und koche, richtig ist. Sie lehnt auch im Gespräch sämtliche ihr angebotenen Hilfen ab.

Somatisch ist ein dem Alter entsprechender Befund erhebbar, wobei keine wesentlichen Beeinträchtigungen in Form von Leiden erkenn- oder erhebbar sind.

Biographie

Frau B. wurde in Wien geboren. Sie war, wie sie selbst sagt, ein *lediges* Kind und litt darunter. Sie wurde von Gott und der Welt benachteiligt und verspottet.

Unsere Patientin erlernte den Beruf einer Kunststickerin und zieht sich als Tagelöhnerin (Hausarbeiter) in ihre Wohnung zurück. Nach ihrer Pensionierung arbeitet sie freiwillig als Kirchenhelferin. Näheres ist allerdings nicht zu erfahren – sie »sperrt« sich, denn es kann »alles, was sie sagt, gegen sie verwendet werden«.

Aus diesem Grunde lassen wir das »Kramen« in ihrem anscheinend negativen Leben (hier wird nicht von guten, alten Zeiten gesprochen) und bewegen uns außenanamnetisch weiter.

Differentialdiagnostischer Ausgang

Ein spontaner Ausgang mit Frau B. ist nicht möglich, da sie, wie sie sagt, alles selbst macht und mit allem und jedem alleine zurechtkommt.

Wir mußten uns daher ihrer Biographie, der Kunststickerei, bedienen und schleusten eine gut geschulte, bastelnde Schwester ein, die sich auf der Grundlage der Bastelei (Stickerei) mit der Patientin anfreundete. Dieser Schwester gestattete sie dann auch einen Hausbesuch, um die Kunstwerke (Stickereien), die sie in der Wohnung hätte, zu besichtigen.

Es findet sich eine tadellos saubere Wohnung vor, in der allerdings Zeitungen und Illustrierte, in jedem Raum bis zur Decke ordentlich gestapelt, liegen. Gut abgestaubte Regale lassen den Blick auf circa dreihundert Einmachgläser zu, die als Inhalt den Stuhl der Patientin zum Vorschein bringen. Frau B. meint, daß sie nicht auf das WC gehen könne, da die unteren Parteien beim Runterspülen ihren Stuhl auffangen und der Polizei zur Überprüfung übergeben.

Maßnahmen

Frau B. war immer eine Einzelgängerin, die mit anderen Menschen nicht kommunizieren konnte. Dies veranlaßt sie zur non-verbalen Kommunikation mit Zeitungen. Sie hatte statt einer verbalen Kommunikation eine non-verbale mit sinnlosem Zeug vorgezogen und mit diesem keine Enttäuschung erlebt (das hätte bei Menschen schon eher vorkommen können).

Die Steigerung des Sammelns als non-verbales Kommunizieren war dann durch das Sammeln des eigenen Stuhls, scheinbar aus narzißtischen Gründen, vorgegeben.

Sie »liebt sich sehr«, was anhand der Gespräche sehr deutlich wird. Gespräche über Heirat und Männer werden vollkommen abgelehnt und als nicht interessant verdrängt.

Es ist demnach bekannt, daß viele Frauen als empfängnisverhütende Maßnahme sich der »griechischen Methode« des Geschlechtsverkehrs bedienten.

Ich kann mir gut vorstellen, daß diese Methode in der Spätfolge wieder ein schlechtes Gewissen darstellen könnte und demnach die Stuhlsammlerei nicht aus narzißtischen Gründen, sondern aus Angst erfolgt.

Da ich aber als Pfleger aufdeckende Psycho-Gespräche ablehne, wird diese Frage kaum Beantwortung finden, so daß wir uns als pflegerische Maßnahme darauf einigten, uns einer *Schwester* zu bedienen. Das heißt, wir tauschen Stuhl gegen Betreuer.

Seit die Schwester einen sehr guten und fast innigen Kontakt mit der Klientin hat, des öfteren auch schon von der Patientin aufgefordert wurde, zu Besuch zu kommen, hat sich das Stuhlsammelproblem von allein gelöst.

Prägungen – Pflegediagnose und -impulse

In diesem Kapitel will ich die Prägungen aus der individuellen und historischen Biographie als diagnostisches und pflegetherapeutisches Moment aufzeigen und mit einigen Beispielen belegen.

Einleitung

Der alte Mensch ist ein Gewohnheitstier.
Einen alten Baum soll man nicht umpflanzen.
Ein Leben lang macht man die selben Fehler.

Diese Sätze sind wahrscheinlich Aphorismen, die die Prägungssituation, wie ich sie verstehe, verdeutlichen können. Man kann natürlich auch auf wissenschaftlich fundierte Sätze wie:
Im Alter versteifen sich die Charakterzüge.
Der Mensch lebt im Altgedächtnis. Sein Neugedächtnis ist kaputt, die Adaptionszeit ist verlängert, etc.,
zurückgreifen, um Prägungen verstehen zu lernen.

Viele Betreuer leiden unter den normalen *Verhaltenssituationen* (Charakterabartigkeiten, Persönlichkeitsstörungen), daher ist es zweckmäßig, normales Verhalten beziehungsweise Prägungen aus den Jahren 1900 bis 1920 ansatzweise zu besprechen. Genaueres und vor allem Milieutypisches ihrer Umgebung bitte ich, den Leser selbst herauszufinden beziehungsweise durch die Patienten oder durch Ausstellungen zu erarbeiten. Wie es zum Beispiel von H. S. MÜLLER und H. H. HÖFLINGER (1988) aus und für die Schweiz erstellt worden ist.

Prägung

Zehn Punkte, was für mich Prägung bedeutet

1. Prägungen sind erlernte, sich wiederholende, eingespielte Verhaltensnormen, die unser Gehirn wie eine Plakatwand austapezieren, Daseinsbewältigungsmechanismen.

2. Sie sind nicht negativ besetzt (Altgedächtnis), sondern als Resultate einer biologischen Reifung zu sehen.

3. Sie sind generations-unterschiedlichst (Erziehung, Umwelt, etc.) zu verstehen. So gesehen ist zu bedenken, daß ein heute zwanzigjähriger mit seinen Prägungen (Mundarbeiter) einen vierzigjährigen (Muskelarbeiter) oder gar einen achtzigjährigen (Brotarbeiter) versorgen sollte. In Zukunft sind daher noch wesentliche Änderungen in der Betreuungssituation zu er-

warten. Geriatrische Arbeit ist somit generationsspezifisch. Vergleiche zwischen den Generationsbedürfnissen machen deutlich, daß die Dynamik des gesellschaftlichen Lebens einem andauernden, in der primären Erlebniswelt darstellenden Wandel unterzogen sind.

4. Prägungen beruhen auf den Richtlinien der Erziehung, die von den Eltern, vom Hort, Kindergarten und Schule sowie der Umgebung und der jeweiligen Ethik und den »guten Normen« abhängig sind.

5. Prägungen sind fest in unserem Über-Ich verhaftet und stellen Barrieren (mehr oder weniger) des Ichs dar.

6. Prägungen sagen uns, »was zum guten Ton« gehört, und erzeugen bei der kleinsten Übertretung oder Unterlassung »schlechtes Gewissen«.

7. Gerade die Prägungsforschung machte mir wieder bewußt, daß auch im zwanzigsten Jahrhundert die primären Ghettosituationen aufrecht erhalten bleiben (Arbeiterviertel, Lehrerviertel etc.).

8. Gerade geprägte Menschen mit demenziellen Einengungen sind nicht in der Lage, sich an andere und deren Eigenheiten und Bedürfnissen anzupassen (Starrheit, Kritiklosigkeit), so daß man ihre Ausgangslage als Betreuer kennen muß.

9. Leistungsorientierte Reaktionen sind nur vom Alltagsgedächtnis zu erwarten (Training im Frischgedächtnis führt meist zu Überforderung).

10. Mit den Arbeiten aus dem Altgedächtnis versuchen wir einen erfolgreichen, das psychische Gleichgewicht stabilisierenden Ich-Prozeß einzuleiten.

Ich will in diesem Buch vorwiegend »seelische« Probleme beleuchten, so daß wir über somatische Prägungen und deren Reaktionen kaum reden werden; auch nicht über prämorbide Vorschäden, also jene Erkrankungen, die schon vor dem Greisenalter da waren.

Diverse Prägungsbeispiele

Prägungen erfolgen auf den unterschiedlichsten Ebenen. Im folgenden will ich einige davon näher beschreiben.

Grundbedürfnis

Zu den Grundbedürfnissen gehört zum Beispiel »sich in Sicherheit zu wiegen«. Dieses Sicherheitsbedürfnis der alten Menschen kann aus dem Altgedächtnis gestillt werden, wodurch Ruhe und ein Lustgefühl entstehen kann.

In der normalen Pflege ist es üblich, den *Nahrungstrieb* (Grundbedürfnis) durch Füttern zu stillen, die seelischen Grundbedürfnisse bleiben jedoch unerfüllt. Nach meiner These ist es aber notwendig, vermehrt die seelischen Grundbedürfnisse, auch anhand der Prägungen, zu stillen. Pflege ist die Erfüllung des seelischen Hungers.

Sozialisation

Arbeiten aus unserer Praxis beweisen, daß eine Re-sozialisation mit Betagten aus der *Unterschicht* kaum erreichbar ist. Männer und Frauen der Mittelschicht hingegen sind nicht so in ihren Rollen verwurzelt und können Sozialisationen bis ins höhere Alter eher leisten. (Petzold)

Unter Sozialisation versteht man ein lebenslanges Anpassen an die Kultur, die Gesellschaft. Sozialisation erfolgt in drei Schritten:

Primäre Sozialisation: Anpassung an die Familie, das nähere Umfeld, das Milieu.

Sekundäre Sozialisation: Anpassung an Kindergarten, Hort, Schule, Gleichaltrige.

Tertiäre Sozialisation: Anpassung an Arbeitskollegen, Vorgesetzte etc.

Ein *Anpassungsprozeß* an die derzeitige Lebens- und Kultursituation erscheint vielen alten Menschen nicht möglich. Für die Zukunft müßte man sich vielleicht überlegen, eine vierte Stufe (eine Stufe der Sozialisation im *Rentenalter*) zu kreieren, so würde *Altern* auch gesellschaftsfähig werden.

Autorität und Furcht

»Man kann alles tun, nur erwischen darf man sich nicht lassen.«

Märchenbücher um das neunzehnte Jahrhundert sind immer so aufgebaut, daß sie mit einem schlechten Ende enden, wenn jemand nicht folgt.

Das Kind, das über das Brückengeländer geht und der Mutter nicht folgt, fällt sicher hinein.

Das Mädchen, das mit der Nähnadel spielt, verschluckt sie sicher.

Das Kind, das zu fest schaukelt, fällt vom Stuhl und schlägt sich den Kopf an, etc.

Alle Märchen hatten so eine Prägungssituation gemeinsam. Diese lautet: »Wenn du nicht folgst, dann wirst du schon sehen.« Das heißt aber auch, daß der, der brav ist und immer folgt, keine Anordnung (Gebot, Verbot) übergeht, belohnt wird, und sogar in den Himmel kommt.

Impulse: So gesehen muß man sich merken, daß manche Patienten »bauernschlau« geprägt sind – sie tun alles, nur lassen sie sich nicht erwischen. Sie folgen, weil sie autoritätsfürchtig sind. Sie sind von Haus aus brav, weil ihnen sonst etwas passiert.

Diese Prägungsphänomene macht man sich bei den Impulsen, vorwiegend bei der Medikamenteneinnahme, zunutze.

Geschlecht

Generell ist man der Ansicht (Volksbefragung), daß alte Männer lieber sind als alte Frauen. Dies rührt wahrscheinlich daher, daß auch der liebe Gott ein Mann war.
Daß der Mann das Geld nach Hause brachte und umsorgt werden mußte.
Ein Ausfall des Mannes brachte das Verhungern der Familie mit sich.
Wir akzeptieren.

Generell ist man der Ansicht, daß Frauen um Vorteile betteln. Es ist richtig, daß Frauen gelernt haben, verschiedenes nicht zu tun. Als Frau tut man das nicht. Der Mann muß das machen. Wozu habe ich geheiratet? Das heißt, daß einige Frauen sich versorgen ließen. Daher muß *der männliche Pfleger der Klientin beibringen, daß er nicht* ihr Mann ist, daß sie ihr Leben selbst in die Hand nehmen soll.

Heimat

Ich soll das Glück in meiner Heimat finden!
Hier, wo der Knabe fröhlich aufgeblüht!
Wo tausend Freudensspuren mich umgeben,
wo alle Quellen mir und Bäume leben. (Schiller)

1910 wurde gefordert, als frühstmögliche Sozialisierung den *Heimatsinn* zu setzen. So wurde zum Zusammenhalt des Volkes die Heimatkunde eingeführt und beschrieben. Heimatsinn sollte
– eine Herzens- und nicht Kopfsache sein;
– entstehen durch Schilderung von vorbildlichen Vätern;
– die Ehrfurcht vor dem Gewesenen erzeugen;
– schließlich und endlich als Heimweh Prägung erfahren.

Diese Heimatliebe soll so fest im Hirn verankert (geprägt) sein, daß sie oft noch im Geist der Nachkommen liegt, wenn schon längst das Geschlecht vermodert ist.

Die psychologische Forschung hat erwiesen, daß Kindheitserlebnisse tief ins unbewußte Triebleben hineinwurzeln. Bei der Traumbeobachtung hat sich herausgestellt, wie stark Spuren des Landes, wo unsere Wiege stand, unsere Seele prägt. In seiner Heimat verbringt jeder Mensch mehrere Jahre der Hilflosigkeit, des Angewiesenseins auf andere. Auf die Stätte, die uns unter der treuen Pflege der Eltern und liebevoller Fürsorge der Großeltern erstarken und im munteren Umgang mit Geschwistern und Gespielen heranreifen sah, übertragen sich daher freudige dankbare Gefühle wohligen Geborgenseins und geselliger Zugehörigkeit, übertragen sich aber weiterhin auch lebhafte Lustgefühle von dem fröhlichen Tummeln und Spielen im Haus und Hof, Stall, Steinen und Sand. So wird die Heimat der Schauplatz sorgloser, glücklicher Jugendzeit zu einem Summationszentrum von Gefühlen.

Kommunikation

Sehr oft wird man gefragt, ob denn ein Mensch die Isolierung, die Vereinsamung aushält oder nicht. Meist antworte ich mit der Gegenfrage, ob denn unsere Klienten gewohnt waren, unter vielen Menschen zu leben, ob sie es gewohnt waren, zu kommunizieren, ob sie es wünschen, andere Menschen um sich zu haben oder ob diese Frage nur aus unserem (der Jüngeren) Wunsch und unseren Vorstellungen resultiere, liebe alte Muttis zu besuchen, um ein schlechtes Gewissen bei dem Gedanken zu vermeiden, daß viele Patienten überhaupt nicht besucht werden?

Isoliertheit, Vereinsamung muß man, wie auch das Gegenteil, erlernen. In der Entwicklung des Kindes wird zuerst die Ich-Kommunikation erlernt. Erst allmählich lernt das Kind von der Mutter etc. auch die fremde, unbekannte, oft bedrohliche Welt kennen.

Die Mutter zeigt dem Kind in der nächsten Phase, daß es in die Welt gehen muß, lehrt ihm, mit anderen zu kommunizieren, nimmt ihm die Angst vor der Umwelt. Sehr oft hat aber dieser gesunde Vorgang, zumindest bei unserem Klientel, nicht stattgefunden. Ich denke hier an
– den vereinsamten Landbauern (Bergbauer in der Einöde);
– an eine überfürsorgliche Mutter, die das Kind daran hindert, mit anderen zu kommunizieren;
– an die Familien, die arbeiten gingen und das Kind mit einem »Mohnlutscher« im Mund allein zu Hause liegen ließen, so daß es nie kommunizieren lernte (dies ist die Mehrzahl der heute durchschnittlich fünfundachtzigjährigen).

Sie bieten das Bild einer psychischen Abgeschlossenheit, bei physischer Aktivität. Einige von ihnen können mit motorischen Ersatzhandlungen agieren und zeigen Stereotypien, Zwangshandlungen, Ticks (hin- und hergehen wie eingesperrte Tiere im Zoo) oder rhythmische Wiederholungen.

Die meisten von ihnen sind aber ein Leben lang alleine gewesen, haben bei vermehrtem Auftreten von Menschen Angst und flüchten in eine Art Lemminge-Verhalten.

Ich finde aber, daß ein Kommunikationstraining etc. bei diesen Klienten sinnvoll und angebracht erscheint.

Althergebrachtes gibt Sicherheit

Alles, was man gewohnt ist, gibt Sicherheit und Vertrauen. Der Geruch einer bestimmten Nahrung zum Beispiel kann Erinnerungen an die Wohnung der Großmutter und an die Geborgenheit und zufriedene Jugend wachrufen.

Gerade die Generation mittleren Alters ist es, die zur Ruhe und Entspannung um »Jahre zurück« in den Urlaub fährt, an einen Ort, an dem sie (aus dem Altgedächtnis) heimelig waren.

Krankheit

Bürgerlich
individuell
Krankheit ist ein Gewinn. Da verwöhnt mich die Hausdame, da bekomme ich Zuwendung von der Mutter. Da kommt der Arzt. Da kümmern sich alle um mich.
Ich bin wichtig.

historisch
Wirklich ernste Erkrankungen, wie zum Beispiel die Tbc, hatten ihr eigenes Prägungsgehabe.

Heute sind diese Menschen parasympathikotone Menschen geworden, gehen mit 50 ins Pensionistenheim probewohnen, wollen in einem Hotel beheimatet sein, erwarten von der Schwester, daß sie die »Frau Anni« ist.

Wir können noch heute sehen, wie sich ältere Leute benehmen, wenn sie zum Beispiel Luesangst haben (Auflegen eines Tuches, Papieres am WC).

Arbeiterstand
individuell
Sprüche wie:
Wer lang hustet, lebt lang.
Ich hab mein Leben lang gehustet, sind typische Prägungssätze, die vom Vater auf den Sohn übergingen.

historisch

Ist es Tatsache, daß sie ihre Arbeit verloren haben, wenn sie nicht am Arbeitsplatz erschienen sind und demnach auch mit Fieber und Schmerzen arbeiten gingen. Lebensbewältigungsmechanismen wurden erlernt.

Dieser Freiheitstrieb macht sich heute noch bemerkbar, in dem Unterschichtsmenschen eher unter einer Heimaufnahme leiden als bürgerliche.

Sprachmilieu

Das Milieu, das uns prägte, gibt Sicherheit. Man hat das Gefühl, dazuzugehören, einer von ihnen zu sein.

Die Milieusprache strahlt »Sicherheit« aus und schickt den Betagten geistig auf »Urlaub« (tertiärer Gedächtnisspeicher), so daß sich die Milieusprache der Pflegepersonen jenen der jeweiligen Klienten mit Empathie anzugleichen hätte.

Die Prägungssprache
    der Akademiker (der alte gnädige Hofrat),
    der Fremdarbeiter,
    der Pratergauner,
    der Leute im sechzehnten Bezirk,
    der Leute im neunzehnten Bezirk sind sehr unterschiedlich.
Auch die Wortkräftigkeit ist vielen Nuancen unterworfen:

Harte Worte im Gebrauch:	war Eisenbieger Stahlschlosser Walzwerkarbeiter	diese Leute greifen immer alles hart an.
Weiche, stille Worte im Gebrauch:	war Kunststickerin, Feinledererzeuger	greift auch heute noch alles weich und sanft an, um nichts zu zerdrücken.
Ruhige Worte, mit einem andauernden Lächeln um den Mund:	nur mit »Mund halten« (Bauernschläue) durchs Leben gekommen.	er wird Sie auch heute noch bei der Einnahme der Medikation lächelnd belügen.

Kurrentschrift

Im Laufe meiner Geschichtsforschung bin ich auf die Tatsache gestoßen, daß das emotional gespeicherte *Schriftbild unserer* Betagten in der Kurrentschrift (Sütterlinschrift, althochdeutschen Schrift) liegt. Diese Schrift wurde als Schönschreibschrift verwendet und hat wesentliche Elemente des Künstlerisch-malerischen in sich. Da ich diese Schrift kaum beherrsche, sind wir gezwungen, die »Alten« zur Mithilfe bei Beschriftungen aufzufordern. Dies bringt eine ungeheure Animation für Patienten und Pflegepersonen mit sich.

Die Pflegepersonen müssen mit dem Patienten in Kontakt treten, und dies führt dazu, daß wir sein Ich-Bewußtsein stabilisieren. »Er ist brauchbar geworden.«

Oder ein anderes *Beispiel*: Da natürlich die Beachtung des Wasser- und Elektrolythaushaltes viel Beachtung geschenkt werden muß (BUN [Reststickstoff], Exikose [entwässert], Dehydration, organisches Psychosyndrom) wird die Aufforderung »Viel trinken« in Kurrentschrift ausgehängt. Dies enthebt uns allerdings nicht, wenigstens grobklinisch auf die Flüssigkeitsbilanz zu achten.

Eine weitere Einsatzmöglichkeit der Kurrentschrift ist das Beschriften der Dispenser (Behälter zur Medikamenteneinteilung), um den Betagten die Einhaltung der Medikation zu erleichtern.

Orientierung

Wenn ich heute als Neunundvierzigjähriger im Allgemeinen Krankenhaus der Stadt XY ein WC aufsuchen muß, ist es mir nur mit größter Schwierigkeit möglich, dieses auch zu finden. Die im heutigen modernen Baustil üblichen Hinweise (auch in öffentlichen Gebäuden, Flughäfen etc.) mit bunten Streifen, englischen Beschriftungen etc. bringen mich an den Rand einer Dekompensation. Ich habe Angst davor, noch älter zu werden, und stelle mir meine Situation in einigen Jahren heute schon furchtbar vor. Wie es den alten Menschen geht, kann ich nachvollziehen.

Jeder von uns weiß theoretisch, daß die heutig Achtzigjährigen nur auf ihre nächste Umgebung geprägt wurden. Reisen, weite Ausflüge oder gar andere Länder waren, außer den Soldaten, niemandem ein Begriff. Das Gedächtnis der alten Menschen ist also nur auf ihre nähere Umgebung, auf ihr Viertel zugeschnitten.

Dieses Wissen nutzten wir aus, als wir auf der Station den Versuch machten, das WC als Plumpsklo zu bezeichnen. Wir nahmen an, daß im Altge-

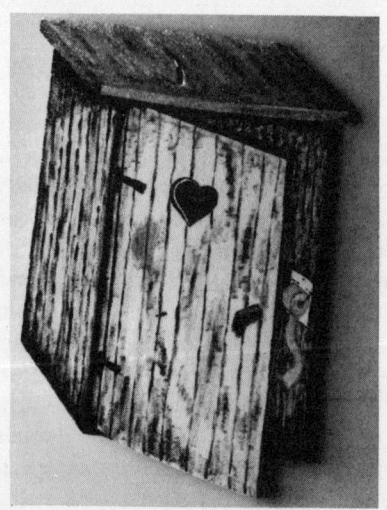

dächtnis der Leute eben ein »Hausl« ein Hausl ist und hatten mit dieser Maßnahme Erfolg. So ist das Plumpsklo eine echte Orientierungshilfe aus dem
Tertiärgedächtnis. Daraus lernten wir, daß das Klotraining weitgehend unterlassen werden konnte und daß die Orientierungshilfen in das Altgedächtnis verlagert werden müßten.

Eine weitere gute Möglichkeit zur Orientierung der alten Menschen sind
Paßbilder der Bewohner, die an die jeweiligen Zimmertüren geklebt werden.
Die Zimmerbezeichnung mit Äpfeln oder Vögeln führt zur Infantilisierung
der Klienten.

Schule

Deutlich ist, daß der Mittelstand eine ganz andere Prägungsart erfuhr als der
Arbeiterstand. Das wichtigste im Leben des Mittelstandes ist Ethik und
Psychologie, die Prägung des Charakters, die Ausbildung von sittlich-reli-
giösen Werten, die Förderung von Begabten. Man sprach also vom ethischen
Besitzstand eines Menschen, von sittlicher Reinheit.

NATROP (1855) meinte: »Das Volk muß erzogen werden, um für die Gemeinschaft da zu sein. In der Hauptsache muß auf Ethik und Moral, Reinheit
(Tugend des Trieblebens), Tapferkeit (Tugend des Willens), Wahrheit (Tugend der Vernunft) und die Gerechtigkeit (Summarium) geachtet werden.«

Diesen Prägungssegen sollten alle genießen, so daß man nicht nur höhere
Schulen, sondern auch eine Nationalschule einrichtete.

Für die Gemeinschaft wurde der Mensch zum Lebenskampf gerüstet, zum
Bürgersinn erzogen und mit militärischer Haltung versehen. Erst in der
nächsten Klasse wurde auf Ethik, Ästhetik und Religion gedrillt.

Politische Prägung

Die Heimhilfe X begibt sich auf den Weg zur Klientin XY. Sie ist voller
Freude über ihren neuen Einsatz und kauft sich noch schnell eine *linke* Zeitung, da sie in ihrer politischen Ideologie dieser Couleur näher steht.

Frau XY, die neue Klientin, öffnet die Tür, führt unsere tüchtige Heimhilfe herein und sieht diese Zeitung.

Wen wundert es, wenn plötzlich am Stützpunkt der Anruf unserer Klientin erfolgt, daß, seit die Frau X in der Wohnung ist, immer wieder einmal
100,– S fehlen?
= Der Gegner ist der Gegner – Altgedächtnisprägung.
= Der, der 1934 mit uns in die Arbeiterkämpfe verwickelt war – dieser Prolet, »ist in meiner Wohnung«, ist die Assoziation (kann sie sein) seines etwas
dementiv veränderten geprägten Gehirns. Gerade emotionale Anteile kommen im Senium zum Tragen.

Biographie der beiden	
Klientin bürgerlich	Heimhilfe sozialistisch
Ihr Vater war beim Schutzbund.	Ihr Vater war bei der Heimwehr.
Ihr wurde vom Vater berichtet.	Ihr wurde vom Vater berichtet.
Sie wuchs in der Cottage auf.	Sie wuchs im »Karl Marx-Hof« auf.
Gespräche im bürgerlichen Milieu:	
»Dieser ist ja ein hervorragender Arbei-	»A Arbeiter muß a Sozialdemokrat sein,
ter, er soll aber – wie man hört – bei den	aus.«
Sozis sein. Na ja, die verkehren bei uns	
nicht.«	

Prägungssituationen

Aus den unzähligen Berichten, die zum Verständnis der Prägungssituation beitragen, greife ich einige Beispiele zu den Punkten Wohnung und Verwahrlosung; Essen und Trinken; Körperpflege und das tägliche Leben ohne Wertigkeit heraus.

Wohnung

● Patient ist verwahrlost, kritiklos und wohnungsneurotisch

Historisch
Die tiefgreifenden Wurzeln der Heimatliebe sind jene geheimen Fäden und Fesseln, die sich zahlreich, mehr unbewußt als bewußt, zwischen dem heranwachsenden Menschen und seiner Umwelt knüpfen. Wer kennt nicht die subjektive, starke Heimatliebe, die typisch ist bei armen Gebirgsbauern, die ihre Heimat trotz Lawinenschäden nicht verlassen wollen. Wer kennt nicht die Ghetto-Menschen der Großstadt, die um keinen Preis der Erde in eine andere Gegend ziehen wollen.

Impulse
Wir müssen lernen, daß es Patriotismus, Heimatliebe und eine starke Verwurzelung am Heimatboden und am *Eigentum* gibt. Heimatliebe entsteht ja auch in einer für uns reizlosen Gegend. Warum dann nicht in einem saustallähnlichen Wohnmilieu?!

- Patient verwahrlost

Historisch
Es war üblich, daß fünf bis sechs Leute auf nur 10 m² hausten, daß diese Nähe einerseits Sicherheit, Zusammengehörigkeitsgefühl, andererseits Haß und Lemming-Verhalten erzeugte.

Impulse
Wer innere Ordnung hat, braucht keine äußere. So gesehen ist ein zumindest teilverschmutzter Mensch wesentlich geordneter als ein putzsüchtiger Neurotiker.

- Patient hält Tiere in der Wohnung

Historisch
In der Geschichte der Landbevölkerung ist des öfteren zu finden, daß gerade Knechte, Haushaltshilfen am Bauernhof als Bezugsperson Tiere hatten. Die Menschen schieden als Bezugsperson aus. Ist es da verwunderlich, wenn Altersgeprägte wieder zu ihren alten Bezugsquellen zurückkehren und Tauben und Hühner in der Wohnung halten?

Impulse
Die Tiere müssen gegen Menschen (Besuchsdienst) getauscht werden.

- Patient sitzt im Winter, ohne einzuheizen, in der Wohnung

Historisch
Der Geschichte ist zu entnehmen, daß es weder Geld noch Heizmaterial gab. Die Leute saßen schon immer, statt zu heizen – im Wintermantel oder Decken gehüllt in ihren Wohnungen.

Impulse
Natürlich kann versucht werden, das Los der Klienten nach unserer Sicht zu verbessern. Ich habe nichts dagegen. Gelingen wird ihnen das kaum. Ich kenne mehrere Beispiele, wo Pflegekollegen Heizungen installieren ließen (die Klienten hatten Geld versteckt und man dachte, es wäre für eine Heizung sinnvoll ausgegeben). Nun haben die Patienten kein Geld, die Heizung drehen sie aber auch nicht auf. (Geschenk – Kohlen für Feiertag.)

Essen und Trinken

● Patient ißt nicht

Historisch
Er hat gelernt, schon seine Mutter mit Essen und Nichtessen (auch Stuhl hergeben oder nicht hergeben) erpressen zu können. Dies führt er auch heute in seiner Prägung durch.

Impulse
Natürlich muß auf die Nahrungs- und Flüssigkeitsaufnahme besonders geachtet werden, um eine Stoffwechselentgleisung zu verhindern. Sehr häufig funktioniert das Nicht-Beachten seiner Ablehnung. Ausnahmen sind hier sehr stark dementielle Veränderungen, bei der der Patient nicht weiß, ob er Hunger oder Durst hat und bei Gesprächen mit Konfabulierungen reagiert.

● Patient sammelt Nahrung

Historisch
Hungersnot, Arbeitslosigkeit, morgen gibt es nichts zu essen. Erwähnenswert wären die Sprüche wie: Was auf den Tisch kommt, wird gegessen, etc.

Impulse
Ein Streitgespräch ist meist sinnlos und unfruchtbar. Ist die Nahrung verdorben, kann man versuchen, zu tauschen. Ich gebe dir meine Wurstsemmel, du gibst mir deine. Diese Vorgangsweise ist altgedächtnisgeprägt und funktioniert. Ich darf Sie an die eigene Schulzeit erinnern, wo die Brote getauscht wurden.

● Patient trinkt exzessiv im Alter und beschimpft die Pflegeperson.

Historisch
Hier handelt es sich sehr oft um Klienten, die als Kind alles von ihren Eltern schlucken mußten, ein vermehrtes Pflichtgefühl und Normen entwickelten und durch Bravsein, um Liebe bettelten.

Impulse
Später trinken sie Alkohol, um Probleme wegzuschwemmen. Im betrunkenen Zustand kommt es zur Enthemmung des Über-Ichs, und sie versuchen, die Schwester zu beschimpfen.

Ich-Aufbau-Training wäre erforderlich, Empfehlung, eine Alkohol-Entzugsstation aufzusuchen, unsere Gesprächsführung.

- Patient ißt nur Kartoffeln

Historisch
Sehr viele Eßgewohnheiten haben sich in den »schlechten Zeiten« eingebürgert oder sind im Ursprung neurotischer Natur zu suchen. Das Kartoffel-Essen ist eine sehr häufig auftretende Eßgewohnheit, die vielleicht aus der »Eigenanbauzeit« stammt.

Es ist interessant zu bemerken, daß gerade in den schlechten Zeiten (siehe Schulbücher, Hitlerzeit, etc.) immer wieder vom Essen, von Bächen, von Bauernhöfen mit allen möglichen Tieren die Rede ist, die Vorstellung also zur Wirklichkeit wird, so daß man sich auch mit der Vorstellung des Essens (ohne tatsächlich zu essen) ernähren kann.

Körperpflege

- Patient will sich nicht waschen

Historisch
ist es so zu sehen, daß sich der Durchschnittsmensch maximal in Zwei-Wochen-Abständen in der Waschküche der Wohnhausanlage gewaschen hatte. Dasselbe Wasser wurde für die ganze Familie verwendet. Das Waschen ist also mit negativen Prägungen besetzt.

Individuell
kann ich ein Beispiel für viele kundtun. Stellen Sie sich doch ein kleines Mädchen auf einem Bergbauernhof vor, daß vom Vater täglich im Morgentau zum kalten Brunnen, zum Abschlecken ihres Gesichtes, gezerrt wurde.

Impulse
Weniger den eigenen Wasch- und Putzzwang, der uns durch die Werbung (besonders weich...) zukommt, beachten.

- Patient will sich nicht umziehen

Historisch
Wissen Sie eigentlich, daß es über viele Generationen nur »einen Sonntagsanzug« gab (Feiertagskleidung), den man eben nur zu besonderen Anlässen angezogen hat?

Impulse
Man sollte versuchen, mehr Feiertage auf der Station zu installieren. Dies würde ein vermehrtes Tragen des Feiertagsanzuges mit sich bringen und vielleicht eine Speicherung im tertiären Gedächtnis ermöglichen.

Ich denke dabei auch an das »Freizeittraining«, das bei den heute Hospitalisierten eine absolute Notwendigkeit ist.

- Patient riecht intensiv.

Historisch
ist es so, daß früher auch eingekotete Wäsche in der Kleinstwohnung ausgekocht und eingeweicht wurde. Der Geruch der etwas riechenden Unterwäsche des Vaters zog um den Küchentisch. (Manchmal soll auch in gleichem Topf die Suppe gekocht worden sein.) Dies soll auch heute noch in der Haus-Pflege vorkommen und gesichtet werden.

Impulse
Die Erfahrung der Leute ist, daß auch Stuhl- und Harngeruch zum Leben gehört, wie das Leben selbst. Die eigene Toleranzgrenze ist zu heben.

Alltägliches

- Patient ist orientierungsgestört in der weiteren Umgebung

Historisch
Wissen Sie eigentlich, daß die Mehrzahl der Menschen ihre Umgebung nie verlassen hat (Arbeiterschicht), daß einige alte Leute den Stephansdom nie zu Gesicht bekommen haben?

Impulse
In Zukunft liegt das Hirntraining (Coping) im Trainieren immer neuer Situationen, so daß Reisen eines der besten Hirntrainings als Prophylaxe darstellt.

- Patient versucht zu fliehen

Historisch
Wissen Sie eigentlich, daß es unter der ärmeren Bevölkerung Wiens circa dreißig Prozent Heim- und Findelkinder gibt? Menschen, die von Heim zu Heim gewandert sind. Findelheim-TBC-Heim-Psychiatrie – ist sehr oft ein normales Klientenleben.

Impulse
Es ist klar, daß diese Menschen das Flüchten gewöhnt sind, daß sie ihrem vermehrten Freiheitstrieb (als Nachholbedürfnis) fröhnen. Leute mit vermehrtem Freiheitstrieb sollte man die Re-Aktivierung in das Leben nach draußen unbedingt ermöglichen – denn auch sie gehören der Gesellschaft – also uns.

● Patient zeigt sich unterwürfig

Historisch
Wissen Sie, daß alte Menschen von ihrem Arbeitsplatz aus gesehen so geprägt wurden: Still zu sein, brav, pünktlich, fleißig zu sein und den Herren im weißen Arbeitsmantel »zu ehren und zu achten«, das Ich-Bewußtsein der heute Betagten somit ausfällt?

Impulse
Dies bringt mit sich, daß die Leute darauf warten, daß »der da oben« schon alles regeln wird, daß der Vorgesetzte die Richtung angeben muß, daß aber auch der weiße Mantel unserer Tracht »Autorität«, die nicht zum Autoritäts-gefälle führen soll, widerspiegelt.

● Patient ist wortkarg in Ton und Schrift

Historisch
Wissen Sie, daß das Vokabular eines Arbeiters circa zehntausend Wörter beinhaltet, daß eines Bürgerlichen circa fünfzigtausend?

Erscheint es Ihnen dann noch als Wunder, daß unsere Klienten nicht sprach-begabt, sprachfreudig sind, obendrein wenn sie mit einem nur hochdeutsch sprechenden Menschen zusammenkommen. Ist Ihnen denn klar, daß auch Schreiben oder das Auffordern zum Schreiben lange Zeit dauern wird?

● Der Patient ist ein pflegeleichter Fall

Historisch
Wie schon beschrieben, haben die heute Alten gelernt, brav zu sein, eine Demutshaltung einzunehmen. Sie sind bei Entscheidungen permanent verunsichert.

Impulse
Dies macht sich bemerkbar, indem sie als stille Leider im Tagraum sitzen, ohne sich gegen Mißstände im Heim, in ihrer Familie, zur Wehr setzen zu können. Entscheidungstraining – Risikotraining wären indiziert.

● Patient versteckt seine Wertsachen

Historisch
gesehen war es erforderlich, in den Kriegs- und Nachkriegswirren seine Wertsachen (vor allem aber auch Dokumente) zu verstecken. Plünderungen haben gelehrt, »man kann keinem Fremden trauen«.

Impulse
Natürlich verstecken auch heute noch viele alte Menschen ihr Geld, ihre Wertsachen, meistens sogar täglich. Sie vergessen aber, daß sie vergeßlich

sind, und finden daher am nächsten Tag ihre versteckten Güter wirklich nicht. Die sich selbsterfüllende Prophezeiung ist eingetreten. Die neue Hauspflegeperson stiehlt!

Wir suchen, fast zweimal täglich, mit den Klienten die ganze Wohnung nach den Wertsachen ab, zeigen sie her und beschriften die Schubladen mit den Inhalten in Kurrentschrift!

● Patient ist böse und will Befehle erteilen

Historisch
Der Mensch ist, wie er ist. Es ist klar, daß ein Vorarbeiter in einer Munitions-fabrik, eine Vorarbeiterin in einer Uniformschneiderei gelernt (geprägt) hat, streng zu sein.

Impulse
Natürlich hat er auch heute noch seine barsche, befehlende Stimme und glaubt, auch uns damit einschüchtern zu können. Dies soll angeblich bei bestimmten Pflegepersonen auch wirklich funktionieren, so daß ihr der Er-folg neuerlich recht gibt. Man müßte versuchen, im Erwachsenen-Ich-Kom-munikations-Training klarzumachen versuchen, daß diese Zeit vorbei ist (oder wieder beginnt).

● Patient zerstört das Klavier

Historisch
gesehen gehört das Klavier zu den Symbol-Leitbildern der oberen Gesell-schaftsschicht. Es wurde bei fast allen Revolutionen zertrümmert oder aus den Fenstern der Herrschaftswohnungen hinausgeworfen.

Impulse
Alltägliche Umgangssprache der Pfleger, auch mit ordinären Wörtern be-stückt, geben dem Klienten das Feedback, daß das unser »Proleten«-Klavier oder -Eigentum ist.

● Patient haßt weiße Mäntel

Historisch
Man muß Handarbeiter sein, um überleben zu können. Man muß alle Arbei-ten annehmen und praktisch sein. Theoretische Intelligenz zählt nicht.

Impulse
Wir zeigen unseren Klienten beim Ausgang, daß wir nicht nur reden können, sondern auch Gasrohre verlegen und Wasserleitungen abdichten können.

- Patient vereinsamt

Historisch
In allen Märchen können Sie lesen, daß zurückgezogene Grafen etc. Unmenschen sind. Sagen und Gespenstergeschichten machen uns darauf aufmerksam, daß das Volk, die Masse, die *Einsamen* haßt!

Impulse
Es mag auch ein bißchen darauf beruhen, daß wir Jungen aus diesem Grund alle angeblich Vereinsamten betreuen wollen.
   Ich habe aber schon viele Einsame im großen Tagraum, unter zwanzig Patienten sitzend, angetroffen.

- Patient fordert »Alter soll man achten und ehren«

Historisch
Soziologisch gesehen war dies im neunzehnten Jahrhundert notwendig. Man mußte so werden wie der Vater – Vater prägte. Es wurde diese Ehrensache von der Familie auf die nächste Generation übertragen.

Impulse
Wahrscheinlich ist das heute noch richtig – na dann tun Sie es.

- Patient ist aufdringlich

Historisch
Wie schon bei den gutbürgerlichen Moralvorstellungen besprochen, »läßt man die Familie nicht allein – man klebt am Nächsten«.

Impulse
Ich bespreche dies mit meinen Patienten immer so, daß auch Jesus und der heilige Franziskus seine Familie zugunsten der Menschheit verlassen haben.

- Patient wünscht sich mehr Vereinsleben

Historisch
Historisch gesehen gingen die Leute, um Heizkosten zu sparen, in Vereine, Organisationen und horteten sich, da sie kein Zuhause hatten, zusammen. Heute haben selbst die Jugendgruppen (Pfadfinder) Schwierigkeiten, Anhänger zu finden.

Impulse
Diese Vereinssitzungen gaben und geben Sicherheit, so daß heute noch Tageskliniken, Tagesstätten, etc. funktionieren können.

- Patient bettelt um Liebe

Historisch
gesehen gibt es kaum Wunschkinder (wer konnte sich schon ein Kind leisten?),
das heißt die meisten Kinder wurden, leider Gottes, gemacht und behinderten
das Leben der Eltern – Folge: Die Kinder leiden heute noch (fünfundacht-
zigjährig) an fehlender Zuwendung und versuchen dies nachzuholen.

Impulse
Denken Sie daran, daß Post etwas sehr wichtiges ist. »Mir wurde geschrieben, an mich wurde gedacht.« So daß auch gewöhnliche Reklamezettel, die
jeder Pfleger wegwirft, für den Klienten wichtig sind. Mir hat die Firma XY
geschrieben – ich bin wer.

- Patient wehrt sich: »meine Familie muß mich betreuen – wo gibt's denn
  das!«

Historisch
gesehen mußte sich der Staat einen Träger einfallen lassen, der ihm kein Geld
kostete – es wurde die gesunde Familie soziologisch politisch hochgespielt
(eine gesunde Familie gab es *nie*). Erfindungen des Ausgedinge-Charakters
(freie Kost, Logis und Pflege für die Altbauern) auf dem Lande.

Impulse
Heute geben sich die Betagten selbst Impulse, indem sie neue Wege und Al-
ternativen beschreiten (Graue Panther, etc.).

- Patient hat Angst

Historisch
gesehen haben die Betagten eine strenge Erziehung genossen. Mütter lehren
den Kindern, daß man Geld nicht wegnimmt – Strafe (Verstärker).
Nach mehrmaliger Wiederholung (Verinnerlichung) kommt es zu Angstsi-
tuationen, nur wenn man daran denkt, daß man sich das hier liegende Geld
doch nehmen könnte. Das heißt, auch Angstzustände können geprägt sein.

Impulse
Desensibilisierungsmethoden, Gestalttherapie.

- Patient ist geizig

Historisch
In zwei Kriegen haben die Menschen alles verloren. Es fanden Aufbauarbei-
ten statt Liebesbezugs-Tätigkeiten statt. Die Klienten gewannen zu *Geld*
mehr Vertrauen, als zu Menschen. Geld gibt daher im Alter Sicherheit.

Impulse
Versuch des Tausches – Zuwendung statt Geld.

- Patient schweigt beständig

Historisch
Wer kennt nicht die Geschichten der politisch Verfolgten. Sie lernten, das Reden einzustellen. Sie wußten nicht mehr, was man sagen darf und was nicht.

Impulse
Bei Gesprächen, die ich damit beginne, daß auch ich politisch verfolgt werde, die Situation verstehe, ist meist ein Einstieg möglich. Es ist natürlich erforderlich, einiges außenanamnestisch zu erfahren, um diese Form des Gesprächseinstieges wählen zu können.

- Patient dekompensiert nach dem Tod der Gattin

Individuell
Gattin hat ein Leben lang Reizanflutung mit ihrem Gatten durchgeführt. Sie war ekelhaft und schimpfte.

Impulse
Wir ersetzten die tote Gattin mit unserer bissigsten Schwester. Nun hat er seinen Zustand wieder, den er immer hatte.

- Patient ist egozentrisch und zeigt unkooperatives Verhalten

Individuell
Stellen Sie sich doch ein Leben auf einem Bauernhof ohne Nachbarschaft vor. Wann, wie und wodurch hätte dieser soziales Lernen im Sinne von Kommunikation je erlernen sollen?

Impulse
Denken an die Vergangenheit, sie gibt den Weg in die Zukunft frei, und man ist nicht mehr allein. Man denkt mit sich über sich – Gedanken an Mitmenschen machen Freude oder Ärger, erzeugen Gefühle (seelische Nahrung).

- Patient fühlt sich beim Ausgang im Prüfungsstreß

Historisch
Es gibt Menschen, die hatten immer Angst, »alles richtig und gut« machen zu müssen.

Impulse
Beim Erstausgang fühlen sie sich bedroht, hoffen, daß sie ja alles gut machen, um entlassen zu werden und überkompensieren. Prüfungen waren für sie immer negative Erinnerungen.
Achtung! Keine Dekompensation durch Überforderung herbeiführen.

- Patient erscheint gebildet, ist aber stark abgebaut

Historisch
Sie haben gelernt, immer freundlich und lustig zu sein. So kommt man gut durch die Welt und eckt kaum an. Angst, nicht von den anderen geliebt zu werden.

Impulse
Soziales Lernen. Du mußt nicht immer lachen, um anerkannt zu werden.

- Patient läßt sich versorgen

Historisch
Der Mann war König. Der Mann wurde zum wichtigsten Wiederaufbauer-Chef deklariert. Er konnte sich umsorgen lassen.

Impulse
Daß der Mann bestimmt, sind unsere heutigen fünfundachtzigjährigen Damen gewohnt. Das heißt, daß sich der männliche ältere Pfleger bei therapeutischen Situationen leichter tut, als ein junges Mädchen, daß ja nur eine Wahl-Enkelkind-Funktion erfüllt, wenn sie nicht ganz besonders gut geschult wird.

- Patient fühlt sich entwurzelt und entfremdet

Historisch
Älterwerdende Fremdarbeiter, Emigranten, Zwangsübersiedler fühlen sich im Alter in der Nicht-Heimat unwohl bis abgelehnt, fallen teilweise in ihre Heimatsprache zurück!
Fühlen sich als Außenseiter und nicht verstanden (Aggression!)

Impulse
Die heimisch vertrauten gefärbten Laute der Muttersprache geben Sicherheit und sind angstlösend, so daß die Aufnahme von jugoslawischen und türkischen Pflegepersonen in der Geriatrie von tragender (zukunftsweisender) Bedeutung ist.
Ich habe in Deutschland »Stuporpatienten« kennengelernt, der bei meinem Wiener Dialekt spontan zu sprechen begann.

Fallbeispiele, in denen die Prägungen gedeutet und zu Impulsen verarbeitet werden

Ärztliche Diagnose
Senile Demenz, Kanülenträgerin, Status post Larynx Ca (Kehlkopfoperation)

Status auf der Station
Nicht erhebbar, da die Patientin durch Notruf einer Heimhilfe (HH) übernommen wurde. Diese ertrage die Patientin nicht mehr, sie sei ordinär, bösartig schimpfend, feindselig und von allgemeinem Mißtrauen erfüllt. Sie stehle des öfteren aus der Geldbörse der HH Geld und bestreite dieses. Um Intervention durch die Übergangspflege wird ersucht.

Differentialdiagnostischer (Diff.) Ausgang
Der Differentialdiagnostische Ausgang ist in diesem Fall ein Besuch in der Wohnung der Klientin, die nach kurzem Klopfen öffnet und mir mitteilt, daß ich ein sehr fescher Bursch sei und ob ich nicht Lust hätte, mit ihr zu schlafen.

Die Klientin erscheint zahnlos, ca. achtzig bis fünfundachtzig Jahre alt und in betrunkenem Zustand. Da ich überfordert war und keine sofortige Antwort gab, plauderte sie in sehr ordinärem Jargon mit mir weiter. Ich verwickelte die Klientin in ein Gespräch zu ihrer

Biographie
Frau K. wurde am Land geboren, hatte als Vater einen Knecht, der Trinker war. Im siebten Lebensjahr wurde sie von ihm vergewaltigt. Die damalige Bäuerin meinte, als sie ihr das erzählen wollte, daß sie nicht immer reden soll, so viel Phantasie haben soll, denn Herr K. wäre ein ehrlicher, lieber Mensch. Im Laufe des Lebens lernte Frau K., daß man die Männer kontrollieren kann, wenn man ihnen »gefällig ist«. Sie hat gelernt, keine echten Verbindungen einzugehen, aber dadurch zu verdienen. Mit vierzehn Jahren flüchtete sie nach Wien und wurde im Wiener Prater »selbständig«.

Seit dieser Zeit hat sie eine Freundin, die auch heute noch bei ihr wohnt und der diese Gespräche äußerst peinlich sind.

Frau K. erzählt stundenlang Sex-Geschichten, wovon manche auch wahr sein könnten. Bei jedem Besuch wurde ich aufgefordert, etwas mit ihr zu »spielen«. Sie erzählte mir, daß sie mich sehr schätze, da ich angeblich kein Beutel-Hirn hätte. Sie meint damit, daß mit den Männer, wenn ihnen das Blut in die Hose fällt, das Blut im Hirn fehle und man dann mit dieser Brut machen könne, was man wolle.

Frau K. hält mich des öfteren bei der Hand, versucht immer wieder, Kontakt mit mir zu haben.

Sehr oft (und das kann auch ich bestätigen) finden sich gerade auf der Psychiatrie und Psycho-Geriatrie Menschen, die mißbraucht wurden. Jüngere erhalten dabei die Diagnose Borderline, ältere die Diganose senile Demenz. Sehr oft, und auch dies können wir bestätigen, werden mißbrauchte Menschen selbst zu Mißbrauchern (Biographie und Paranoia)!

Impulse
Sex-Traumsituationen verweisen auf einen zurückliegenden Vertrauensbruch durch die Person, der man vertraut hat (Vater, Onkel, etc.). Es ist klar, daß die Betroffenen mit Feindseligkeit und mit allgemeinem Mißtrauen anderen Menschen gegenüber reagieren.

Die Über-Ich-Normen zwingen sie auch dazu, nicht darüber »reden zu können«, so daß die meisten Prozeduren verschwiegen werden. Junge Menschen haben daher ein Machtlosigkeitsgefühl nach einem sexuellen Mißbrauch. Erst in der Demenz, wenn die Über-Ich-Normen nachlassen, kommt es zu einer verbalen Entgleisung und einer Schilderung ihres Lebens.

Ich besuchte Frau K. sehr oft, gebe ihr vermehrte Zuwendung (auch im Sinne von Pünktlichkeit und Zuverläßigkeit) und versuchte dadurch, das Nachholbedürfnis des erlebten Vertrauensbruches zu kompensieren.

Dies gelang zwar nicht vollständig, aber doch so weit, daß auch die HH in der Wohnung der Klientin wieder möglich war. Zahlreiche Gespräche mit der HH und ihrer Einstellung zu Sex verbesserten die Situation.

Ärztliche Diagnose
Cerebrovasculäre Insuffizienz mit Verwirrtheit, Ulcus cruris beidseitig

Status auf der Station
Konnte nicht ermittelt werden, da die Patientin in einem allgemeinen Spital liegt und von dort aus re-aktiviert werden soll.

Erstes Kontaktgespräch ergibt, daß Patienten in allen Ebenen orientiert ist. Freut sich über Besuche, ist kontaktfreudig und spricht auch auf der Station mit jedem.

Differentialdiagnostischer Ausgang
Wurde vereinbart, konnte jedoch nicht eingehalten werden, da die Symptomatik der Ulcerationen an beiden Beinen sich wesentlich verschlechtert haben und von seiten des Arztes keine Entlassung verantwortet werden kann. Besuche zu den Besuchszeiten wurden installiert, dadurch Kontakt erzeugt.

Zwei Wochen später konnte ein Ausgang gestartet werden. Sie kann nur sehr langsam gehen (lange Zeit immobil, bettlägerig). Die Wohnung liegt im Hochparterre, Stufentraining muß nachgeholt werden. Wohnung in gutem Zustand, aber abgewohnt.

Psychisch ein normaler biologischer Abbauprozeß, bei dem allerdings ein gewisses Vereinsamungssyndrom und Liebesbetteln erwähnt werden kann.

Biographie

Patientin wuchs auf dem Land, eher zurückgezogen auf. Schlief des öfteren auf dem Heuboden, um Kontakte zu den Bauern so gering wie möglich zu halten. Sie heiratete nie, blieb alleine, da die Menschen alle nur etwas wollen und man dafür nichts bekommt.

In Wien war sie dann als Hausmädchen tätig und hatte dadurch auch immer das Glück, nicht zu viel mit Menschen kommunizieren zu müssen. Heute lebt sie alleine und hat keinen Kontakt zu den Nachbarn.

Impulse

Bei meinen Besuchen hatte ich den Eindruck, daß sich die Klientin über jeden meiner Besuche freut, da sie ja so alleine ist! Auch einen mitgenommenen Praktikanten begrüßt sie freudig.

Die Freude über die Besuche ist meistens eine angelernte, geprägte »mimische« Situation und hat mit der Grundstimmung oder einer wirklichen Freude nichts gemeinsam.

Frau R. wurde klargemacht, daß sie immer schon alleine glücklich war und demnach meine Besuche nur von kurzer Dauer (zur Abheilung der Geschwüre) gedacht sein können. Wir machen Klientin aufmerksam, daß wir nicht eine Dauerbesuchs- oder Kontrollinstitution sind.

Ärztliche Diagnose
Stuhlpsychose im Senium

Status auf der Station

Patientin imponiert damit, äußerst reinlich, gepflegt zu sein und wäscht sich sofort nach der Aufnahme ihre Unterwäsche selbst aus. Fast stündlich verlangt sie nach einem Abführmittel, da sie angeblich keinen Stuhl hätte. Am liebsten, meint sie, wäre ihr ein Einlauf, denn der hätte ihr auf der Chirurgie, auf der sie schon öfter wegen »Totenstille im Abdomen« lag, geholfen.

Da eine Selbst- oder Gemeingefährlichkeit nicht vorliegt, darf das Leiden nicht somatisiert werden und die Patientin hat sich gleich nach der Aufnahme auf einen

Differentialdiagnostischen Ausgang
zu begeben. Bei diesem fanden wir eine total sterile Wohnung vor. Die Klientin ist psychisch unauffällig, mobil und aktiv. Allerdings konnten im Kabinett Ansammlungen von Schuhschachteln gefunden werden, die an ein Lager einer Schuhfabrik erinnern. In diesen Schachteln wurde der Kot der Klientin aufbewahrt. Dem Gewicht nach dürfte es sich um einige hundert Kilogramm dieses toten Materials (keine Geruchsbelästigung) handeln.

Die Frage nach dem Zweck dieses Tuns unterließen wir, da wir mit der Zeit darauf kamen, daß die Klientin in der Wohnung sehr narzistisch und Ichbezogen agierte. So befahl sie uns sofort, eine Wohnungsreinigung durchzuführen. Es dauerte einige Zeit, bis wir ihr klarmachten, daß wir nicht als Frau »Anni« bei ihr tätig seien.

Biographie
Frau P. ist auf dem Land aufgewachsen. Sie war das dritte Kind einer fünfköpfigen Familie und sollte, da sie die klügste war, studieren. Dieses Studium schaffte sie aber nicht. Sie bezog nur das Geld des Vaters, ging von der Uni und heiratete. Die Eltern, die erst viel später erfuhren, daß sie ihr Studium einstellte, waren sehr frustriert und enttäuscht. Vorwiegend der Vater stellte sie ein Leben lang zur Rede, daß er ihr sein ganzes Geld »hineingeschoben hätte« und sie nicht aktiv wurde, sie ihn um sein Leben brachte.

Die Ehe hielt nicht lange, da sich der Gatte eine jüngere Frau suchte, so daß sie den Rest des Lebens allein blieb. Sie war froh darüber, denn sie war ein Leben lang krank (was kränkt, macht krank). Immer wieder durchzogen ihre Lebensgeschichte Aufenthalte in diversen Kliniken und Facheinrichtungen.

Bei der Schilderung der Biographie fiel ihre vegetative Reaktion auf. Sie wurde immer unruhig, schweißig, berichtet schon nach einer Stunde, daß sie zu müde, zu schlaff, zu erschöpft sei, um weiterreden zu können.

Impulse
Frau P. hatte ihr Lebensziel anscheinend nicht erreicht und stand unter großem Leidensdruck (Enttäuschung des Vaters). Ihr Leidensdruck, ihr schlechtes Gewissen chronifizierte. Auch die Medizin tat ihr übriges und führte einen prinzipiell psychischen Fall zur Somatisierung. Patientin ließ von Laxantia bis Drastika, von Probela baratomie bis Gallenblasenentfernung alles über sich »ergehen«, ohne eine deutliche Verbesserung ihres psychischen Zustandsbildes zu erreichen.

Wir installierten für die Klientin erreichbare Ziele, gingen auf die angegebene Obstipation nicht ein und gaben ihr Sicherheit durch einen befehlsmäßigen Ton. Den Leidensdruck linderten wir mit Gesprächen aus dem Formenkreis der Logotherapie.

Ärztliche Diagonose
Leichte Unterbegabung, unselbständige Persönlichkeit, präsenile Demenz

Status auf der Station
Frau B. wirkt auf der Abteilung, auf der wir sie besuchen, depressiv, ratlos und kann sich zu nichts entschließen. Frau B. wurde über die Art unserer Hilfestellung unterrichtet. Diese lehnt sie ab. Sie meint, daß ihr eine ordentliche Hilfe zustehe, die ihr Geld gibt, die Wohnung reinigt und sie versorgt.

Neuerlicher Kontakt: Heute wurde ihr im Erwachsenen-Ich klargemacht, daß sie einen Ausgang zu machen hätte, da sie klinisch gesund sei und sowieso mit oder ohne uns entlassen werde.

Diesen Befehlston (autoritär, aber nicht totalitär) akzeptiert die Klientin und teilt uns mit, daß sie sich auf den Ausgang in die Wohnung freue.

Während eines weiteren Gesprächs auf banaler Ebene fiel auf, daß sie wie ein pubertierendes Kind zwischen Fordern und einer naiv-ambivalenten Haltung hin und her springt. Auch die Fehleinschätzungen der Realität und die doch sehr stark hysterieformen Züge kommen zum Tragen, so daß man sich einer, sich selbst suchenden Fünfzehnjährigen gegenübersieht. Das mobile Erscheinungsbild läßt keinen Schluß auf eine depressive oder gar suizidale Einengung zu.

Differentialdiagnostischer Ausgang
Frau B. war in der Lage, sich in ihrem Haushalt ohne Probleme zurechtzufinden. Sie war aktiv, freudig erregt und voll des Mutes sowie unternehmungsfähig.

Nach einem Aufenthalt in der Wohnung wurde Frau B. wieder auf die Station gebracht. Es folgte eine »Durststrecke« für alle Beteiligten, bei der Frau B. zwischen Nach-Hause-gehen-wollen und Rückzugstendenzen schwankte. Erst ein robuster, männlicher Pfleger, der ihr sagte, wo es lang ginge, konnte die Phase unterbrechen und neuerliche Trainings im Alltagsbereich fortführen.

Biographie
Die ersten Lebensjahre wurden vollkommen verdrängt oder vergessen. Wir konnten nicht einmal vermuten, welches dramatische Schicksal, das sich wahrscheinlich auf sexuellem Gebiet abspielte, ihr weiteres Leben prägte. Fest steht, daß Frau B. erst mit vierzig Jahren eine Heirat einging. Aus dieser Ehe hat sie einen Sohn.

Beide, Sohn und Gatte, verabschiedeten sich sehr rasch von der Klientin, wobei es auch hier die unterschiedlichsten Meinungen gibt, wer wen und aus welchem Grund verlassen hat.

Frau B. dekompensierte spontan, indem sie alle verbalen Kommunikationen einstellte und sich der non-verbalen Kommunikation zuwandte. Eine nochmalige Verschlechterung in ihrem Leben trat ein (Auslösungsgrund fraglich), in der sie sich völlig fallen ließ und die betreuungswürdige Kranke zu spielen begann.

Impulse

Fest steht, daß bei diesem Menschen aus der Prägung heraus die *Soziale Uhr* falsch geht. Sie befindet sich noch in der Pubertät und läßt uns dies mit einem typischen Verhalten spüren. Sie begibt sich plötzlich ins »Out« und wird introvertiert, hysterieform verstimmt.

Durch die strenge Vaterrolle, die wir übernommen haben, konnten wir wenigstens erreichen, daß die Klientin täglich zum Psychosozialen Dienst geht, wobei dieser mit seinen anderen Möglichkeiten die weitere psychologische Aufbauarbeit übernahm.

Ob eine Soziale Uhr, die falsch geht, jemals richtig gehen kann, ist für mich fraglich.

Ärztliche Diagnose
Senile Abschwächung, Exogene Depression?

Status auf Station
Ist auf der Abteilung nach einer akuten Einweisung wegen exogener Depression, psychomotorisch mobil und aktiv. Sie konfabuliert (da sie sich in der Realität schwer zurechtfindet) und befiehlt sofort die ganze Abteilung – Leibschüssel rein, Leibschüssel raus, Wasser, Tee, es ist mir warm, es ist mir kalt.

Die Nachgiebigkeit unserer Pflegepersonen, anscheinend ausgelöst durch die überdurchschnittliche Umgangssprache unserer Klientin, verstärkt dieses Benehmen.

Um eine Hospitalisierung zu verhindern, fand spontan nach einem zweitägigen Aufenthalt ein

Differentialdiagnostischer Ausgang
statt. Auch bei diesem benahm sich unsere Klientin sehr überheblich gegenüber der ihr zugeteilten, eher einfachen, mit nicht viel Allgemeinbildung ausgestatteten Schwester. Im Hausmilieu ist ebenfalls sofort erkennbar, daß unsere Klientin die »Chefin« ist, sie beginnt sofort im barschen Ton mit den Nachbarn zu kommunizieren, besser gesagt zu befehlen.

Gleich nach Betreten der Wohnung wird der (verstorbene) Hund vermißt, die Schwester in den Konsum geschickt. Ein biographisches Gespräch war von seiten der Erstbesetzung nicht zu erreichen. Erst der später installierte Übergangspfleger konnte biographische Daten ermitteln.

Biographie

Frau G. wurde in Wien geboren. Ihre Eltern waren für die damalige Zeit eher wohlhabend. Sie hatte, laut eigenen Angaben, schon als Kind (Einzelkind) immer Umgang mit sehr gebildeten und im Rang eher gehobenen Leuten. Sie erlernte nach der Schulzeit das Schneiderhandwerk und machte sich im vierten Bezirk mit einem eigenen Modesalon selbständig.

1930 lernte sie ihren Mann kennen, einen Musiker, der beim Zirkus »Krone« beschäftigt war. 1932 heiratete sie ihn. Ihre Ehe blieb aber leider (laut eigenen Angaben) kinderlos.

Die beiden Weltkriege verbrachte sie in Wien, und dank ihrer wohlhabenden Eltern ging es ihr recht gut. 1962 starb ihr Mann. Seither lebt sie alleine. Sie hat keine Verwandten mehr. Sie besaß nur einen Hund. Sie gibt zu, ihr ganzes Leben eine Tiernärrin gewesen zu sein, daher ging ihr der Tod des Hundes besonders nahe. Dies war auch der Grund der Einlieferung ins Psychiatrische Krankenhaus.

Eine mögliche Diagnose wäre: Biographische Hackordnung eines Allmachtsgefühls, mit Verlustigkeit der eher harten Realität, die zu einem Schaden des Ich-Gefühls führten.

Kindermädchen	das ihre Wünsche erfüllt,
reiche Eltern	Wünsche werden erfüllt (Verstärker)
schwacher Mann	das gleiche
kennt einige Bildungswerte	Chef in der Straßenkinderszene
bekommt Hund, der folgt	Verstärker – ich bin der Chef
helfende, nachgiebige Schwester	Verstärker

Alle Menschen, die sie im Leben traf, verstärkten den Glauben unserer Klientin, daß sie »allmächtig« sei.

Impulse

Frau G. hatte es ein Leben lang nicht nötig, ihr Kindheits-Ich gegen ein Erwachsenen-Ich zu tauschen. Durch die Verstärker aus ihrer Biographie erlangt sie nie eine Wirklichkeitserkenntnis. Die kleinste Veränderung wirft sie aus der Bahn und sie dekompensiert cerebral.

Der erste Versuch, Frau G. von ihrer Einwegkommunikation mit einem Hund umzufunktionieren, scheiterte, da unsere Schwester ein eher einfacher Typ ist, der von der Klientin aus der Wohnung gewiesen wurde. Die Schwester sollte die Wünsche unserer Klientin als Bedienerin erfüllen. Da sie dies nicht tat (sie ist ja Therapeutin), sie aber der Klientin durch ein anderes Auftreten nicht beweisen konnte, daß die Klientin die unterlegene ist, war das therapeutische Konzept zum Scheitern verurteilt.

Wir führten einen Personalwechsel auf einen männlichen Pfleger durch, der eine Krawatte tragend, die Wohnung betreten durfte. Auch dieser konnte zwar die Anerkennung der Wirklichkeit (Unlustprinzip) nicht erreichen, verschaffte ihr aber neuerlich einen Hund und eine Frau »Anni«, so daß die Grundbedürfnisse unserer schon immer verwöhnten Klientin wieder zum Tragen kommen.

Ärztliche Diagnose
Reaktive Depression, Selbstmordversuch

Status auf der Station
Patientin auf der Abteilung die ersten Tage depressiv verstimmt, zieht sich zurück, ist lärmempfindlich und flüchtet vor anderen Menschen. Sie zeigt über einige Tage ein Losigkeitssyndrom (siehe BÖHM 1988).

Somatisch dem Alter entsprechender Befund. Außenanamnestisch konnte erhoben werden, daß sie Medikamentenmißbrauch schon seit langem betreibt.

Unter antidepressiver Therapie besserte sich das Zustandsbild rasch. Sie wurde psychomotorisch aktiv und sogar gesprächig. Sie hält sich auch an die Vereinbarung, die Medikamente zu nehmen und entwickelte Interesse für die Ergotherapie.

Differentialdiagnostischer Ausgang
Beim ersten Diff. Ausgang freut sich die Patientin, wieder in ihre Wohnung zu gelangen. Freut sich auf die, wie sie sagt, sichere Umgebung. Sie benimmt sich psychisch und physisch unauffällig, eine Überforderung konnte nicht festgestellt werden.

Biographie
Vater stammt aus einer Offiziersfamilie und führte im Sinne des Wortes ein strenges Regiment. Er zeigte einen hohen Bildungsstandard, wurde aber trotzdem alkoholabhängig und brachte die Familie in Schwierigkeiten. Er starb an Lungenkrebs. Mutter kommt aus ärmlichen Verhältnissen und wurde als Mädchen für alles verwendet. Es war also nicht sinnvoll, Mädchen oder Frau zu sein.

66

Mit dreieinhalb Jahren hatte sie die ersten Selbstmord-Ideen, da sie in ein Kloster geschickt wurde und über diesen Zustand unglücklich war. In etwa der gleiche Vorgang wiederholte sich, als sie sieben war. Sie wurde auf Erholung in ein Kinderheim gebracht. Da fiel ihr auf, daß ihre Eltern nur zu den Besuchszeiten kamen. Alle anderen Heimkinder bekamen öfter Besuch.

Auf die ältere Schwester war sie schon immer eifersüchtig. Die studierte Musik, Bühnenauftritte und Erfolge auf allen Linien, wobei unsere Klientin links liegengelassen wurde.

Die Volks- und Mittelschule schloß sie mit Vorzug ab. Der bald geheiratete Gatte war zwar (meint sie) nicht die große Liebe, aber ein braver, arbeitsamer Mensch. Unsere Klientin konnte ihr Nachholbedürfnis nach Anerkennung und Liebe stillen. Es ging sogar so weit, daß sie auch das Nachholbedürfnis nach sozialem Ansehen bessern konnte, da sie ein Geschäft eröffnete. Der plötzliche Tod des Gatten beraubte sie aller Sublimierungsmöglichkeiten.

Impulse

Als Auslösungsmoment ihrer theatralischen, eher hysterieformen Reaktionen kann man den Verlust des Bezugsobjektes (Gatte) betrachten. Ab sofort reagierte die Klientin mit Schlaflosigkeit und Unruhe, die durch einen praktischen Arzt mittels Schlafmittel (schon vor vielen Jahren) behandelt wurde. Die Folge war, daß zu ihren ursprünglichen noch das Symptom des Medikamentenabusus hinzukam. Auf den Übergangspfleger reagierte die Klientin mit einer Übertragung, da als Impuls eigentlich eine Verwöhnungspflege stattfand. Der Pfleger schenkte ihr Zuwendung und Anerkennung, befriedigte also ihre Grundbedürfnisse.

Aufgrund ihrer Biographie (Strenge gewöhnt, starke Über-Ich-Normen geprägt) versuchten wir, mit einem zweiten Pfleger, ein Belastungstraining durchzuführen, um einen Ich-Zustand zu erreichen. Der Klientin sollte die Möglichkeit genommen werden, in Selbstmord-Versuche flüchten zu können, sich der Realität zu entziehen. Training auf eine gewisse Unlustbejahung wurde durchgeführt.

Interessant ist, daß sich die Klientin später mehr auf den re-aktivierenden (barsch reagierenden) Pfleger fixierte und den auf Zuwendung ausgerichteten verdrängte. Anscheinend hat der barsche Pfleger in der Übertragung die Kraft des Vaters in sich und somit wesentlich mehr Erfolg bei der Suggestion.

Ärztliche Diagnose
Ärztliche Intervention:
In der Wohnung der Klientin treffen sich ein praktischer Arzt, eine mobile Schwester und die zuständige Heimhilfe. Alle versuchen verzweifelt, die Klientin davon zu überzeugen, daß sie sich wegen der Wohnungsverwahrlosung und der Ulcera (Geschwüre) an den Beinen sofort einer Behandlung unterziehen müsse.

Status
Es handelt sich tatsächlich um eine total verwahrloste Wohnung, um Ulcerationen an beiden Beinen, und trotzdem verweigert die Klientin die Behandlung und Sanierung des sanitären Übelstandes.

Eine besondere Kritiklosigkeit oder Uneinsichtigkeit kann aber nicht festgestellt werden. Sie meint halt, daß die Wohnung und die Beine ihr Eigentum wären und sie damit machen könne, was sie will.

Impulse
Der etwas größere männliche Pfleger ergreift das Wort und sagt zu Frau S.: »Frau S., Sie haben zwei Möglichkeiten. Erstens, Sie lassen sich behandeln und wir sanieren die Wohnung, oder zweitens, Sie lassen sich nicht behandeln und wir nehmen Sie sofort mit in die Psychiatrie.«

Die Patientin zieht ohne Worte die Strümpfe aus, läßt sich die Ulcera versorgen und die Wohnung nach einer Woche sanieren (Teilsanierung).

Biographie
Alte Frauen (heute) sind dahin geprägt, daß der »Mann« das Sagen hat. Derjenige, der das Geld nach Hause bringt, schafft an. Es ist daher nur gut und billig, daß der männliche (meist ältere) Pfleger bessere therapeutische Änderungschancen besitzt.

Die Betagten sind geprägt, deutliche, klare Anordnungen zu bekommen. Anordnungen und Richtlinien geben Sicherheit.

Gerade bei demenziell veränderten Personen sind kräftige Stimuli erforderlich (Affektabschwächung).

Re-Aktivierung und Re-Vitalisierung

Pflegediagnose

Bei Klienten, die sich in der Rückzugsphase befinden (vgl. auch Böhm, Verwirrt nicht die Verwirrten), gilt es, eine Differentialdiagnose zwischen Lebenstrieb und Todestrieb zu erstellen.

Es ist nicht sinnvoll, daß wir moribunde Patienten nur mit passiven Bewegungsübungen oder Luftkissen-Lagerung somatisch betreuen. Die passive und aktive physikalische Therapie setzt eine gute Kooperation des Patienten, sowie einen verbesserungsfähigen instabilen Zustand voraus. Beide sind für moribunde Betagte eine Belastung, die sie kaum ertragen. Vielmehr ist gerade in diesem Stadium die Seele zu beachten.

Da es sich bei unseren Klienten um Betagte handelt, »also jene Menschen, die ihr Leben gelebt haben«, ist als Grundmaßnahme das Augenmerk auf die individuelle Biographie zu richten, sie ergibt ein gutes Feedback für die Reizanflutung und die Differentialdiagnose. Die Form der Impulse (Pflegemaßnahmen) sollte allerdings mit dem Arzt abgesprochen werden, um eine Überforderung so weit wie möglich zu vermeiden (Restenergie-Erhebung).

Wir müssen daran denken, daß auch bei einem moribunden Patienten Gefühle wie Angst, Lust, Unlust, Aggression etc. aufreten, das heißt, daß wir es mit einem vollkommen normal funktionierenden Menschen zu tun haben, auch dann, wenn er »komatös« erscheint.

Es soll vorweg betont werden, daß bei Patienten, bei denen durch die Reizanflutung der Retikularformation nicht einmal ein »Wetterleuchten in der Physiognomie« erhebbar ist, alle grundpflegerischen Maßnahmen durchgeführt werden sollen, die einem Sterbenden das »Leben« erleichtern, denn auch der Prozeß des Sterbens gehört zum Leben!

Grundsatz: So lange man noch nicht tot ist, lebt man. Es steht fest, daß im Sterbenden oft mehr Leben ist als im normal Dahinlebenden. Frankl (1979) sagt, daß im Vorgang des Sterbens (oder gerade dort) mit heroischen Taten von seiten des Patienten zu rechnen ist, wobei wir diesen vermuteten heroischen Taten nur den Anstoß geben können. Durchführen muß sie der Patient selbst.

Wir verwenden als Animationsreize bei Patienten in der Rückzugsphase, also bei jenen Menschen, die langsam aufhören zu leben, sich langsam von der Umgebung absetzen, sich zurückziehen, zur Diagnose (ob Reaktivierung sinnvoll ist) vorwiegend:
- Neugier,
- Religion,
- »das möcht' ich noch einmal erleben« Phänomene (Selbstwertgefühl)

- Nahrungstrieb,
- Sexualtrieb und
- Aggressionstrieb als Schlüsselreize.
  Die Animationsreize bei Patienten im Todestrieb sind
- intensiver Körperkontakt,
- mimische Zuwendung,
- Dias aus dem Leben (an die Decke projiziert),
- religiöse Gespräche,
- das Kopf an Kopf reden (Vibrationsempfinden).

Auch bei sterbenden Patienten finde ich, daß der seelische Moment in der Betagtenpflege vordergründig sein soll. Das Nur-Somatisieren (Dekubituspflege etc.) wird wohl kaum einem Menschen in biosozialer Sicht das Leben retten.

Reizanflutung

Beim Stufenplan einer Reizanflutung, ohne Berücksichtigung, ob ein Klient im Heim/Spital bleiben muß und aus welchem Grund, geht es vorrangig immer darum, aus einem Liegenden einen Sitzenden, aus einem Sitzenden einen Gehenden zu machen. Und dieser Weg kann nur über die Psyche des Betroffenen erfolgen.

Bei verschiedenen nun folgenden Beispielen werden Sie vielleicht fragen, ob denn nicht die Dosis – die Gesprächsführungsart, mit der wir mit unserem Klienten umgehen – nicht bei weitem eine »menschliche« Gesprächsführung verläßt?

Nun, auch ich habe mir des öfteren diese Frage gestellt und in diversen Fachbüchern Ausschau gehalten, so daß ich schließlich und endlich mit den Begriffen wie Reizschwelle, Affektinkontinenz, Affektabschwächung und der transaktionsanalytischen Gesprächsführung auf folgenden Nenner gekommen bin. In einigen Büchern der physiologischen Psychologie kann man lesen, daß jeder Mensch eine für ihn *typische eigene Reizschwelle*, zum Beispiel für somatische Reize besitzt. Ja, es soll sogar einen Unterschied der Reizschwelle für Männer und Frauen geben.

Im Senium können, bedingt wahrscheinlich durch Abstumpfung, Affektabschwächung und Ich-Abschwächung, verschiedene Reize nicht mehr an die Seele des Menschen herankommen.

Mit anderen Worten, je demenziell abgebauter ein Mensch ist, desto höher muß die Stimulation sein. Die richtige Dosis ist natürlich zwischen Überforderung und Unterforderung zu finden und auf jeden Menschen wieder subjektiv zugeschnitten.

Die subjektiven Wertmaßstäbe bei der Aktivierung, sind anhand der lebensgeschichtlichen Entwicklung eines jeden vorbestimmbar. So kann man eine Grobunterteilung zwischen sympathikoton und parasympathikoton gesteuerten Menschen unterscheiden und den Schluß ziehen, daß »Lebenskämpfer« eine hohe Dosis, »Lebenskrämpfler« nur eine geringe Dosis an Animationsprogrammen durchhalten.

Sympathikoton gesteuerte Menschen waren zumeist ein Leben lang mit einer hohen Freiheitsliebe, mehr Risikofreude und hohem Aktivitätspotential ausgestattet. Man findet sie als ehemalige Bergsteiger, Sportler, Manager etc.

Parasympathikoton Gesteuerte sind hingegen eher Angsthasen, Wohnungsneurotiker, sichere Angestellte, Stubenhocker und finden sich bei den Briefmarkensammlern, nicht Geschiedenen, jenen, die mit fünfzig Lebensjahren schon mal Probewohnen in ein Pensionistenheim gehen.

Das heißt, daß selbst für die Reizanflutungsdosis vorerst eine individuelle Pflegebiographie zu erheben ist. Keinesfalls außer acht gelassen wird der tatsächliche somatische Rückzug.

Doch schließt der somatische Rückzug eine seelische Aktivierung nicht aus, sondern *ein*.

Parasympathikotone Typen	*Sympathikotone Typen*
Rückzugsphase	Aktivitätsphase
»Nichts gewagt, heißt nichts verloren«	»Nichts gewagt, heißt nichts gewonnen«
Umwelt ist bedrohend	Umwelt ist erforderlich

Entwicklung

Frühentwicklung Säugling:	Entwicklung Kleinkind:
nach innen gerichtete Kommunikation	nach außen gerichtete Kommunikation
von Eltern erlernt	von Eltern erlernt
Liebe; Belohnung; Schutz; Sicherheit	Kontakt mit der Welt, Risiko der Freiheit

Triebe
Neugier
Religion
Anlehnung
kontaktlos trotz Reiz

immer folgen – kann nichts
passieren

Märchen, Religion, Erziehung, »harte Sprache«

Wenn es in der Umwelt keinerlei Abwechslung gibt (starke Stimulie), stagniert der *Erkundungstrieb*.

Disengagement, Hospitalismus und Rückzugsphase, die mit einer vermehrten Müdigkeit, Schwäche und Erschöpfung einhergehen, können in ihrer Entstehungsgrundlage psychischer oder somatischer Natur sein, beispielsweise auch abwechselnd ausgelöst werden (Einheit von Leib und Seele).

Vor einer allgemeinen Vigilanzsteigerung (zum Beispiel Reizanflutung der Retikularformation durch Streit als Therapie) hat demnach eine kausale somatische Abklärung stattzufinden.

Nach unserer Erfahrung sollte jedoch, durch die Erhebung einer somatischen Grundstörung die vigilanzsteigernde Maßnahme nicht eingestellt werden, sondern nur vermehrt auf eine Dosisstärke der Reizanflutung (siehe Differentialdiagnostischer Ausgang und Kollaps-Überforderungssyndrom) geachtet werden.

Re-Aktivierung – Re-Vitalisierung

Wie bereits angeklungen, geht es bei der Differentialdiagnose und der Impulspflege darum zu versuchen, *unlustbetonte in lustbetonte* Befindens- und Stimmungssituationen umzuwandeln.

Einen Wandel zwischen Unlust und Lust zu bewirken, kann man schlechthin als *Motivation* bezeichnen. Jeder von uns weiß, daß man Gegenstände, die man gern lernt, lieber und ausführlicher (lustbetonter) lernt, als Gegenstände, die uns unwichtig (unlustbetont) erscheinen.

Bei der Umprägung bedienen wir uns vorwiegend der Anteile der *Thymopsyche* bei der Reizanflutung, damit es zur Umprägung kommt hingegen der *Retikularformation* und des *limbischen Systems*.

Durch die Reizanflutung aus dem Altgedächtnis (emotional besser gespeichert) können wir mit einer *dynamischen Verschiebung* und somit mit einer Reaktion der Triebe, der Befindlichkeit, des Antriebes und der Dynamik rechnen. Da die meisten Animationsprozesse über das limbische System und die Retukularformation ablaufen, muß man sich auch mit einer *hormonellen* und *vegetativen* Umstellung vertraut machen.

Dynamische Verschiebung

Durch die Reizanflutung kommt es zu einer dynamischen Expansion. Es kommt zu einer Anhebung des elan vital, verbunden mit einer positiven Tönung des Befindens (Befindenspflege). Dadurch werden positiv besetzte Elemente des Wertgefühls aktualisiert, negativ besetzte Elemente verlieren an Bedeutung.

Die Gesamtheit der Dynamik des Menschen wird als *Vitalitätsniveau* (elan vital) bezeichnet. Da dynamische und a-dynamische Menschen dies auch in ihrer Körpersprache zeigen, ist die Beachtung der *Psychomotorik* als Anhaltspunkt einer non-verbalen Diagnosemöglichkeit von großer Bedeutung.

Die Hirnrinde erbringt als recht junger Anteil
Elementarleistungen: wie die gesamte Motorik, Sensibilität und sensorische Leistungen, sowie Automatismen, die man als Werkzeugleistungen bezeichnet. In der Psycho-Geriatrie kommt diesem Areal eine große Bedeutung bei Herdausfällen (unabhängig von der Kausalität) zu.
Gedächtnisleistungen: Wahrgenommenes wird als Erinnerung gespeichert. Man unterscheidet dabei Kurzzeiterinnerungen (Merkfähigkeit), Mittelspeicher und Altzeitgedächtnis. Erst in der neuesten Literatur (FISCHER, BÖHM) wird auch von einem Tertiärgedächtnis (Alltagsgedächtnis) gesprochen. Diese Gedächtnisleistung (amnestische Leistungen) sind wohl eines der tragendsten Erscheinungsbilder.
Intelligenz als Vorstellungs-, Fantasiearbeits- und Assoziationsvermögen.

Retikuläres System

Die Formatio retikularis liegt im Hirnstamm und steht in enger Verbindung zum Thalamus. Afferente Reize werden über afferente Bahnen eben dieser Retikularformation vorgestellt und erst nach einem gewissen Selektionsmechanismus dem Großhirn zugeführt, so daß selbst die Retikularformation an Unterforderungs- und Überforderungszuständen leiden kann.

Eine Nicht-Erregung wird zur A-Dynamik, zum Hospitalismus führen; eine Überforderung zu vegetativen Erscheinungen. Das heißt für die Praxis, daß weder eine Überforderung noch eine Unterforderung zweckmäßig erscheint. Das Retikularsystem ist für den Zustand des »Bewußtseins« und für die »Orientierung« von einschlägiger Bedeutung.

Limbisches System

Das limbische System ist sehr eng mit der Retikularformation verbunden und steuert die Triebe, die Befindlichkeits- und Antriebsfunktionen sowie das vegetative Nervensystem.

Stimulierungen können somit eine Aktivierung von Affekten und Trieben (Lebenstrieben) wecken. In diesem Zusammenhang möchte ich erwähnen, daß *Reize, Stimuli* im Alter besonders stark sein müssen, da sie sonst nicht an den Mann, die Frau gelangen. Alte Menschen können eine *Affektabflachung* als biologisches Symptom aufweisen.

In der psychologischen Systematik hat sich die Unterteilung der Gesamtleistung eines Individuums in die Funktionen der Noopsyche (Gedächtnisleistung) und der Thymopsyche (Seele) als brauchbares Modell erwiesen. Es ist klar, daß bei demenziellen Patienten die pflegerische Gesprächsführung vermehrt im Anteil der *Thymopsyche* liegt.

Re-Aktivierungspflege

Re-aktivierende Pflege erscheint vorwiegend dann erforderlich, wenn die Klienten im Rückzug sind, in eine Disengagement-Situation getrieben werden (Verwandte, Pfleger, Gemeinde, Ideologie), als Reha-Leichen (hospitalisiert im Tagtraum) ihr Leben fristen, von Gehenden zu Liegenden gemacht wurden.

Meiner Meinung nach ist aktivierende Pflege bei demenziell stark abgebauten Klienten nicht möglich, da sich diese mit ihrem psychischen Leben im Alt- oder Tertiärgedächtnis befinden.

Der heute Fünfundachtzigjährige war ein Leben lang ein Lebenskämpfer, ein Mensch, der sich nie beschäftigte (Beschäftigungstherapie wird aus dem Spieltrieb abgeleitet), sondern ums Überleben kämpfte. Das heißt, nach meiner Meinung muß man Klienten zur Animation dort abholen, wo sie jetzt stehen: Im Ersten oder Zweiten Weltkrieg und in der Hungersnot und Depressionsgeschichte. Somit verwende ich den Begriff Re-Aktivierung, da ich etwas alt Gespeichertes noch mal zu wecken versuche.

Anhand der Biographie unseres Klienten erfahren wir, daß er vor vielen Jahren Dolmetscher bei den Engländern war. Er tat dies gern, da er als Knecht auf einem Bauernhof aufwuchs und niemals, ohne Krieg, die Chance gehabt hätte, der englischen Sprache mächtig zu werden. Natürlich wird dieser Klient nicht aufgefordert, aus Ton einen Aschenbecher zu erzeugen, sondern er wird ersucht, einem anderen Patienten (zum Beispiel einem Schizophrenen oder auch einer Pflegeperson) Englisch beizubringen. Dies, obwohl er desorientiert ist. Mit dieser Maßnahme holen wir ihn aus seinem Altgedächtnis ab, – überfordern ihn nicht – geben ihm aber wieder Ich-Identität und Selbstbewußtsein. Nun er ist unser Englisch-Phänomen der Abteilung.

Fallbeispiele Re-Aktivierung

Ärztliche Diagnose
Senile Demenz, Status post Pneumonie, Hepatopathie, Cardiopathie

Status auf der Station
Frau J. liegt im Bett, sieht sterbend und traurig aus. Es geht ihr noch schlechter, wenn wir das Wort an sie richten, beziehungsweise pflegerische Handlungen an ihr vornehmen wollen. Frau J. ist weinerlich verstimmt.

Da wir ein Wundliegen und eine Spitzfußbildung verhindern wollen, beschäftigt sich der Bewegungstherapeut mit passiver Bewegung mit ihr, bei der sie kaum mitmacht. Sie läßt sich fallen und gehen. Sie zieht sich aus dem Leben zurück, in dem sie nicht spricht, keine Antworten gibt, sich zur Seite dreht, wenn eine Schwester kommt.

Impulse
Aus der Biographieforschung wissen wir, daß jeder Mensch neugierig ist. Wir erzählen Frau J., daß in ihrer Wohnung derzeit ihr Neffe wohne und ob sie nicht noch einmal nach ihrem Besitz schauen möchte. Dieser Reizsatz genügte, um Frau J. wieder auf die Beine zu bringen. Erst jetzt hat die passive und aktive Bewegungsübung einen Sinn, denn sie »lebt«.

Ärztliche Diagnose
Arteriosklerose (Alzheimer), Status post Pulmonalembolie, Dekupitalgeschwüre nach Interner Station, Soorbildungen im Mund

Status auf der Station
Frau M. stellt die Nahrungsaufnahme ein, läßt sich trockenlegen, obwohl sie aufstehen könnte, und zeigt eine allgemeine Sprachverarmung.

Biographie
Frau M. war immer eine sparsame bis geizige Frau, die sich nie etwas für sich geleistet hat.

Impulse:
Wir fragten Frau M., was sie denn noch einmal erleben möchte. Sie wollte einen Ausflug auf die Rax machen, da sie dort vor vierzig Jahren ihren Gatten kennenlernte. Wir sagten ihr, sie lebt, in dem sie äußert, »daß möchte ich noch einmal erleben«. Da muß sie eben gehen können, stehen können, muß sie Stiegen steigen können, wenn sie auf die Rax will.

Ärztliche Diagnose
Moribundes Zustandsbild, nach Infarkt Herzrhythmusstörungen, Lungen-
ödem

Status auf der Station
Herr K. verzichtet auf das Leben, da er taub ist, seinen Hörapparat legt er
neben sich und dreht die Kommunikation mit der Umwelt ab. Obgleich uns
die Ärzte bestätigten, daß es ihm nicht so schlecht gehe und mit dem Tod auf
keinen Fall zu rechnen sei, bewegt er sich nicht.

Biographie
Aufgrund seiner Biographie haben wir erfahren, daß Herr K. ein sehr guter
und ausdauernder Bergsteiger war. Er hatte einige Ersttouren unternommen,
wobei er 1940 am Dachstein abgestürzt ist. Dieser Sturz brachte mit sich, daß
er vorsichtiger und umsichtiger wurde, bei jedem Einstieg Angst entwik-
kelte. Doch ein richtiger Bergsteiger überwindet diese Angst.

Impulse:
Wir projezierten Berg-Diapositive an die Zimmerdecke. Am dritten Tag der
Berg-Vorführung saß Herr K. im Bett, nach einer Woche konnte ein Aus-
gang in die Wohnung erfolgen.

Ärztliche Diagnose
Keine besonderen somatischen Befunde, Arteriosklerose (Alzheimer)

Status auf der Station
Patient spricht mit uns im Tagraum nur mehr mit Ja- und Nein-Antworten.
In seltenen Fällen benutzt er Worte wie hätte, wäre, würde. Also jene Worte,
die für eine Rückzugstendenz sprechen.

Biographie
Obwohl Patient sonst sehr viel von Sexualität sprach und in seiner euphori-
schen Demenz auch die Krankenschwestern und Mitpatientinnen tyranni-
siert, kommt nichts über seine Lippen.

Impulse
Wir legten ihm einen »Playboy« in seine unmittelbare Umgebung und warte-
ten, was passieren würde. Er holte sich, anscheinend unter großer Anstren-
gung, die Zigarette (die wir auf einen anderen Tisch legten – er rauchte viel)

und den »Playboy«. Nach einer halben Stunde konnten wir ein Aufflackern seiner Lebensgeister wahrnehmen. Patient hat wieder einmal Todestrieb mit Sexualtrieb (Fantasie als Ersatzhandlung) getauscht. Er lebt nun das vierte Jahr auf unserer Station ohne wesentlichen Rückfall.

Es ist dies, glaube ich, ein typischer Fall, wo Rückzugstendenzen mit einem Gegenmittel bekämpft werden konnten.

Ärztliche Diagnose
Alzheimer, Cardiale Dekompensation, Lungenemphysem, Chronische Coxarthrose, Pulmonale Stauung

Status auf der Station
Der Patient ist bettlägerig. Ein Ausspeisen ist, bedingt durch Auftreten eines komatösen Zustandsbildes, leider nicht möglich. Dekubitusentwicklung an beiden Fersen und über dem rechten Nattes.

Biographie
Er betreibt teilweise Urkommunikation mit sich selbst, indem er Stuhl schmiert und sich zwischendurch – wenn er bei Bewußtsein ist – dauernd auszieht.

Impulse
Kopf an Kopf sprechen, Vibrationskommunikation geben, Hände halten, in der Nähe sein. Seelsorgerische Maßnahmen durchführen (oder lassen).

Ich möchte nicht unerwähnt lassen, daß dieser Klient trotz dieser Maßnahmen gestorben ist – aber vielleicht nicht alleine und demnach friedlicher. Ein sterbender Patient ist ein Intensivpatient im Sinne der pflegerischen Seelsorge.

Ärztliche Diagnose
Senile Demenz, Cardiopathie, Depression im Senium

Status auf der Station
Frau M. ist seit einigen Tagen typisch psychomotorisch verlangsamt, pflegt sich kaum und sitzt nur mehr in einer Ecke im Tagraum. Die Umgebung nimmt sie nicht wahr. Sie zeigt eine suizidale Einengung im Sinne eines Losigkeitssyndroms (lustlos, appetitlos, stuhllos, antriebslos).

Impulse
Da Frau M., wie wir außenanamnestisch feststellen konnten, ein Leben lang eine sehr bigotte Frau war, versuchten wir unser Glück mit dem Pfarrer.

Wir ersuchten den Pfarrer, mit ihr zu reden. Daß der liebe Gott den Selbstmord nicht dulde, daß der liebe Gott den Menschen das Leben nimmt, wann er es für richtig hält und daß der liebe Gott meint, Pflichterfüllung und Leistung gehören eben zum täglichen Leben.

Diese Lektion genügte, um Frau M. Leben einzuhauchen. Frau M. geht wieder täglich in die Kirche, ist aktiv und weist kein Losigkeitssyndrom auf.

Ärztliche Diagnose
Alzheimer, Mama Ca, Uterus Ca, Pulmonale Methastasen?

Status auf der Station
Die Patientin ist eher hypomanisch. Benimmt sich lustig bis auffällig und jagt über die Spitalsgänge. Ihre Selbsteinschätzung bezüglich der Gesundheit ist, daß es ihr gut gehe. Demnach ist die subjektive Lebenserwartung hoch und dementsprechend benimmt sie sich auch.

Nachdem der Arzt mit ihr über ihren objektiven Gesundheitszustand gesprochen hat, ist eine typische Rückzugstendenz zu bemerken. Sie bereitet sich – aufgrund dieser Mitteilung – auf das Sterben vor. Ihre positive Selbsteinschätzung wurde zur negativen Fremdeinschätzung.

Biographie / Impulse
Wir redeten mit ihr über ihr erfülltes Leben, dies ist die beste Voraussetzung zum Weiterleben. Wir gaben ihr durch einen Ausgang in die Wohnung wieder Feedbacks auf dieses erfüllte Leben. Ansichtskarten, Dokumente, Schulzeugnisse brachten wieder Selbstsicherheit und *positives* Selbsterleben.

Nach zwei Wochen schätzte sie ihren subjektiven Gesundheitszustand wieder besser ein und lebt noch heute.

Ärztliche Diagnose
Pneumonie, Alzheimer, Hypertonie, Thrombose linkes Bein

Status auf der Station
Frau K. hält seit einiger Zeit Bettruhe, da ihr dies wegen ihrer Thrombose vom Internisten empfohlen wurde. In nur wenigen Tagen wurde aus dieser lebenslustigen Frau eine inaktive, introvertierte Person.

Biographie
Wir haben eruiert, daß Frau K. sehr pflichtbewußt, streng gläubig, pünktlich, zuverlässig, arbeitsam, usw. erzogen wurde.

Impulse
Wir teilten ihr mit, daß ihre Wohnung schön langsam verschmutzen würde und ob wir nicht einen städtischen Reinigungsdienst zur Aufrechterhaltung ihres Eigentums hinschicken sollten.

Dieses Feedback genügte. Am nächsten Tag »sprang« Frau K. förmlich aus dem Bett und teilte uns bei der Visite folgendes (ich zitiere wörtlich) mit:

»Ich kann mir nicht leisten, eine »Alte« zu spielen. Ich habe Verantwortungsgefühl meinen Verwandten gegenüber und möchte diese nicht durch meine Erkrankung bedingt erpressen!«

Ärztliche Diagnose
Alzheimer, Dauerkatheter, schlechter Allgemeinzustand

Status auf der Station
Auf der Station erscheint ein eher ungepflegter, unrasierter Mann, der wechselnde Laune hat. Die Schwestern der Station beschweren sich über den Egoismus des Patienten gegen sie und andere auf der Station. Er paßt nicht ins Bild. Herr S. ist Katheterträger mit Restharnbildung, läßt sich aber nicht operieren. Er wehrt sich gegen sämtliche Manipulationen. Da es keine vitale Indikation gab, wurde uns der Patient von der Urologie als *kritiklos* und *uneinsichtig* übergeben.

Differentialdiagnostischer Ausgang
Herr S. ist während der Fahrt äußerst gesprächig. Um seine amnestischen Leistungen zu überprüfen, aber trotzdem Zeit zu sparen, fahren wir in die Nähe seines Wohnbereiches mit dem PKW, den Rest der Strecke mit der

Straßenbahn, um Orientierungs- und Straßenkonzentration zu klären (eine häufig verwendete Mischform, um beide Anteile zu befriedigen).

In der Wohnumgebung ist der Klient orientiert, aber eher unfreundlich zu bezeichnen. Dies bestätigen auch die Geschäftsleute in seiner näheren Umgebung. Beim Mittagsbesuch im Stammgasthaus führten wir ein kurzes Gespräch mit dem Wirt, um diesem klarzumachen, daß er ihm nur ein Viertel Wein zu Mittag geben soll (Sozialgerontologie soll ja auch darin bestehen, die Umgebung zu integrieren). Er ist weiterhin ungepflegt, wie auch seine Wohnung. Die Schwester fordert ihn auf, mit einer Dame anders umzugehen, sich herzurichten, da sie sonst die Betreuung aufgeben müsse. Sie sei nicht gewohnt, mit solchen »Schmierfinken« durch die Stadt zu gehen (übrigens nehmen sich dies fast alle Männer zu Herzen).

Bei nächster Gelegenheit wurde eine Zeitung gekauft, um die alltäglichen Informationen und die Zeit besser verarbeiten zu können (Datumstraining).

Bei einem dieser Trainings fiel auf, daß der Klient Schwierigkeiten beim Gehen hat. Die Schwester forderte ihn auf, die Unterwäsche zu wechseln. Dabei fiel eine akute Phimose auf, die durch die Urologie und Nachbehandlung in den Griff bekommen wurde. Einige Katheterspülungen wurden durchgeführt. Nach mehreren Kontrollen in der Urologie konnte festgestellt werden, daß der Katheter (zumindest vorübergehend) weggelassen werden kann.

Biographie

Versuch einer Lebensdarstellung eines einundachtzigjährigen Klienten, der zwei Weltkriege, Arbeitslosigkeit und Armut mitgemacht hat. Herr S. verlor in den Kriegswirren sehr früh seine Eltern. Bereits mit dreizehn Jahren war er gezwungen, sein Leben selbst in die Hand zu nehmen, was ihn für den Rest seines Lebens stark prägte und ihm ein richtiges Familienleben (Gattin und Kinder) versagte (Aussage des Klienten). Mit fünfzehn Jahren begann er als Brenner in einer Ziegelfabrik. Für enormen Kraftaufwand bekam man sehr schlecht bezahlt – an Familiengründung war nicht zu denken. Mit den Jahren des Alleinseins wurde der Charakterzug Egoismus stark ausgeprägt. Bis zu seinem siebenundsechzigsten Geburtstag lebte er in bescheidenen Verhältnissen in einer Gemeindewohnung.

Nach einem der sehr seltenen Gasthausbesuche lernte er eine fast gleichaltrige verwitwete Frau kennen und zog nach näherer Bekanntschaft bei ihr ein. Es gab häufig Streitigkeiten, aber beide wollten nicht mehr allein sein. Nur deshalb wurden immer wieder Kompromisse geschlossen. Meinungsverschiedenheiten kamen deswegen zustande, weil immer einer den anderen »bemuttern« oder das Kommando im Haushalt übernehmen wollte.

Beide lebten viel zu lange allein, um auf den anderen wirklich Rücksicht nehmen zu wollen (Erzählung des Genannten).

Auch heute, wo Herr S. wieder alleine lebt, ist es eine Qual für ihn, von der Haushilfe und Nachbarin ein wenig abhängig zu sein.

Er fühlt sich kontrolliert, beobachtet und hat Angst, in ein Heim zu kommen, wenn er sich nicht fügt. Er hat im Leben nie jemanden gebraucht, jetzt muß er jemanden »brauchen«.

Er kann und will sich mit der jetzigen Situation nicht abfinden, aber welche Wahl hat man schon, wenn man alt und verbraucht ist?

So fragt mich mein Klient, eine Antwort weiß auch ich nicht.

Fallbeispiele Re-Vitalisierung

Ärztliche Diagnose
Verwirrtheitszustand bei seniler Demenz, Diabetes mellitus

Status auf der Station
Kontaktaufnahme auf fremder Station: Wir finden eine deutlich konzentrationsgestörte, jedoch freundlich und einsichtig wirkende Klientin vor, die am ganzen Körper mit Hämatomen übersät ist.

Sie drängt nicht nach Hause, spricht von einem Pensionistenheim oder ähnlichem. Um die Wohnung in Ordnung zu bringen, arrangieren wir einen

Differentialdiagnostischen Ausgang.
Bei der Ausfahrt wirkt unsere Klientin antriebslos. In ihrem Gebiet ist sie gut orientiert, wird gesprächig, erzählt von früher und redet im Stiegenhaus sofort mit den Hausparteien. Ein Überforderungssyndrom konnte nicht eruiert werden. Allerdings fiel auf, daß sie bei den Gesprächen eine allgemein übliche Putzsprache verwendet, ohne mit Gefühl dabei zu sein. Frau R. wirkt scheinfreundlich und verwendet abgedroschene Redewendungen.

Zweiter Ausgang: Da wir es nicht schafften, die Dokumente in der sonst ordentlichen Wohnung in Ordnung zu bringen (Absicht), mußten wir einen nochmaligen Ausgang (zur Gewöhnung) unternehmen. Dabei wurden wieder Dokumente geordnet, Fotos aus dem Leben betrachtet und Gespräche geführt. Wie schön es doch sei, eine eigene Wohnung zu haben. Auch beim Zweitausgang ist die Klientin freundlich, aber uns gegenüber »kalt«.

Dritter Ausgang: Die Klientin hat sich daran gewöhnt, sich von uns durch die Gegend führen zu lassen und beschließt, mit heutigem Tag in der Wohnung zu bleiben. Ausreden, daß sie zu bestimmten Handlungen zu »schwach sei«, wurden von uns nicht zur Kenntnis genommen.

Biographie
Frau R. wurde in Wien geboren. Wächst in behütetem Elternhaus mit ihrem Bruder (den sie im Zweiten Weltkrieg verlor) auf. Sie arbeitet im Geschäft ihres Vaters, das sie später übernahm (Drogerie und Bürstenerzeugung). Frau R. bleibt ledig und lebte nur für ihr Geschäft. Sie nimmt zwar an kulturellen Veranstaltungen teil, liest sehr gern, lebte aber seit dem Tod des Vaters eher zurückgezogen.

Anteilnahme, Zuwendung, Wärme, diese Gefühle sind es aber, die die Patientin schmerzlich vermißt, weil sie sie so sehr benötigen würde.

Ärztliche Diagnose
Verwirrtheitszustand nach diabetischer Entgleisung

Status auf der Station
Nach einer einwöchigen Diabeteseinstellung hat sich die Verwirrtheitssymptomatik spontan gebessert. Zurückgeblieben ist der Zustand, daß die Patientin nicht mehr will. Sie will Bettruhe, versorgt werden, die Leistungen des Krankenhauses in Anspruch nehmen, sozusagen einen »Urlaub« im Krankenhaus verbringen.

Biographie
Frau O. wurde 1905 in Wien geboren, hat keine Geschwister, Eltern schon lange tot, Verwandte ebenfalls. Die Klientin war seit ihrem einundzwanzigsten Lebensjahr verheiratet, aus der Ehe stammen keine Kinder. Ihr Mann ist dann vor circa einem Jahr gestorben. Sie berichtet, er habe Krebs gehabt und sehr lange leiden müssen. Daher vergönnte sie ihm den Tod, habe daher nicht sehr unter seinem Tod gelitten.

Das Alleinsein hat ihr nichts ausgemacht, weil sie ein Wochenendhaus besitzt, das ihr sehr viel Arbeit mache. Dadurch hatte sie nie sehr viel Zeit, über das Alleinsein nachzudenken.

Sie erzählt, daß sie seit einiger Zeit Schwindelanfälle, Übelkeit und Mattigkeit verspürt habe, aber nie zum Arzt gegangen sei. Eines Nachts sei sie dann auf einmal am Güterbahnhof gewesen, habe drei Tage lang nichts gegessen und getrunken und wurde von der Polizei in das PKH gebracht. Dort stellte man eine Zuckerentgleisung fest. Frau O. wurde circa einen Monat lang wegen des Zuckers überwacht und konnte dann entlassen werden.

Seit dieser Zeit befindet sich Frau O. in einem relativ guten Zustand.

Impulse

Wir teilten Frau O. mit, daß es an der Donau größere Überschwemmungen gegeben hätte. Sie wollte sofort nachsehen, ob ihrem Haus etwas passiert sei.

Dabei stellten wir fest, daß Frau O. ganz gerne ein Gläschen Wein trinkt. Dies läßt sich nicht mit ihrer Diabetes vereinen.

Lebenswille, Lebenseinstellung ist ganz sicher für das Befinden im Alter maßgebend. Eine positive, natürliche und realistische Einstellung zur Arbeit und Genuß führt zu subjektivem Wohlbefinden. Überangepaßtheit hingegen zu einer pessimistischen Weltanschauung. Wir halten uns daher bei der Krankenhausbehandlung von Diabetes-Patienten sehr an die Richtlinien von Herrn Dr. TRAUMANN (Interne, Trier), der davon berichtet, daß durch zu straffe, strenge Stoffwechseleinstellungen bei Menschen über fünfundsechzig kaum eine Gefäßveränderung bei Diabetes verhindert werden könne.

Frau O. wurde umgeschult. Statt süßen Weißwein trank sie herben Rotwein. Wir genehmigten ihr das »berechtigte Viertel« nach getaner Arbeit.

Die Nachbarin instruierten wir über die Symptome eines hypoglykämischen Komas und baten sie, auf den Speisezettel ihrer Nachbarin zu achten. Frau O. konnte schon beim Ausgang beurlaubt werden, da für uns keine offensichtlichen psychischen Störungen erkennbar waren und Frau O. sich sofort, als sie ihren Garten sah, (Reizanflutung durch Stimuli Garten) zum Arbeiten begab.

Eine neuerliche Entgleisung ist bis heute nicht bekannt.

Ärztliche Diagnose
Chronischer Alkoholismus

Status auf der Station
Auf der Station ist er ein typisch angepaßter Klient, geht regelmäßig zu den verschiedenen Teams (Hausparlament, Morgenrunde, Bastelgruppe) und spielt den »braven« Jungen. Da wir nicht annehmen, daß er durch diese Maßnahmen lebensfähiger wird, machen wir spontan einen Ausgang.

Differentialdiagnostischer Ausgang
Es findet sich eine abgewohnte, aber nicht unbewohnbare Wohnung vor. Der Klient ist als im täglichen Leben gut funktionierend anzusehen. Er sagt, daß er seit dreißig Jahren den Haushalt selbst führe und dazu noch seinen Sohn, der im gemeinsamen Haushalt groß wurde, erzogen hat, da die Gattin gleich nach der Verehelichung das Weite suchte.

Es handelt sich um einen fast typischen Männerhaushalt, den man aber als in Ordnung bezeichnen kann. Herr W. kocht selbständig, nimmt an, daß der Sohn kommt und freut sich, zu Hause zu sein. Beim nächsten Besuch konnte schon besserer Kontakt gewonnen und die ersten Daten aus der Biographie erhoben werden.

Biographie

(Dies ist eine Mischung aus Eigenerzählungen und anamnestischen Daten in Kurzform).

Herr W. wurde sehr selbständig erzogen. Wuchs in sehr guten Verhältnissen (Mittelschicht) auf und studierte an der Akademie. Er zeigte uns seine Zeichnungen. Er war mit großer Begeisterung Kartograph.

Sein ganzes Leben lang war er »Stubenhocker« und hielt sich in der Wohnung der Mutter, die er auch heute noch bewohnt, auf.

Er ist geschieden, hat einen Sohn, den er mit seiner Mutter und nach deren Tod alleine aufgezogen hat.

Auffällig sind die langen Schilderungen über seine Kriegszeit, seine Magenoperation und seinen Beruf. Er zeigt dabei sehr gute Laune und man wird das Gefühl nicht los, daß er seinen Negativismus überspielt.

Bei einem dieser Trainingsausgänge kommt plötzlich der Sohn. Ich öffne ihm die Tür. Er fragt weder, wer ich bin, noch was ich hier mache. Geht nur in die Küche, nimmt seine Post und geht, ohne ein Wort gesprochen zu haben.

Impulse

Da wir annahmen, daß der Klient Stärke und Befehlston von seiner bestimmenden Mutter gewohnt ist, um am Leben bleiben zu können, suchen und finden wir eine starke, fast harte Krankenschwester, die die anordnende Mutter imitiert. Sie ordnet ihm an, einen Tagesfahrplan zu erstellen (nicht müßig zu gehen) und gibt ihm Arbeit, statt Landkarten Weihnachtskarten zu zeichnen. (Diese verwenden wir heute noch, um sie an schon entlassene Patienten zu senden.) Der Klient malte dann Tiere und Postkarten und war damit voll ausgelastet.

Ärztliche Diagnose
Chronische Coxarthrose, Regredierungs- und Hospitalisierungstendenz auf interner Station

Um aus dieser Frau keinen Asylierungsfall zu machen, bekonmmen wir eine Zuweisung der Internen Station, so daß auch bei diesem Fall der Zustand auf der Station nicht von uns erhoben wird, sondern nur ein *Erstgespräch* geschrieben werden kann.

Die Kontaktaufnahme erfolgt durch Pflegepersonen, die mit Anzug und Krawatte als »Herren« verkleidet sind. Gerade diese Verkleidung bestätigte sich wieder einmal bei dieser Frau. Denn sie ist jemand, der ein Leben lang sublimierte, etwas besseres sein mußte und wollte und demnach auch nur mit »Besseren« (mindestens Arzt) überhaupt kommunizierte. Gespräche mit banalen Arbeitern hat sie schon immer gehaßt, da, wie sie meint, jeder aus sich etwas machen kann. Man muß nicht Prolet bleiben, man kann auch durch Kurse, so wie sie dies tat, etwas erreichen. Auf die Wohnsituation angesprochen, will sie in die Wohnung. Dieser Erstkontakt hat somit sehr viel Stimuli.

Differentialdiagnostischer Ausgang
Der Ausgang entfällt, da die Patientin plötzlich und unerwartet das Spital verläßt (flüchtet) und mittels Taxi nach Hause fährt.

Biographie
Sie wächst in einer armen Arbeiterfamilie auf, kennt Not und Armut sowie Sparsamkeit. Bis zu ihrem fünfzehnten Lebensjahr ist sie Einzelkind und plötzlich muß sie mit einem Bruder teilen. Bis heute steht sie ihrem Bruder sehr distanziert gegenüber.

Sie besucht die Volks- und Hauptschule, danach einen kaufmännischen Kurs und holt schließlich die Handelsschule nach. Nebenbei spielt sie Klavier und liest sehr viel. Durch einen Bekannten ihres Vaters bekommt sie eine Stelle in der Niederösterreichischen Landesregierung als »kleine Schreibkraft«. Die Ablösung vom Mutterhaus brachte einige Schwierigkeiten mit sich, da ihre Mutter sie nie loslassen wollte. 1950 heiratet sie, läßt sich nach zwei Jahren wieder scheiden, da ihr Mann sie mit einer anderen Frau betrogen hat.

Die darauf folgenden Jahre verbringt sie zum Großteil mit ihrer Mutter.

Gleichzeitig strebt sie eine Berufskarriere an, macht Kurse und schafft es bis zur Prokura. Im Büro ist sie ständig unter Männern und spricht dem Alkohol zu. Auch gemeinsame Heurigenbesuche stehen auf dem Programm. Alkohol wird für sie aber auch gleichzeitig ein Mittel, Probleme und Einsamkeit aus dem Weg zu räumen, speziell nach dem Tod ihrer Mutter. Die Klientin hat im allgemeinen nur sehr wenige Freunde, ausgenommen zwei Herren, die sich um sie kümmern. Sie fühlt sich sehr schnell angegriffen, beobachtet und kontrolliert – schlechtes Gewissen?

Impulse
Es handelt sich um einen Menschen, dessen emotionales Grundbedürfnis nach Anerkennung nie gestillt wurde.

Folge: Sie sublimiert, besucht Kurse, Musikschulen und strebt eine Berufskarriere an, da ihr Gatte, mit dem sie kurzzeitig verheiratet war, auch nicht das Anerkennungsbedürfnis stillen konnte. Zusätzlich wurde unsere Klientin von der Mutter streng (Über-Ich-Norm) erzogen. Die Mutter setzte die Tochter unter Druck, in dem sie meinte, »aus ihr müsse etwas werden«. Diesen Mutterwunsch konnte die Tochter nie ganz erfüllen, so daß sie schließlich dem Kummerstiller Alkohol verfallen ist.

Da Nachholneurosen nach Anerkennung nie gestillt werden können, ist die pflegerische Therapie, ihr *Anerkennung* zukommen zu lassen. Bei jedem Hausbesuch wird ihr Anerkennung durch den Besuchsdienst gegeben. Sie wird bezüglich ihrer Wohnung, ihrer erreichten Ziele gelobt und ist praktisch vom Alkoholabusus befreit.

Die akute Dekompensation im Senium

Ein unvermeidliches Schicksal des Menschen ist es wohl, alt zu werden. Mit diesem ständigen, schon im Säuglingsalter beginnenden Prozeß ist der Mensch einer andauernden Wandlung und Anpassung unterworfen. Er muß sich mit immer neuen Situationen konfrontieren, sich daran gewöhnen, daß sich sein Körper und seine Seele wandeln, daß irgend etwas plötzlich nicht mehr ganz funktioniert oder anders funktioniert.

Er hört schlechter, sieht zunehmend unscharf, wird vergeßlich und seine Hirnleistung (Aufnahme, Speicherung und Abgabe) wird langsamer (Adaptionszeit). Um einerseits die Mobilität, andererseits die Hirnleistung so lange wie möglich aufrecht zu erhalten, wäre nach heutiger Ansicht ein andauerndes Lebenstraining, Überlebenstraining, Orientierungs- und Veränderungstraining (immer neue Situationen üben) erforderlich.

Daher müßte das zukünftige Vorfeld der Altenarbeit wohl die Prävention, die Aufrechterhaltung des Copings sein. Diese Aufrechterhaltung erfordert aber Eigenständigkeit (mündige Bürger). So müßte man der Menschheit auch beibringen, daß sie nur selbst für ihre Lebenszufriedenheit, für ihre Isolation oder Nicht-Isolation im Alter zuständig ist. Einschneidende Veränderungen (Insuffizienzen) sollten so schnell wie möglich durch ein gezieltes Training (Handlungsimpulse) aufgehalten bzw. wenigstens der Status quo der Hirnleistung aufrechterhalten werden.

Die sehr oft progressiv, aber schleichend auftretenden Mankos können sehr lange unerkannt bzw. erkannt kompensiert werden. Die Betagten erscheinen somit lebensfähig (im alten Ort und ohne wesentliche Belastungen) und fallen der Umgebung nicht weiter auf.

Bei einer akuten Belastungssituation (psychisch, somatisch, biologisch oder sozial) kann es allerdings spontan zu einer Dekompensation (Belastung kann nicht weiter kompensiert werden) kommen. Die Betagten zeigen dann plötzlich eine psychiatrische (psychische) Auffälligkeit, die nicht selten mit einer Einweisung in eine Psychiatrische Anstalt oder ein Pflegeheim verbunden ist (Überforderung der Angehörigen!).

Terminologie

Dekompensation bedeutet eine Störung der Homöostase in einem biologischen System, eine Unterbrechung des Kreises zwischen Erregbarkeit, Erregung, Hemmung und Adaption.

Cerebrale Dekompensation ist eine plötzliche (primär vom Gehirn ausgehende) Änderung der Funktion (Ende der Kompensationsleistung).

Dieses Zusammenbrechen der Hirnleistung kann allerdings auch seine Ursachen im extracerebralen Körperanteil haben, so daß wir von einer *Somatischen Dekompensation* sprechen. Dabei können psychische Phänomene aufgrund einer somatischen Störung eintreten.

Von einer *Psycho-sozialen Dekompensation* spricht man, wenn allgemeine psycho-soziale Belastungen das schon sehr beeinträchtigte Gehirn (Insuffizienz) durch eine plötzliche seelische oder soziale Belastungssituation außer Betrieb setzen.

Natürlich können die Belastungsmomente auch gemischter Natur sein, also psycho-somatische, psycho-soziale etc. Ursachen haben.

Symptomatik

Die Symptomatik einer Dekompensation ist meist unspezifisch, da die Pathogenese selbst ja eine ungeheure Anzahl von Möglichkeiten zuläßt. In unserer Praxis sehen wir am häufigsten psycho-pathologische Syndrome im Sinne von
– depressiven Verstimmungen,
– Durchgangs-Syndromen (Funktionspsychosen) im Sinne von Verwirrtheits- und Desorientiertheitszuständen,
– akut auftretenden paranoiden Ideen und
– akuten Hirnleistungsschwächen sowie
– Persönlichkeitsveränderungen.

Primär cerebrale Dekompensationen

Wie der Name sagt, geht die Störung direkt vom Gehirn aus. Es sind also häufig Hirndystrophien (atrophische Prozesse), Insulte, Tumore, Traumen oder akute cerebrovasculäre Geschehen. Besonders beim Auftreten einer primär cerebralen Dekompensation kann man mit neurologischen Symptomen wie Lähmungen, Hypo-, Hyper- oder Akinesen, Sprech- und Schluckstörungen, Koordinationsstörungen und sensorischen Ausfallerscheinungen rechnen.

Gerade bei der primär cerebralen Dekompensation ist zu erwähnen, daß akute Dekompensationen einer genauen Abklärung (ohne Hospitalisierung) bedürfen. Eine allzu schnelle Diagnose diffuser Art wie Multi-Infarkt-Demenz (ASKL) oder gar Alzheimer sollte verhindert werden.

Will man sich über die Möglichkeit einer reversiblen oder irreversiblen Form der Altersveränderung des Gehirns (therapeutisch-pflegerisch allerdings von Nachteil) informieren, kann man sich des Ischämie-Scores von HASCHINSKI (SCHWABE 1985) mit einer achtzigprozentigen Treffsicherheit bedienen.

Plötzlicher Beginn	2	Affektinkontinenz	1
Schrittweise Verschlechterung	1	Hypertonie in der Anamnese	1
Wechselhafter Verlauf	2	Schlaganfall in der Anamnese	2
Nächtliche Verwirrtheit	1	Extracerebrale Arteriosklerose	1
Persönlichkeit erhalten	1	Neurologische Herdsymptome	2
Depressive Symptomatik	1	Neurologische Herdzeichen	2
Somatische Beschwerden	1		

0–4 Punkte: Ergeben den Alzheimer-Typ
5–18 Punkte: Ergeben eher eine Multi-Infarkt-Demenz (ASKL)

Laut Dr. F. M. Reischies von der Uniklinik Charlottenburg gibt es Anhaltspunkte zur Diagnostizierung einer *Pseudodemenz* (wahrscheinlich auch einer cerebralen Dekompensation). Ich gebe zu, daß wir in der Praxis nicht auf diese Punkte achten, möchte sie hier aber trotzdem aufzählen.

Als verdächtig und für eine Pseudodemenz charakteristisch sind:

1. Der kurzdauernde Verlauf mit rascher Verschlechterung.
2. Der Antworttyp »Ich weiß nicht«, statt knapp verfehlte, richtige Antworten.
3. Die Angabe, daß die Klienten unter der Leistungsminderung leiden.
4. Unerwartet gute Leistungen bei Untersuchungen, die wenig Aufmerksamkeit und Konzentration erfordern.
5. Bei der reinen Altersvergeßlichkeit: neue Daten und unwichtige Einzelheiten werden zwar häufig vergessen, in einem Gesamtkontext jedoch wiedererkannt (auch diese Aussage spricht für die absolute Notwendigkeit eines Ausgangs aus differentialdiagnostischen Gründen).
6. Keine Störungen, wie zum Beispiel Aphasie, Wortfindungsstörungen, Schwierigkeiten beim Schreiben oder Rechnen
(Ich für meinen Teil würde natürlich, aus der Prägung heraus, das Schreiben oder Rechnen nicht als Testaufgabe werten bzw. die Kurrentschrift integrieren).
7. Hinweise auf depressive Verstimmungen oder depressiven Wahn in der Vorgeschichte oder zum Untersuchungszeitpunkt.

Somatisch bedingte cerebrale Dekompensation

Der alte Mensch ist grundsätzlich in der Lage, seine zunehmende Leistungsschwäche (psychisch oder somatisch) zu kaschieren, zu kompensieren. Er lernt, mit seiner Vergeßlichkeit, mit seiner Persönlichkeitsveränderung zu leben. Er lernt im allgemeinen auch, seine aktive Rolle aufzugeben, »auszusteigen«. Diese Anpassungsfähigkeit besitzt er, weil er sich auf seine, bis jetzt ganz brauchbaren Altgedächtnisleistungen verlassen (Altgedächtnis und Tertiärgedächtnis) und immer wieder auf die geprägten Verhaltensmuster aus der Biographie zurückgreifen kann.

Seine altgewordenen, vertrauten Situationen in der näheren Umgebung, in der Wohnung geben ihm noch so viel Sicherheit, daß er lebensfähig bleibt. Sobald sich aber zu dem schon auf dem Limit fahrenden Gehirn nur die geringste Angst oder wachsende Belastung einstellt, dekompensiert sein System. So kann eine banale Grippe, eine plötzliche Aufregung sein Gehirn weitgehendst überfordern – eine Desorientiertheit kann die Folge sein.

Für die Krankenpflegepersonen, die primär ja Somatologie gelernt haben, ist es vorwiegend im Spitals-Bereich erforderlich, die somatischen Auslösungsmechanismen zu erkennen. Hier sind die wichtigsten:

Langzeit-Erkrankungen
Infektionen
Pneumonien
Nephritis
Virale Infekte
Herzinsuffizienzen
Anämien
Erkrankungen der Atemwege
Neoplastische Geschehen
Toxische Schäden
Vitam B_{12} Mangelerkrankungen
Schilddrüsenunterfunktionen
Hypophysen-Vorderlappen Insuffizienz
Blutdruck-Krisen

Metabolisch
Hypokaliämie
Hypo- und Hyperglykämien
Urämie
Bun-Erhöhung durch Wasserverlust, auch bei Schwitzen, Fieber
Nahrungsmittel (zu wenig, zu viel, einseitig).
Diät
Leberschäden

Umweltbedingte
Seilbahnfahren

Iatrogen
Medikation
Non-Compliance
Digitalis
Mischmedikation (vom Internen zum Praktiker und Neurologen)

Cerebrale Dekompensation als kumulativer Effekt

Eine cerebrale Dekompensation bei Betagten entsteht sehr häufig als Kumulationseffekt von zu viel Neuem. *Überdosierung an Neuem ist Überdosierung und Symptome.*

Es ist doch schon beim normalen Menschen so, daß er nur ein bestimmtes Quantum an Neuem ertragen kann. Geht die Dosis zu weit, ist der Streß zu groß, führen wir Bewegungen zur Beruhigung, zur Streßerleichterung durch.

Jeder weiß, wie der überforderte Beamte dauernd über seinen Bart streicht, der nervös Telefonierende rhythmisch mit dem Bleistift auf den Tisch klopft, der werdende Vater vor dem Kreißsaal auf und ab geht, und kennt die Frau im Wartesaal, die krampfend ihren Handtaschengriff bearbeitet.

Wenn es beim Betagten zu einer Überdosis an Neuem kommt, reagiert er mit einer Erhöhung der oben beschriebenen Ticks ähnlicher Symptomatik und dekompensiert. Er sucht bereits Verstorbene, ruft laut nach seiner Gattin, geht auf und ab, zupft an der Bettdecke oder an den Maschen des Gitterbettes und zieht sich immer wieder aus.

Psychische und soziale Dekompensation

Genau wie die somatischen Störungen zu einer Entgleisung der Hirnleistung führen können, können dies auch alle psychischen, sozialen oder chronischen (schlechte Ehe etc.), aber viel mehr noch die akuten Belastungssituationen (Überforderungsmomente) zuwege bringen.

Plötzlich ist der Mensch in eine andere Situation und damit in eine andere Welt versetzt. »Ich verstehe die Welt nicht mehr«. Das Leben wird für ihn nicht mehr *überschaubar*. Er flüchtet aus dieser in seine Verwirrtheit.

Beispiel: Sechzig Jahre lang ist das Nachtkästchen links von ihm gestanden, der Lichtschalter fünf Schritte nach vorn, zehn Schritte nach links zu finden gewesen. Eine plötzliche Spitalseinlieferung verändert für ihn die Welt. Das Nachtkästchen ist woanders, der Lichtschalter nicht auffindbar und die Nachtdienstschwester ist eine Negerin, die in Akzent fragt, warum er denn so nervös sei. Aus… Er regrediert, bekommt Angst und ruft nach seiner längst verstorbenen Mutter.

Dieses Beispiel steht für viele in der Liste erwähnten Ursachen:

Umwelt an sich
Transferierungen
Heimaufnahmen ohne Training (Übergangspflege ins Heim)
Wetter
Jahreszeiten
Freundschaften
Sterbefälle
Stationsmilieu
Erinnerungen
Ärger
ängstigende Erlebnisse

Überforderung in Notsituationen (Wasserhahn rinnt, WC verstopft)
Tod des Bezugstieres
Ortswechsel

Sehr viele der Wurzeln für eine spätere Dekompensation liegen allerdings in einem gestörten Umfeld, in einem Druck, der sich über Jahre und Jahrzehnte aufbaut.

Es scheint auch so zu sein, daß viele psychosoziale Krisen (Dekompensationsgründe) im Prägungsverhalten zu finden sind, so daß ich mich mit den psycho-sozialen Dekompensationsgründen und den Beispielen länger beschäftigen werde, als mit den somatischen Auslösungsmechanismen.

Dekompensationsgründe

Die »soziale Uhr« geht falsch

Nach den Phasentheoretikern haben Menschen eine bestimmte Lebensphase in einer bestimmten Zeit durchlaufen. Erst wenn sie eine Phase gut hinter sich gebracht haben (Bewältigungsmechanismen kennen), können sie in die nächst höhere aufsteigen. So hat man selbst und durch seine Umgebung (sozial) geprägt einen bestimmten Fahrplan für Kindheit, Jugend, Beruf, Ehe, Kinder, ja sogar für die Midlife Crisis und für das Alter. Unsere Werte und Erfahrungen werden von der Zeit, in der wir leben, mitgestaltet. Die soziale Uhr bestimmt das Leben. Wenn sie aus dem Takt kommt, finden die Menschen ihr Leben belastender als jene, die fahrplanmäßig richtig unterwegs sind.

Es ist daher allzu verständlich, daß in der heutigen schnellebigen Zeit die sozialen Uhren unserer geriatrischen Patienten meist falsch gehen und daher eine allgemeine Verunsicherung bis hin zur Flucht aus dieser Zeit, eine Desorientierung, entstehen kann.

Der Mensch hat zu begreifen (er, nicht wir), daß er nicht mehr dreißig ist. Er hat zu erlernen, daß er seiner Zeit entsprechend agieren und reagieren sollte.

Meiner Meinung nach erweist sich gerade auch die Theorie der »sozialen Uhr« unserer heutigen Betagtengeneration zum Nachteil, da gerade diese es sind, die im Zeitgedränge Ehe – Kinder – Beruf hinter sich bringen mußten. In den nächsten Generationen gibt es diesen stengen Zeitplan nicht mehr – die Menschen fühlen sich nicht mehr verpflichtet zu heiraten, eine Karriere aufzubauen und auch noch zur gleichen Zeit eine Familie zu gründen. Möglicherweise könnte in der nächsten Generation dieser »psychologische cerebrale Dekompensationsgrund« wegfallen.

Geschlecht

Eine Forschungsgruppe in Washington (National Academy of Science) hat folgende Geschlechtsunterschiede, die wir nur bestätigen können, erarbeitet. Man stellte fest: – Witwer haben ein durchschnittliches Risiko, gleich nach dem Tod der Gattin – häufig an Herz- und Kreislauferkrankungen – zu sterben, vorwiegend im ersten Trauerjahr, auch die Selbstmordgefahr ist am größten.

– Witwen hingegen verkraften den Tod des Gatten besser. Man stellte fest, daß Frauen anders mit ihrer Trauer umgehen, »weil sie ihren Schmerz eher an der Brust einer Freundin ausweinen« als das »starke« Geschlecht. Auch suchen sie (gelernt aus der Prägung) wesentlich häufiger Unterstützung in der Umgebung und genieren sich nicht, diese auch anzunehmen.

Frauen werden im allgemeinen (auch biologisch gesehen) älter. Sie suchen häufiger einen Arzt auf und agieren auch so ihren Kummer aus.

Männer sind meist bis zu ihrem Tod weniger anfällig, aber auch gefühlsmäßig weniger offen gegenüber Freunden.

Lebensbewältigungsmechanismen

Bei meinen Biographieforschungen habe ich die Feststellung gemacht, daß die Lebensbewältigungsmechanismen sehr häufig mit cerebralen Dekompensationen in Zusammenhang gebracht werden können.

● Menschen, die ein schweres Leben mit vielen Enttäuschungen und viel Leid hinter sich haben, wirft auch im Alter fast nichts mehr aus der Bahn, eine Dekompensation aufgrund von Schicksalsschlägen ist nicht anzunehmen.

● Menschen hingegen, die sich ein Leben lang versorgen, umhätscheln ließen, denen alle Probleme aus dem Weg geräumt wurden, versagen sofort, wenn der Betreuer stirbt oder aus einem anderen Grund weggeht. Das heißt, das Tertiärhirn ist und wurde nie auf Alltagsverrichtungen geprägt. Diese Menschen sind beim Wegfall der Betreuer lebensunfähig.

● Menschen, die nie in einem Spital lagen, nie wirklich krank waren, haben zu Schmerzen und zur Spitalsordnung keinen Bezug. Die leichteste Erkrankung wirft sie aus der Bahn und bringt sie ins Irrenhaus. Anscheinend muß man auch lernen, Schmerzen ertragen zu können.

● Menschen mit Heilstätten-, Krankenhaus- und Arbeitslosenkarrieren dekompensieren im Alter nicht so schnell. Sie nehmen die neuerliche Einweisung einfach nur zur Kenntnis. Sie haben gelernt, ihr Leben in einem Heim über die Bühne zu bringen.

● Manchmal hat man den Eindruck, daß Menschen ein Leben lang nur durch Ersatzhandlungen lebensfähig waren, sich über Wasser hielten. Fällt ihnen keine Ersatzhandlung mehr ein, dekompensieren sie.

Das Verhältnis zum Leiden hat sich gewandelt. Wir begegnen ihm weniger fraglos als frühere Generationen. Nicht annehmen, sondern abschaffen heißt die Devise. Die Menschen vergangener Zeiten wußten, daß das Leiden zum Leben dazugehört. Heute wissen wir, wie man es umgehen kann.

Krankheitsgewinn

Manche Autoren der psychosomatischen Medizin meinen, daß der Erstbeginn einer psychosomatischen Erkrankung in der Kindheit zu suchen wäre, die Manifestation aber in der Rente auftreten kann.

Altersdepression wird somatisiert:
Der Verlust des Liebesobjektes wird zur Identifikation mit dem Verlustobjekt. Das heißt: Die Witwe / der Witwer wird zur *Urne* des Verstorbenen. Die Schmerzen des Partners werden übernommen. Spricht man mit diesen Patienten, wird man feststellen können, daß der Partner die Schmerzen der Verstorbenen nachzeichnet:
Sie hatte Herzschmerzen... er nun auch.
Sie hatte Lungenschmerzen... er nun auch.
Das heißt, daß hinter vielen somatischen Beschwerden eine seelische Ursache, auch im Alter zu finden sein kann.

Auslöser der Dekompensation durch Verluste:
Bei Menschen mit primär narzistischen Tendenzen entsteht sehr oft beim Verlust ihrer Schönheit, der Haare, der Bewunderung, der Leistungsfähigkeit (auch sexuell) das Symptom der Projektion auf andere:
Die Heimhilfe hat mir... und dadurch
Der Zahnarzt hat mir... und dadurch
Der Nachbar hat mir...

Der Vorteil der Somatisierung liegt eindeutig im Krankheitsgewinn. Der somatisch Kranke bekommt frei Haus Zuwendung, Mitleid, etc. und muß nicht reagieren oder agieren. Er kann getrost krank sein.

Zusammenfassung

Natürlich sind alle Lebenslinien möglich. Doch die Anzahl der hier beschriebenen Lebenspraktiken, Lebenstaktiken und ihrer Ersatzhandlungen ist sehr stark auffallend. Ich möchte daraus einen praktischen, relevanten Schluß ziehen und dazu sagen, daß er mich sehr frustrierte.

Ich habe mir doch vorgenommen, alte, arme, fleißige Menschen, die sich ihr Leben lang für andere eingesetzt haben, zu rehabilitieren. Besieht man sich die Statistik allerdings genauer, kommt man zu dem Schluß, daß gerade meine Patienten, (die im Alter in einer Psychiatrie landen) nicht zufällig dieses letzte Haus beziehen und von den Verwandten im Stich gelassen werden. Die meisten von ihnen kann man nicht als normale, fleißige Mütter bezeichnen, sie wiesen immer schon *Eigenarten* und *Auffälligkeiten* auf.

Das heißt, daß die meisten akuten cerebralen Dekompensationen *reversibel* sind und primär einer internistischen oder zumindest pflegerischen Intervention bedürfen.

Gerade jene Erkrankungsformen, die so auffällig interessant sind, erfordern eine gute pflegerische-medizinische Ausbildung und sind demnach eine *Domäne* der *Pflegeschaften*!

Grundsätzlich kann man sagen, daß bei akuten Dekompensationen als pflegerische Maßnahme folgende Handlungsimpulse zu geschehen haben (siehe praktische Pflegebeispiele):

Raschester Differentialdiagnostischer Ausgang von der Station *weg* ins Altgedächtnis zurück. Zeit geben, sich an das Altgedächtnis zu gewöhnen. Es genügt also nicht, eine Wohnungsbesichtigung durchzuführen, sondern es muß ein *Belastungsausgang* stattfinden, der über zumindest mehrere Stunden erstmalig, dann erweitert über *Nacht* zu erfolgen hat.

Zwecks Verhinderung einer somatischen *Überforderung* ist eine Pflegeperson, die Sicherheit auf den Patienten ausstrahlt, zu wählen.

Rascheste Entlassung, bevor der Patient resigniert und ein hospitalisierter, angepaßter Dauer- oder liegender Patient (aufgrund der Rückzugsphase) wird.

Ich-stärkende Maßnahmen aufgrund der *Lebensbiographie* des Patienten sind zu eruieren und vor allem durchzuführen.

Interne Abklärungen können auch ambulant vorgenommen werden. Das Warten auf einen Röntgentermin, auf ein Irrigo muß nicht im Krankenhaus geschehen.

Rascheste Belastung (motorisch), Bewegung als Therapie.

Natürlich ist nicht alles Gold, was glänzt, so daß auch ein *Diff. Ausgang* nicht nur eine Befindensverbesserung, sondern im ersten Moment auch eine *Verschlechterung* oder Dekompensation mit sich bringen kann. Es ist daher erforderlich, einige Worte darüber zu verlieren.

Differentialdiagnostischer Ausgang – Erste-Hilfe-Maßnahme oder Dekompensationsgrund?

Der Mensch wurde bei der Aufnahme vom aktiv Handelnden zum passiv Leidenden. Die ersten Schritte einer Rehaphase, die über die Krankenhaustür hinausgehen, sind deshalb so schwierig, weil plötzlich der beschützende

Rahmen des Spitals wegfällt, sowie die Prägungen tragend werden und die Konfrontation mit der harten Realität neuerlich beginnt. Der Weg nach draußen muß deshalb (wie alle anderen Maßnahmen) diagnostische Abklärung finden.

Über den beschützenden Rahmen des Spitals werden sie sicherlich mehr Erfahrungen haben als ich, so daß ich den nicht näher erläutern muß. Daher kann ich jetzt direkt auf den Zweck des Differentialdiagnostischen Ausgangs kommen.

Der Zweck des Differentialdiagnostischen Ausganges

Der erste Ausgang – egal ob der Patient zwanzig Jahre in einer verwahrenden Psychiatrie verbracht hatte oder erst vierzehn Tage auf der Station liegt – ist ein ernstzunehmender Vorgang. Es werden wieder alle Sinne des Patienten angesprochen. Der Patient bekommt beim Ausgang nach langem wieder seine Wohnungsschlüssel selbst in die Hand. Er wird dadurch Herr seiner Lage, er wird dadurch wieder Mensch!

Der Patient führt uns dann in seine Wohnung. Er muß und soll seinen Bezirk, seine Straße, sein Haus und seine Wohnung finden. Auch bei Patienten, die an einer starken Hirninsuffizienz leiden, kann man beim Betreten des Wohnhauses immer wieder erleben, daß ihr erster Weg zum Postkasten führt. Die Anerkennung, von jemandem einen Brief zu bekommen, muß also eine sehr prägende Wirkung haben. Er erkennt auch sofort (meistens) die Gerüche seines Hauses, die ja sehr spezifisch sind. Er erkennt auch die verschiedenen Stimmen der Hausparteien und wer gerade tratscht, streitet oder normal dahinlebt.

Nun sperrt der Patient alleine seine Wohnungstür auf, auch wenn ihm der Schlüssel des öfteren zu Boden fällt und der junge Betreuer danebensteht und sich nicht bückt. Hier haben wir es, bedingt durch unsere Prägung, besonders schwer, »das Helfen mit der Hand in der Hosentasche« durchführen zu können. Nun stehen wir vor der Achtzigjährigen und helfen ihr nicht. Sollte der Nachbar die Tür öffnen und so junge Leute sehen, wie sie tatenlos der Situation gegenüberstehen, sind oft erklärende Worte notwendig. Diese sind aber auch gleichzeitig der Einstieg für die Sanierung der Umgebung.

Trainingsprogramme auf einfache Handhabungen werden probiert und eventuell vollzogen. Meist decken sich die Abteilungsberichte nicht mehr mit dem gegebenen situativen Verhalten in der Wohnung.

Starthilfe

In der Praxis trennen wir nach der ärztlichen Befunderhebung das Klientel in eher reversible und irreversible Fälle, um eine Überbetreuung zu verhindern.

Patienten mit einer Dekompensation werden von uns in Form der *Starthilfe* therapiert. Das heißt, wir gehen sofort (meist gleich nach der Aufnahme) ins Altgedächtnis der Klienten zurück (Diff. Ausgang), um eine weitere Verschlechterung der Hirnleistung zu verhindern. Verlängerte Aufnahmezeiten führen zu einer Zunahme der Hirnüberforderung und der Symptomatik.

In der Wohnung des Klienten wird sofort versucht, die *Ursache der Dekompensation* abzuklären und zu beseitigen. Nach der Beseitigung der Kausalität erreicht der Klient innerhalb weniger Stunden den symptomatischen Status, den er vor der Aufnahme hatte, und kann demnach als lebensfähig sich selbst überlassen werden. Wesentlich ist, flankierende Maßnahmen zu treffen, um einer erneuten Dekompensation vorzubeugen.

Zum Beispiel: Wird bei einem Klienten eruiert, daß der Dekompensationsgrund die Dehydrierung ist, die vielleicht dadurch entstand, daß er sehr gut konfabuliert, aber trotzdem immer wieder das Trinken vergißt, wird ein Laiendienst organisiert, der praktisch gesehen nur für die Flüssigkeitsbilanz zuständig ist.

Erkennt man, daß der Angehörige Schuldgefühle hat und ein überprotektives Verhalten (im Sinne einer Überbetreuung, Überängstlichkeit, altruistischen Aufopferungsritualisierung) zeigt, muß der Angehörige aufgeklärt werden, um einen Rückfall (oder eine Einweisung in ein anderes Haus) zu verhindern.

Liegt der Dekompensationsgrund in der Tatsache, daß ein Klient aus seiner Prägung heraus die Veranlagung hat, mehrere Ärzte aufzusuchen und alle Medikamente zu nehmen, die ihm die Ärzte verordnet haben (Neurologe, Praktiker und vom Spital), hat als Rückfallprophylaxe eine Absprache zwischen allen Beteiligten zu erfolgen und darauf geachtet zu werden, daß nur noch die vitale Medikation eingenommen wird.

Liegt die Rückfallwahrscheinlichkeit in der Nichtbeachtung einer Depot-Injektion etc., wird der Psychosoziale Dienst integriert.

Liegt die Rückfall- und Auslösesituation im instabilen Blutdruck, hat eine »fliegende« Krankenschwester Blutdruck-Kontrollen als Dauerleistung zu erbringen etc.

Fest steht, und auch dies ist zu beachten, daß viele akute Dekompensationen von alleine, ohne daß wir die Kausalität erkennen, zu Spontanremissionen (eventuell mit Residualzuständen) führen, ohne daß wir genau wußten, was wir taten!

Bei der Starthilfe handelt es sich (zusammenfassend gesagt) um eine Pflegeform, bei der die Symptomerhebung (Auslösemoment) und deren Beseitigung im Vordergrund stehen. Es handelt sich nicht um die Errichtung einer Dauerpflegesituation. Sehr oft kann auch eine *Nicht-Aufnahme* sinnvoll erscheinen, so daß die Klienten zum Beispiel nur einen Tag oder eine Nacht als ambulante Tages- oder Nachtpatienten aufgenommen werden.

Das Klientel der Starthilfe kommt meist aus den Zugängen von Spitälern oder Altersheimen. Klinisch gesehen handelt es sich dabei (wahrscheinlich) um *Pseudodemenzen*, die fachlich als organisches Psychosyndrom, cerebrale Dekompensation, Transistorische ischämische Attacken, psychosoziale Dekompensation, biosoziale Dekompensation, aber auch als senile Demenz bezeichnet werden.

Bei *Patienten mit einer eher irreversiblen Hirnschädigung* besteht die Starthilfe in der Aufrechterhaltung der Restfunktionen, der Animation und des symptomspezifischen Verhaltens.

Dieses Klientel kommt meist aus Altersheimen oder aus der Unterschichtsbehausung (Wohnung). Klinisch gesehen handelt es sich dabei (wahrscheinlich) um echte atrophische oder dystrophische Veränderungen der Ganglienzellen, und sie werden in der Fachsprache als cerebrovasculäre Entgleisungen, Typ Alzheimer-Demenzen, Multiinfarktdemenzen bezeichnet.

In der Praxis hat sich allerdings erwiesen, daß auch sogenannte irreversible Alzheimertypen nur akute cerebrale Dekompensationen waren, so daß die ärztliche Diagnose (im Sinne der reaktivierenden Pflege) ohne Differentialdiagnostischen Ausgang nur mit Vorsicht zu genießen ist.

Fallbeispiele für Dekompensation im Semium

Ärztliche Diagnose
Senile Demenz

Status auf der Station
Frau Sch. ist auf der Station eine barsche, nur fordernde, befehlende Person. Sie teilt nicht nur die folgsamen Schwestern zu ihrem Zweck ein, sondern auch andere Patienten, die auf ihre autoritäre Art eingehen. Eine im Einweisungsgutachten aufscheinende paranoide Symptomatik ist nicht eruierbar, Gesamtzustand dem Alter entsprechend.

Biographie
Besuch der Handelsschule. Durch die erste Ehe kam sie in den Besitz einer Konditorei, durch die zweite Ehe (nach Tod des Gatten) in den Besitz eines Wollgeschäftes. Frau Sch. hatte in ihrer Kindheit und später Diener und Personal zu »führen«.

Heute noch gibt sie kund, daß die »Roten« nichts arbeiten, daß das Proletariat schuld sei an ihrem geschäftlichen Untergang.

Beide Gatten versorgten sie, sie wurde bekocht und verwöhnt.

Differentialdiagnostischer Ausgang
Frau Sch. bietet – in der Wohnung angekommen – das Bild einer akuten Desorientiertheit, die sich mit einer paranoiden Symptomatik paart. Sie stellt gleich nachdem wir in der Wohnung angekommen sind, die Stiefel aufs Fensterbrett, sagt aber drei Minuten später, daß dies die Stiefel sind, mit denen ihr Neffe mit seiner »Hure« die Wohnung in ihrer Abwesenheit betreten hätte. Sie meint dabei, ich zitiere: »Der Robert ist ja auch so ein roter Hund, der nichts arbeitet und nur an Frauen und Urlaub denkt...« Sie sucht währenddessen im Kalender, den sie für ein Telefonbuch hält, die Telefonnummer ihrer Diener. Läßt beim Tertiärgedächtnistraining (Diagnose) das Wasser laufen, vergißt, Tee in den Teebehälter zu geben und serviert uns reines warmes Wasser. Der erste Ausgang wird wegen Überforderung abgebrochen.

Nach drei Differentialdiagnostischen Ausgängen, die stundenlang in der Wohnung verbracht wurden – es wurde gesteigert –, trat eine vollkommene Orientierung ein. Die Patientin kann sich selbst überlassen werden. Um einen Rückfall zu verhindern, wird ihr ein Laiendienst zugeteilt, der ebenfalls von den »roten Proleten« genug hat, so daß die beiden über die Sozialgeschichte des Proletariats gemeinsamen Gesprächsstoff haben.

Diesen Fall möchte ich hier deshalb erwähnt haben, um klarzustellen, daß zwar die meisten Ausgänge in die Wohnung eine spontane Besserung der Desorientiertheit mit sich bringen, daß es aber auch manchmal zu einer eindeutigen Überlastungsreaktion kommen kann.

Es ist festzuhalten, daß ein einmaliger Ausgang kein Recht auf die Aussage hat, ob nun ein Patient entlassen werden kann oder nicht.

Ärztliche Diagnose
Cardiale Dekompensation, Cerebrale Dekompensation

Status auf der Station
Fällt einem – abgesehen von den ödemadösen Beinen und den cyanotischen Lippen – als eine sehr ernst zu nehmende, energische, eigenwillige alte Dame auf. Eine Dame, die weiß, was sie will, um was es geht und daß wir *Diener* sind. Die Umfunktionierung von diplomiertem Personal zu Bediensteten gelingt ihr auch recht rasch, da meine Pfleger vorwiegend der Unterschicht entstammen und daher auch auf barsch sprechende Leute eingehen.

Biographie
Es handelt sich um eine gutsituierte Malerin, die in ihrer Jugend weder Geld noch Zuwendung entbehren mußte (Personal). Nach ihrem Studium als Grafikerin übernahm sie die Leitung einer Werbeagentur. Ihre bis zu diesem Zeitpunkt geborenen Söhne hinderten sie aber in ihrer Karriere. Ein Sohn starb im Krieg, der zweite wurde weiter von der Malerin aufgezogen. Ihm wurde aber immer wieder klargemacht, daß er behindernd wirkte.

Differentialdiagnostischer Ausgang
»Gott sei Dank«, rief die Basteltherapeutin, eine Malerin auf der Station – sofort wurde die Dame aufgefordert zu malen und würde wahrscheinlich noch heute zeichnen, wenn wir nicht mit unserer Übergangspflege einen Ausgang durchgeführt hätten.

Klientin ist in der Wohnung selbstsicher, energisch und ordnet sofort diverse Haushaltsarbeiten an, die wir natürlich nicht durchführen und ihr erklären, daß wir Therapeuten seien und nicht die Funktion eines Boten erfüllen würden.

Der Sohn beteiligt sich überschwenglich und aufopfernd an diesem Haustrainingsbesuch. Allerdings stellte er fest, daß die Mama natürlich nicht alleine leben könne. Dies muß doch unsere Ausbildung hergeben, daß wir erkennen könnten, daß es eben psychisch und somatisch nicht geht.

Der Sohn versorgt die Mutter etwa drei Wochen. Danach fährt er – da schon bestellt – Gott sei Dank auf Urlaub.

Die Frau aber fängt sich, wird selbständig und geht partout nicht ins Heim, das der Sohn in seiner Güte besorgt hat. Nach dem Urlaub erklären wir dem Sohn, daß er die Mutter erst dann strafen würde, wenn er nicht zu Besuch käme und nicht durch seine Aufopferung.

Die Mutter zeigte ihrem Sohn ein Leben lang, daß er ihre Karriere behinderte (übrigens ist dies im Mittelschichts-Milieu kein Einzelfall). Er hingegen rächt sich im Alter an der Mutter, indem er sie unter dem Deckmantel der Nächstenliebe versorgen möchte, so daß eine cerebrale Dekompensation aufgrund einer »Überversorgung« eingetreten ist.

Ärztliche Diagnose
Cerebrale Dekompensation

Status auf der Station
Patientin cerebral dekompensiert, traurig verstimmt, somatisch werden Schwächeanfälle angegeben, die sich in der Folge als Nieren Ca plus Metastasen herausstellen.

Biographie
Frau K. lebte ein normales Leben. Ihre Ehe sowie ihre berufliche Laufbahn spielten sich im *Mittelschichts-Milieu* ab, in dem sie auch ihr ganzes Leben lang blieb. Patientin hat nach dem Tod des Gatten (der plötzlich im Urlaub verstarb) keine finanziellen Probleme. Sie war gut durch eine Versicherung und Witwenrente abgesichert.

Von der Mutter erlernte sie, daß das Leben schön und *positiv* zu betrachten ist und daß man auch mit Sorgen leben kann. Sie lernte auch von ihrer Mutter, daß *Kinder* eine Last sind und daß sie sich das »Züchten« von Kindern sehr gut überlegen müsse.

Frau K. berichtet, daß sie sich an diesen Rat hielt und bis heute nie bereute, ein *eigenes* Leben für sich geführt zu haben. Sie ist auch heute noch vielseitig interessiert – Hobbys, von Musik bis Literatur, ungeheuer breit gestreut, sind kein Problem.

Differentialdiagnostischer Ausgang

Außer einem Ausgang, bei dem wir festhalten mußten, daß die Klientin absolut lebensfähig ist, waren keine weiteren Interventionen erforderlich. Frau K. hat sich in der *Freiheit* vollkommen alleine gefangen, so daß auch ihre depressive Einengung, die wohl der Aufnahmegrund waren, kompensiert wurden.

Die Beherrschung der Ca- und Meta-Symptomatik gelang durch einen Praktiker, der die Klientin schon lange kannte und sich aufopfernd bemüht.

Interessant ist, daß es sich bei dieser Klientin um eine Frau handelt, die ein normales Leben führte, mit einer Dekompensation aufgrund ihres Nieren Ca in einem öffentlichen Krankenhaus landete und erst später – da sie alleinstehend ist – an die Psychiatrie transferiert wurde.

Ärztliche Diagnose

Senile Demenz

Status auf der Station

Es handelt sich bei der Patientin um eine sehr mobile, lustige bis hypomanisch wirkende Person. Sie fühlt sich im Tagraum wohl, gebraucht allerdings die Mitpatienten für ihre eher aufdringliche – um Liebe bettelnde – theatralische Art. Sie erzählt allen und jedem unaufgefordert von ihren Leistungen aus dem Altgedächtnis.

So war sie Vorturnerin, Schauspielerin und Abenteuerin. Sie erscheint kritiklos und teilweise im normalen Leben unrealistisch.

Von Zeit zu Zeit kippt ihr ansonsten hypomanisches Zustandsbild ins Gegenteil um. Sie wirkt dann rat- und tatlos, ist unbeholfen und läßt sich fallen.

Somatisch gibt es außer Kleinigkeiten, die jedem Zweiundachtzigjährigen zustehen, keine Auffälligkeiten. Bemerkenswert ist, daß die ansonsten »wie sie sagt so beliebte Frau«, keinerlei Besuche erhält.

Biographie

Frau D. ist 1910 geboren und wuchs als achtes Kind einer armen Handwerkerfamilie auf. Sie hat acht Klassen der Volksschule besucht, war aber nie eine gute Schülerin, da sie schon immer schlecht gesehen hat. So weit sie sich zurückerinnern kann, war sie immer ein sehr lustiges, aufgewecktes Kind (hier erzählt sie sofort einige Stories aus dem Altgedächtnis – die natürlich schon die ganze Station kennt). Sie war – und das ist ihr ganzer Stolz – Vorturnerin in einem Turnverein, spielte Theater und hat auch kurzzeitig eine Schauspielschule besucht.

Im zwanzigsten Lebensjahr »fuhr sie von zu Hause ab«, um das Leben kennenzulernen. 1929 – als die Tramperzeit vorbei war –, wurde sie seßhaft und heiratete halt! Aus dieser Ehe entstammt ein Sohn. Ihr Mann, der sie gut »erhalten« hat, starb im Krieg, und so war sie *gezwungen* für den Lebensunterhalt zu sorgen.

Außenanamnestisch (durch die Nachbarschaft erkundet) dürfte es sich um eine Frau handeln, die äußerst böse (das sind jene Leute, die genug Selbstbewußtsein haben oder transaktionsanalytisch gesprochen im Erwachsenen-Ich funktionieren) war und sich weder um ihren Mann noch um ihren Sohn kümmerte.

Zum Sohn äußert die Patientin, daß sie meint, daß sich der Fritzl schon seit vielen Jahren im Ausland befände und daher nicht auf Besuch kommen könne.

Differentialdiagnostischer Ausgang

Bei Ausgang (Belastungsurlaub), der mit viel Freude von der Patientin erwartet wurde, wurde sie noch hypomanischer, tanzte die Stiegen des Pavillons hinunter und hüpfte in die im Dritten Stock befindliche Wohnung. Da auch in der Wohnung (Altgedächtnis) keinerlei Auffälligkeiten – also keine Überforderung, keine Angst, keine Desorientiertheit oder paranoide Ideen auftraten – ließen wir die Patientin spontan über Nacht allein. Frau D. hat sich in der Zwischenzeit wieder auf eine normale Mobilität eingependelt und scheint zufrieden zu sein.

Laut unserer Einschätzung aus der Biographie und der außenanamnestischen Erfahrungen handelt es sich um eine Frau, die
von Pflichtbewußtsein immer weit weg war,
Eigenleben und *Frei*sein in den Vordergrund stellte,
ohne Verantwortungsbewußtsein aufwuchs,
sich später »erhalten« ließ und eigentlich die Aufgaben
einer Mutter und Gattin nie erfüllte.

Es wäre also kein Wunder, daß irgendwann in ihrem Leben (kurz vor der Aufnahme) eine Stunde kam, in der sie *Lebensbilanz* zog, vielleicht ehrliche Lebensbilanz und ihr damit erst bewußt wurde, daß ihr Leben nur *Spiel* oder Übertreibung (hypomanisches Zustandsbild – beliebt sein wollen) war.

Daß dies spontan traurig stimmen könnte, ist uns klar, so daß es sich anscheinend um eine akute cerebrale Dekompensation aufgrund einer vorübergehenden Lebensbilanzierung mit negativem Effekt gehandelt haben könnte. Da wir aber nicht dazu da sind, Lebensgeschichten, Lebensverhaltensstörungen aufarbeiten zu können, können wir die Patientin ohne weitere Maßnahmen sich selbst übergeben und weitere Nachsorgeeinrichtungen unterlassen.

Nachdem die Klientin allein lebt, tauchte urplötzlich aus heiterem Himmel der Sohn auf, der übrigens nie im Ausland lebte, sondern immer in Wien seßhaft war, konstatierte, daß seine Mutter alleine nicht lebensfähig sei und ließ die Frau mittels Polizeiarzt einweisen (eine gewisse Erregung seitens der Mutter war sicherlich vorhanden – wenn plötzlich der verlorene Sohn vor der Türe steht). Wie würden Sie denn reagieren – vielleicht auch mit einer neuerlichen akuten cerebralen Dekompensation? Allerdings ist schon erklärlich, daß die Rache des Sohnes nach achtundfünfzig Jahren eingetreten ist. Wir planen in der nächsten Zeit einen neuerlichen Versuch, die Patientin zu rehabilitieren und hoffen, daß der Sohn inzwischen seinen Zorn abreagiert hat.

Ärztliche Diagnose
Senile Demenz, akute Verwirrtheit, Katarakt

Status auf der Station
Patientin kommt mittels Rettung, da sie auf der Straße – anscheinend verwirrt und spärlich bekleidet – aufgegriffen wurde. Sie wußte ihre Wohnadresse nicht und meinte, daß jetzt Schnee auf der Straße liege. Patientin laut Parere alleinstehend. Bei der Aufnahmeuntersuchung ist sie desorientiert, die Aufmerksamkeit und Konzentration ist stark reduziert. Paranoid halluzinatorische Komponenten sind nicht explorierbar.
  Als Schlafgast und morgens als Übergangspflege aufgenommen.

Biographie
Mutter frühzeitig verstorben, fällt in die Hände einer strengen Stiefmutter, wird von dieser gefoltert, mit dem Kopf an die Wand geschlagen. Heiratet mit zwanzig Jahren (Flucht!)
  Gatte: Alkoholiker, arbeitslos, im fünfundvierzigsten Lebensjahr verstorben. Gemeinsamer Sohn mit neunzehn Jahren an einem Tumor verstorben. Ihre neuen Geschwister sind alle schon tot.

Differentialdiagnostischer Ausgang
mit Entlassung. Sehr aktive Frau, die in ihrer Stimmung von Verzweiflung bis lebenslustig und lebensmutig schwankt. In ihrer Einzimmerwohnung ist sie spontan orientiert, hat allerdings – bedingt durch ihr diagnostiziertes Katarakt – leichte Organisationsschwierigkeiten.

Es wurde festgestellt, daß während der Nacht, in der sie als Schlafgast auf unserer Station lag, 30 000,-- S entwendet wurden. Dies ist nicht in einem Wahnsystem entstanden, sondern entspricht der Realität.

Klientin ist anhänglich, sparsam und eigentlich zufrieden. Am Rande erzählt sie, daß sie sich ihr Leben doch auch besser, anders vorgestellt hätte.

In dieser Einzimmerwohnung lebt sie erst seit zwei Wochen. Sie ist auf Verlangen der Nachbarn von einer Zweizimmerwohnung in eine Einzimmerwohnung im gleichen Haus umgezogen.

Um eine Hospitalisierung oder eine einschneidende Desorientiertheit zu verhindern, ging Frau A. ohne Aufnahme am nächsten Tag nach Hause.

Die cerebrale Dekompensation mit einem Desorientiertheitszustand hatte ihre Grundlage in der Übersiedlung und Katarakt (Schnee). Ihr Wunsch nach mehr Zuwendung, Liebe ist aufgrund ihres Nachholbedürfnisses zu verstehen und wird mit Zuwendung, häufigere Besuche, Blumen, Restaurantbesuche, Streicheleinheiten gewährt. Ich muß dabei betonen, daß lebenslange Neurosen (Betteln um Zuwendung) im Alter von uns nicht mehr korrigiert werden können, so daß es sich hier um eine reine *Befindens-Verbesserungs-Pflege* handelt.

Das, was die Patientin noch erleben möchte, wird gewährt. Sollte dies nach einigen Wochen ein Heim sein, steht ihr auch das nach so einem Leben zu.

Ärztliche Diagnose
Kardiale Dekompensation, Verwahrlosung im Senium, Cerebrale Dekompensation mit akuter Verwirrtheit

Status auf der Station
unterblieb, da Patientin von der allgemeinen Krankenpflege uns zugewiesen wurde und diese Bedarfserhebungen in den allgemeinen Spitälern noch nicht durchgeführt werden.

Kollegin teilte uns mit, daß Frau P. alles sammelte und sich Speisereste im Nachtkästchen und auf der Station verteilt aufbewahrt. Da dies zu einer Beeinträchtigung der hygienischen Maßnahmen auf einer Internen führt, wird sie ins PKH verlegt.

Biographie
Frau P. war eines von zwölf Kindern und wurde auf dem Land geboren. Sie erzählt, daß sie es sehr schwer hatte, da sie schon in Kindestagen (sechstes Lebensjahr) täglich um vier Uhr früh aufstehen mußte und ihre Feldarbeit verrichtete. Sie mußte fleißig sein, um sich, wie sie meint, *ihr Essen* selbst zu verdienen. Mit vierzehn flüchtete sie von zu Hause und landete als Magd bei einem Bauern, wobei sich die Arbeitsmenge und Arbeitsweise nicht zu ihrem Vorteil änderte – *Lebenskampf, Überlebenstraining*. Allerdings stand sie dann nicht mehr unter der Knute der Eltern - *Freiheitsliebe*. Mit einundzwanzig hatte sie genug vom Magdspielen und heiratete einen Kleinbauern – *Ersatzhandlung*, bei dem sie sich eigentlich wieder zur Magd degradierte. Dieser Mann war laut ihrer Aussage unfähig, einen Bauernhof zu führen. Er fiel im Krieg.

Differentialdiagnostischer Ausgang
Die Klientin wird vom öffentlichen Krankenhaus abgeholt und in die Wohnung gebracht. Da die Betreuungsschwester unter Zeitmangel leidet, unternahm sie den *Belastungsausgang* mit dem eigenen Pkw und nicht mit öffentlichen Verkehrsmitteln.

Der erste Weg führt zum Postkasten. In der Wohnung befinden sich Schachteln, Behälter und vollgestopfte Plastiksäcke bis zur Decke. Die Klientin selbst schleppt beim Ausgang einen großen Plastiksack mit sich herum, in dem sich alte – im Spital gesammelte Essensreste – befinden. Eine Wohnungssanierung mit der Klientin (die weder paranoid noch desorientiert erscheint) wird besprochen. Natürlich lehnt sich Frau P. gegen das Wegwerfen ihres Eigentums auf und will diese »Prozedur« der Enteignung nicht über sich ergehen lassen.

Es handelt sich bei Frau P. um einen Menschen, der ein Leben lang *Nachholbedürfnisse* im Sinne eleganterer Grundversorgungen (Essen) aufweist. Ferner wollte und will sie um jeden Preis ihren sozialen *Status* erhöhen und pocht auf ein eigenes Haus als Inbegriff des sozialen Aufstiegs. Die Angst, wieder in eine *Hungersituation* zu kommen, veranlaßt sie, permanent *lebensnotwendige Dinge* zu sammeln.

Die permanente Überforderung im Sinne eines vermehrten überfleißigen Arbeitsmenschen führte bei ihr – unserer Meinung nach – zur akuten kardialen und daher als Folge cerebralen Dekompensation, wobei sicherlich als *Auslösungsmoment* der Tot des Gatten und damit wieder die finanzielle *Bedrohung* der eigenen Person eine große Rolle spielte.

Impulse
Das allgemeine Krankenhaus war so clever, die Patientin nicht in die Psychiatrie zu verlegen, sondern von der Internen durch uns zu rehabilitieren.

Der Patientin wird allerdings ein vierzehntägiger Krankenhausaufenthalt ohne wesentliche Therapie, sozusagen als *Urlaubspflicht*, verschrieben.

Nach diesem Urlaub erholt sie sich von allein in ihrer *gewohnten Umgebung* spontan, so daß keine weiteren pflegerischen Maßnahmen erforderlich sind. Um eine Abschirmung vor neuerlichen *Überforderungen* zu gewährleisten, werden ihr kleine Maßnahmen abgenommen. Gegen die Angst, verhungern zu müssen, fanden wir keine geeignete Kurzzeit-Maßnahmen, aber so lange die Ansammlung von Gegenständen (rostige Nägel und altes Brot etc.) die Nachbarn nicht stört – braucht auch nichts dagegen unternommen werden.

Ich möchte gerade bei dieser Pflegedokumentation betonen, daß Erkennen, Akzeptieren und Verstehen der Patienten erlernt werden muß. Anhand der Biographie erkennt man, daß Frau P. recht gut mit negativem Leben zurechtkommt, Konflikt- und Problemmechanismen kennt und daher kaum in nächster Zeit mit einem Rückfall eingeliefert werden wird.

Ärztliche Diagnose
Akute Verwirrtheit bei seniler Demenz, Diabetes mellitus, Herzschrittmacher

Status auf der Station
nicht erhoben, da die Patentin von einer internen Station zu uns verlegt wurde, aber vom PKH mittels Übergangsschwester sofort wieder nach Hause ging und daher nur eine kleine *Bedürfniserhebung* auf unserer Abteilung durch Pflegepersonen gemacht wurde.

Frau M. ist auf der Abteilung desorientiert bis verwirrt. Ein Gespräch ist derzeit nicht möglich, da sie ideenflüchtig ist und kaum (nicht einmal kurzzeitig) fixiert werden kann. Auf der Abteilung findet mit ihr kein Realitätsorientierungstraining statt, da wir das insuffizient reagierende Hirn nicht in der Fremdumgebung belasten wollen. Es muß versucht werden, mit der *verwirrten* Patientin sofort nach Hause zu gehen.

Biographie
Frau M. erzählt uns, daß sie Schneiderin gelernt hat und diesen Beruf auch relativ schön fand. Da sie eine bürgerliche Erziehung genossen hat, möchte sie etwas aufsteigen und erwirbt eine Teestube. In Wien heißt eine Teestube Brandweinstube, da in diesen Lokalen schon um sechs Uhr früh die ersten

Alkoholiker ihre Zuwendung erhalten können. Natürlich klingt im bürgerlichen Milieu Teestube besser und findet so Verwendung.

Ihre Tochter wohne in Deutschland und habe dort eine ganz schöne Partie geheiratet. Nähere Gespräche oder Details sind nicht erhebbar, da sich die Patientin *sperrt*. Zwischendurch macht sie nur immer wieder die gleiche Bemerkung (auch an unadäquaten Stellen), »daß man auf Männer aufpassen müsse«, sie vor allem nicht alleine lassen dürfe.

Diesen wohlgemeinten Rat gibt die ältere Frau anscheinend als Lebensweisheit meiner Schwester immer wieder. Sie meint dies auch deshalb, da sie ja annimmt, daß ihr Gatte noch lebt und sie »müsse so schnell wie möglich nach Hause«.

Leuchtet mir ein, denn wir Männer sind alle Gauner. Das ist eine Lebensweisheit, die auch ich schon machte. *Außenanamnestisch* ist Frau M. in der Gegend sehr gut bekannt. »Sie erscheint immer mehr, als sie ist«, meint die Nachbarschaft.

Differentialdiagnostischer Ausgang und Beurlaubung
Da ich von der Grundthese ausgehe, daß ein stationärer Aufenthalt ein schon stark strapaziertes insuffizientes Gehirn noch mehr belastet und zur Chronifizierung neigt, wird trotz Einwände der Station (der Zucker ist noch nicht eingestellt) ein Ausgang unternommen.

Dies ist deshalb so wichtig, da derzeit die Tochter aus Deutschland zu Besuch in Wien ist und unsere Arbeit aus dem *Altgedächtnis* natürlich durch ihre Anwesenheit unterstützen kann (da sein genügt).

In der Wohnung angekommen wird die Verwirrte spontan zu einer *Konfabulierenden!*

Frau M. spricht, konfabuliert, erzählt uns aus dem Neugedächtnis und erscheint wie eine ausgiebige Salondemenz. Sie zeigt uns eine äußere Schale, die selbst Profis wie uns verwundert.

Frau M. findet, daß sie in dieser schönen zusammengeräumten, ordentlichen Wohnung alleine leben kann und möchte sich von uns verabschieden.

Sie ist *unrealistisch und kritiklos!*

Auch in der Wohnung – zu einem späteren Zeitpunkt – wollten wir etwas über ihre Ehe, ihren Mann in Erfahrung bringen. Sie sperrt sich und sagt nichts. Nicht weil sie nicht will, sondern weil sie nicht kann.

Annahme: Frau M. hat Konflikte mit ihrem Mann nie wirklich verkraftet und vor allem verarbeitet. Sie hat sie – wie man das als brave Frau macht – *verdrängt*. Es ist nämlich nicht nur möglich, daß Herr M. fremd ging. Es ist auch anzunehmen, daß Herr M. der beste Kunde seines Ladens war.

Eine Aufarbeitung dieses Problems liegt natürlich nicht in unserer Kompetenz. Hier wären Psychiater zuständig, so daß wir uns auf pflegerische Maßnahmen zu beschränken haben.

Klar ist, daß Konfabulieren und die theatralische Mimik aus ihrem Altgedächtnis funktionieren und eigentlich *keinen* stören, also nicht zu therapeutisieren sind.

Klar ist, daß sich Frau M. von allein in ihrer Umgebung fangen wird und dies besser ohne unser Zutun (weniger ist mehr), so daß als eigentliche pflegerische Überwachungsbedürftigkeit nur die medikamentöse Clearence zu beachten ist (inclusive diabetische Nahrungsaufnahme).

Das heißt, wir lassen Frau M. sofort zu Hause, um ihr die Belastung von Klinik – Wohnung – Klinik – Wohnung zu ersparen.

Frau M. besserte sich ohne unser Zutun innerhalb von zwei Wochen, so daß wir sie als einigermaßen lebensfähig bezeichnen können und sie nur zwecks Nahrungs- und Medimantenaufnahme einer Laienhelferin (Heimhilfe) übergeben können.

Eine sekundäre Blutzucker-Überwachung wird zu einem späteren Zeitpunkt durch den Hausarzt übernommen. Dabei ist nur zu bedenken, daß der Hausarzt wegen *Eigenüberlastung* seiner Person die Patientin neuerlich irgendwohin einliefern lassen könnte.

Ärztliche Diagnose
Senile Demenz mit paranoidem Bild

Status auf der Station
Konnte von uns nicht erhoben werden, da die Patientin, die wir von einer internen Station kontaktieren wollten, gerade bei einer konsiliarärztlichen Untersuchung war. Auch beim Zweitkontakt war die Patientin nicht auffindbar. Sie befand sich zur Zeit beim Chirurgen.

Erst beim dritten Versuch konnten wir uns mit einer Fünfundachtzigjährigen anfreunden, die sich selbst immer als kränkliches Kind bezeichnete. Auch heute verwendet sie das scheinbar immer wirksame leidende Gesicht als Kommunikations- und Liebesbettelmittel. Sie erzählt, daß sie trotz ihrer Coxarthrose und dieser daraus folgenden Schmerzen nach Hause wolle und ersuchte uns, ihr zu helfen. Wir erklärten aber, nur »Mit der Hand in der Hosentasche« helfen zu können. Die Klientin akzeptiert den Differentialdiagnostischen Ausgang in ihre Wohnung.

Biographie

Die Biographie strotzt vor Glück – das ihren Mann darstellen soll. Jeder zweite Satz beginnt damit, daß ihr Gatte so ein lieber Mensch war und sich um alles rührselig gekümmert hätte. Die übrige Geschichte entspricht einer normalen Durchschnittshausfrau in der Kriegs- und Nachkriegszeit. Es werden Geschichten erzählt vom Hamstern, von der geschenkten Kohle (die Freude, daß es einmal warm war), von der Tatsache, daß man im Winter beim Hamstern nur die Eisenbahngleise als Straße verwenden konnte. Auch aus dieser, meist konfabulierten Geschichte kommt einiges zu Tage. Freude und Glück empfand man bei der Befriedigung der Grundbedürfnisse – warm, satt, sauber. Daraus könnte man den Schluß ziehen, daß ein alter Pfleger, nun auch im Altgedächtnis ist, dieses Nachholbedürfnis der warm, satt, sauber – Pflege im guten Glauben auf seine Station und seine Klienten überträgt.

Differentialdiagnostischer Ausgang

Schon während der Fahrt ist sie wesentlich kontaktfreudiger, freundlicher und aufgeschlossener als im Spital. »Sie wolle wieder einmal an die frische Luft«, wie sie sagte. Die Hypochondrie und das Schauspiel des gequälten Narzisten imponiert. *In* der Wohnung angekommen, stürzt sie sich sofort in die Putzzeremonie, putzt, saugt Staub, telefoniert mit allen Bekannten und pflegt die an sich schon saubere Wohnung. Leider konnten wir die Klientin nicht gleich zu Hause lassen, da ein Rohrbruch in der Küche (kurz vor Einlieferung ins Spital) die Wohnung verschmutzt und unbewohnbar machte.

Beim nächsten Orientierungs- und Realitätstraining brachten wir ihr die Realität näher. Sie soll nicht nur traurig schauen, sie müsse erst den Installateur bestellen. Diese im Erwachsenen-Ich geführten Anregungen nahm die Klientin ernst. Die Wohnung wurde innerhalb kürzester Zeit wieder gereinigt.

Maßnahmen waren die Behebung des Rohrbruches und des daraus entstandenen Schadens, mit dem sie sicher überfordert war. Wir nehmen auch die überglückliche, zum Teil sicher aus Wunschvorstellungen entstandene Lebensgeschichte zur Kenntnis. Die Lebensgeschichte, die unsere Klientin so glücklich sieht, kann nicht ganz der Wahrheit entsprechen, da ihre beiden Töchter, die angeblich auch so glücklich waren, sie kaum besuchen und selbst in psychiatrischer Behandlung sind. Ihre narzistischen Tendenzen, das Betteln um Zuwendung, das sehr Ich-bezogen wirkt, bekämpfen wir mit Aufmerksammachung, mit Bewußtmachung ihrer Rolle. Da unsere Klientin nicht demenziell abgebaut ist, hat sie diese Situation auch begriffen und das »Kränkelnde-Kind-Spiel« eingestellt. Paranoide Ideen sind seit drei Monaten nicht explorierbar, so daß man von einer akuten Remission sprechen kann. Für die akute Auslösung der paranoiden Ideen blieb uns nur die Vermutung, daß der Wasserrohrbruch »ihre Wohnung, ihren Wert«, den sich die Klientin schwer erarbeitet hat, ruinierte und daraus eine psychische Auffälligkeit entstanden ist.

Ärztliche Diagnose
Senile Demenz

Status auf der Station
Wurde nicht erhoben, da die Klientin gleich nach einer ambulanten Begutachtung durch unser Team nach Hause gebracht wurde. Das heißt, daß ein

Differentialdiagnostischer Ausgang
akut indiziert erschien.

In der Wohnung konnte folgender Status erhoben werden, die Neugedächtnisleistungen sind mangelhaft, die Altgedächtnisleistungen funktionieren vollkommen. Auch die Tertiärgedächtnisleistungen (Alltagsgedächtnis) funktionieren und wurden dadurch erhoben, daß wir die Klientin baten, einen Tee zu kochen.

Diesen konnte sie ohne Schwierigkeiten und mit allen dafür notwendigen Handlungen durchführen.

Allerdings konnten wir bei diesem Ausgang eine sehr kräftige Frau kennenlernen, die heute noch weiß, was sie will, und die ihren eigenen Kopf anscheinend auch gegen den Bruder durchsetzt. Da Frau M. den Befehlston gewöhnt ist, informierten wir die Heimhilfe über den Sachverhalt und von der Tatsache, daß sie sich sozialistisch orientiert (Prägung) benehmen solle.

Biographie
Frau M. wurde in Polen geboren und stammt aus einer Arbeiterfamilie, die sich schon immer vom normalen Proletariat abgrenzte. Frau M. unterschied bei der biographisch-historischen Besprechung zwischen Proleten (das sind jene Arbeiter, die ungelernt sind und keinerlei Weiterbildungsinteresse zeigen) und jenen, die sich der Arbeiterbewegung anschlossen. Das waren jene Leute, die die Kinder trotz noch nicht angeordneter Schulpflicht in die Schule schickten und sich selbst weiterbildeten. Frau M. hatte das Glück, in einer vorbildlichen Arbeiterfamilie aufzuwachsen und demnach nach der allgemeinen Schule das Gymnasium zu besuchen.

111

Sie wächst mit zwei Brüdern auf, von denen einer noch lebt. Als *Wiederstandskämpferin* war sie im KZ und bekam später in ihrem weiteren Leben viele Auszeichnungen. Frau M. heiratete einen Wiener, war aber immer kinderlos, da Kinder ihre politische Laufbahn behindert hätten. Sie hat vierundzwanzig Abtreibungen hinter sich, die sie alle selbst durchführte. Sie bediente sich dabei der damals üblichen Vorgehensweise mit Seifenwasserklistiers, Fahrradpumpe und Stricknadel. Sie bereut es bis heute nicht, kinderlos geblieben zu sein.

Ihre Allgemeinbildung ist unerhört groß, und es ist ihr ein Leichtes (heute noch), vier Sprachen in Wort und Schrift zu beherrschen.

Impulse

Frau M. trat mit der Heimhilfe ein gutes Verhältnis an und beide Damen waren mit der Versorungsleistung zufrieden. Die Heimhilfe akzeptierte den enormen Freiheitstrieb und die Kampffreude unserer Klientin.

Anscheinend kann auch Kampf ein Lebenstrieb sein. Es ist interessant, daß gerade diese Klientin von ihrem Bruder schon in drei Altersheime gebracht wurde, Frau M. aus allen Heimen flüchtete und plötzlich wieder vor der Wohnungstüre stand.

Als wir besser sein wollten als der Papst, einen Sachwalter, Essen auf Rädern und eine mobile Schwester dazubestellten, dekompensierte unsere Klientin neuerlich.

Erst als wir allen beteiligten Personen ein Hausverbot aussprachen, hat sich die Klientin wieder erholt und scheint heute, nach drei Wochen, geordnet und mit einer Heimhilfe lebensfähig.

Ärztliche Diagnose
Senile Abschwächung, Verwirrtheit?

Status auf der Station
Patientin kommt mittels Polizeieinweisung wegen Verwirrtheitszuständen auf die Station. Lange Zeit wurde die Klientin im Wohnmilieu von einer Heimhilfe und ihrem anscheinend jetzt überforderten Bruder versorgt (Bruder drängt auf einen langen Spitalaufenthalt zur Gesundung seiner Schwester, wie er meint).

Die Patientin selbst erscheint desorientiert auf allen Ebenen. Eine nächtliche Verwirrtheit taucht zeitweise im Pflegedokumentationsblatt auf. Um eine Hospitalisierung zu vermeiden, findet am vierten Tage ein

Differentialdiagnostischer Ausgang
ins Wohnmilieu statt. Reizanflutung, Belastungstraining ist die Pflege-Impuls-Setzung. Die Wohnung erscheint abgewohnt, aber nicht unordentlich. Der in der Nachbarwohnung lebende Bruder ist entrüstet über unsere Maßnahme und kann erst durch stundenlange Gespräche vom Sinn unseres Tuns überzeugt werden.

Die Klientin selbst benimmt sich psychisch unauffällig und somatisch gut. Erst nachts tritt neuerlich ein Verwirrtheitszustand auf, dessen Auswirkungen sich als Müdigkeit, Abgeschlagenheit, Desorientiertheit am frühen Morgen bei unserem Besuch kenntlich machen. Der Auslösungsmoment der neuerlichen Verwirrtheit kann nicht auf Anhieb erkannt werden, so daß wir uns entschließen, die Klientin als Tagespatientin zu versorgen.

Tagespatienten sind während des Tages auf der Station, am Abend und in der Nacht zu Hause. Da für die ältere Klientin das Straßenbahnfahren eine Überforderung darstellen würde, wurde ein Transportdienst installiert.

Biographie
Enorm auffallend war die Spontaneität, Lustigkeit und Mobilität, mit der sich unsere Klientin während des Tages bewegte. So konnte bei einem anscheinend sympathikotonen Typ auch sehr leicht der Einstieg in die Biographie (die Bücher füllen würde) eruiert werden.

Interessant und auffällig ist dabei, daß die Klientin, wenn sie um Details gefragt wird, immer aufsteht und beim Nachdenken einige Schritte macht (siehe Impulse).

Bei Frau K. wurde ein sehr rascher Einstieg in die Biographie gefunden, da sie in ihren Altgedächtnisleistungen einiges zu bieten hatte. So interessierte sie sich als Mädchen und Frau für Theater (sie hatte ein Abonnement), für Schwimmen und Sport (sie hatte eine Jahreskarte in einem Schwimmbad), für Literatur (unzählige Bücher, die sie fast auswendig kann, stehen in der Wohnung). Reisen war ihr Hobby, und sogar über ihren Beruf als Hausverwalterin kann sie viele Geschichten erzählen.

Sie war, so berichtet sie, immer eine Selbstversorgerin, hatte Lebenssinn und Lebenszufriedenheit, sogar Bier hat sie sich selbst in der Wohnung gebraut (wurde von ihrem Bruder bestätigt).

Das einzige, was sie im Leben störte, war ihr Bruder, den man ihrer Meinung nach als ängstlichen, unerfahrenen, unselbständigen Angsthasen bezeichnen kann.

Impulse
Während des Aufenthaltes auf der Station wurde plötzlich bemerkt, daß unsere Klientin anscheinend abdominelle Schmerzen hatte – eine Durchuntersuchung ergab eine akute Gallenblasenentzündung. Nach dessen Behand-

lung verschwand die nächtliche Verwirrtheit, und die Klientin konnte wieder sich selbst überlassen werden.

Frau K. wurde voll aktiv gehalten und verlor dadurch auch ihre Angst und ursprüngliche Unsicherheit beim Gehen wieder. Der Bruder, der von ihr immer beherrscht wurde (laut Biographie war er doch immer ein Angsthase), wollte sich nun im Alter durch einen verlängerten Spitalaufenthalt bei seiner stärkeren Schwester rächen. Dies gelang ihm allerdings nicht, da der Erkrankungszustand der Schwester recht rasch behoben wurde. Ich kann auch die Meinung und Gefühle des Bruders verstehen, muß aber akzeptieren, daß *sie* die Patientin ist und demnach meine Interessen ihr zu gelten haben.

Nicht zu vergessen ist, daß auch einfache somatische Erkrankungen einen Auslösungsmoment für eine akute cerebrale Dekompensation darstellen können und keine psychische Therapie einen Besserungs- oder Heilungsvorgang bewerkstelligen kann.

Ärztliche Diagnose
Psychische Dekompensation im Senium, Kausalität durch Differentialdiagnostischen Ausgang zu erheben

Status auf der Station
Auf der Station erscheint eine Patientin, die psychisch und somatisch ihrem Alter (zweiundachtzig Jahre) entspricht. Ihre Angaben passen zu den Angaben der Spitaleinweisung, sind aber kein Grund, sie tatsächlich aufzunehmen. Patientin wird daher spontan von der Übergangspflege als Starthilfe zu einem Differentialdiagnostischen Ausgang überwiesen.

Differentialdiagnostischer Ausgang
Wir treffen eine eher erschrockene Tochter an. Diese hatte ihre Mutter zur Einweisung (Anzeige) gebracht, da jene »im Hof der Wohnhausanlage stand und rief, daß sie von allen Hausparteien beschimpft würde. Das hörte sie ganz deutlich. Daß dies eine Frechheit sei, daß so ein agiler Mensch wie sie einen Hilflosenzuschuß erhält, wo es doch so viele alte und gebrechliche Leute gäbe!« Diese Aussage reichte aus, um eine Aufnahme (die nicht zustande kam) in die Wege zu leiten.

In der Wohnung wie auf der Fahrt benimmt sich die Klientin unauffällig mobil. Paranoide Ideen sind nicht explorierbar. Das Tertiärgedächtnis funktioniert vollkommen, die Befürchtung, daß die Patientin die Wohnung in Brand setzt, explodiert, verhungert oder sonstiges besteht nicht.

Biographie

Aus der Biographie heraus ist die Klientin als Lebenskämpferin zu bezeichnen. So hat sie zum Beispiel ihren Sohn, der in den letzten Kriegstagen bei einem Bombenangriff ums Leben kam, eigenhändig aus einem Massengrab ausgegraben und bestattet. Auch der Tod des Gatten vor einigen Jahren führte zu keiner wesentlichen Beeinträchtigung ihres Gefühlzustandes. Der gleiche Vorgang wiederholte sich beim Tod des Schwiegersohnes, den sie wie ihren Sohn liebte. Sie war als Köchin in einer Großküche beschäftigt, im Krieg im Arbeitsdienst eingesetzt.

Frau P. hatte einen Sohn und drei Töchter, wobei die Töchter auch heute noch um die Gunst der Mutter werben, denn die Liebe der Mutter gehörte immer den männlichen Familienangehörigen. Es scheint kein Wunder zu sein, daß aufgrund dieser Familienstruktur eine Tochter das Drängen um die Gunst der Mutter aufgab und diese einweisen ließ.

Der *Dekompensationsgrund* liegt anscheinend in der Prägung. Im Altgedächtnis des Durchschnittsmenschen ist stark verankert, daß die Annahme von Geld oder Sozialleistungen vom Staat nur *Gesindel, Arbeitsscheuen* und dergleichen zustehe. Es ist daher nur der »Abschaum« der Menschheit, der den Staat ausnützt!

Wenn man plötzlich, bedingt durch verschiedene Umstände, doch zum »Ausnützer« des Staates wird und dies vielleicht nicht so sehr benötigt, ist es keine Frage mehr, daß das schlechte Gewissen (durch Annahme des Hilflosenzuschusses) zur Ursache für eine cerebrale Dekompensation werden kann.

Die Absetzung des Hilflosenzuschusses führte zu einer sofortigen Besserung der paranoiden Idee.

Wir überwiesen den Hilflosenzuschuß an die Heimhilfe-Organisation. So hatte die Patientin nicht das Gefühl, »beschenkt« zu werden. Sie war nicht mehr »hilflos«.

Ärztliche Diagnose

Cerebrovasculäre Insuffizienz mit paranoider Reaktionsbereitschaft, Diabetes mellellitus

Status auf der Station

Frau K. ist uns nicht bekannt, da sie von einer anderen Station (interne) reintegriert werden soll.

Das erste Kontaktgespräch verläuft in banaler Einfachheit. Gespräch über ihr Befinden, wie es ihr gehe, etc.

Sie ist nicht gesprächig, wirkt introvertiert, leicht desorientiert auf allen Ebenen. Die Patientin ist vor kurzem gestürzt und trägt rechts einen Radiusgips, der sie etwas behindert, so daß sie darauf wartet, gefüttert zu werden. Wir machen ihr klar, daß sie selbst essen müsse. Es habe doch keinen Sinn, daß wir sie jetzt füttern und zwei Stunden später käme die Ergotherapeutin und würde ihr beibringen, einen Löffel zu halten. Unter Protest nimmt sie dies zur Kenntnis (Reizanflutung).

Zweiter Besuch: Wieder antriebslos, aktionslos, liegend. Kolleginnen des Spitals haben es leider nicht geschafft, sie aus dem Bett zu bringen (Arbeitsüberlastung).

Ich fordere die Klientin auf, sich anzuziehen, da wir in die Wohnung fahren müßten. Wir gaben an, daß sich das Gesundheitsamt aufregt, daß es aus ihrer Wohnung riechen würde (angeblich verwesende Nahrungsmittel).

Biographie

Frau K. war in erster Ehe mit einem Juden verheiratet. 1938 nach Kenia ausgewandert. Nach eigenen Angaben besaßen sie dort eine Kaffeeplantage. Sie beherrscht mehrere Fremdsprachen, darunter auch Suaheli. Frau K. weiß nicht mehr, wann sie nach Österreich zurückkam. Sie gibt auch an, daß sie noch zwei weitere Ehen geschlossen hatte. Kinder habe sie keine. Laut ihren Angaben hat sie bis zu ihrer Pensionierung als Dolmetscherin gearbeitet. Vor zwei Jahren wurde Frau K. von einem Auto angefahren. Von da an hatte sie wieder Kontakt mit ihrer Nichte. Nach dem Unfall verschlechterte sich das Neuzeitgedächtnis zusehends.

Differentialdiagnostischer Ausgang

Der Ausgang findet in die Wohnung statt, wobei wir eine sofortige Beurlaubung ins Auge fassen. In der Wohnung angekommen, bessern sich spontan die Desorientiertheitszustände. Allerdings wirkt Klientin abweisend bis bösartig (das ist gut, denn Abweisung und böse sein läßt auf einen noch vorhandenen Lebenstrieb schließen). Da wir eine Überforderung nicht erkennen können, lassen wir die Klientin in der Wohnung (Belastungsurlaub). Da ihre Angaben, Dolmetscherin gewesen zu sein, stimmen, ersuchen wir sie um einige Übersetzungen, »die wir so dringend benötigen«.

Die Maßnahme verwenden wir als Mittel gegen die berufliche Impotenz und der daraus resultierenden Lähmung.

Ärztliche Diagnose
Senile Demenz, chronischer Alkoholismus, Passagere Verwirrtheit, Zoopsien (Patient sieht Mäuse)

Status auf der Station
Es imponiert ein noch immer mit viel Lebenstrieb versehener, sympathikotoner, motorischer Typ. Patient ist von unserem Vorhaben begeistert und geht spontan mit uns zu einem

Differentialdiagnostischen Ausgang.
Bei diesem können wir zuerst feststellen, daß es sich nicht um Zoopsien handelt, sondern tatsächlich Mäuse in der total verwahrlosten Wohnung sind. Viele Nahrungsmittel sind angeknabbert. Ein Leben in dieser »Wohnung« ist unvorstellbar.

Bei den nächsten Ausgängen geht es um die Totalrenovierung der Wohnung mit kostengünstigen und teils geschenkten Möbeln. Unsere jungen Pfleger lernen von den Alten wie man ausmalt und vergipst. Auch der Klient wird eingesetzt und erbringt für sein Alter tüchtige Leistungen.

Biographie
»Ich wurde in Wien geboren und habe sieben Jahre die Schule besucht. Da mein Vater 1916 fiel, wurde ich von meinem Onkel nach Böhmisch Kamitz genommen, wo ich die letzten zwei Pflichtschuljahre absolvierte und den Beruf des Bäckers erlernte. Diese Tätigkeit muß ich aus gesundheitlichen Gründen fallenlassen. 1926 kehrte ich zu meiner Mutter nach Wien zurück, wo ich in Folge der großen Arbeitslosigkeit mit Gelegenheitsjobs als Hilfsarbeiter meinen Unterhalt verdiente.

Da ich als tschechischer Staatsbürger geführt wurde, bekam ich keinen Job von langer Dauer. Ich wurde aufgefordert, in meine Heimat zurückzukehren. Ich arbeitete bis zu meinem zwanzigsten Lebensjahr in Böhmisch Budweis im Straßenbau. 1929 bis 1931 diente ich in der Tschechischen Wehrmacht. Danach arbeitete ich noch bis 1938 in der Tschechei. 1938 kehrte ich nach Wien zurück, wo ich im Jahre 1946 meine Frau ehelichte. 1977 starb meine Frau überraschend, danach hatte ich eine Lebensgefährtin, die 1983 bei einem Badeunfall ums Leben kam. Bedingt durch meine Arbeit kam ich schon früh mit Alkohol in Kontakt. Mein Leben war nicht einfach, ich hatte mit vielen Schwierigkeiten zu kämpfen.

Meine Liebe gehörte auch den Tieren. Bis zum Jahre 1983 hatte ich immer einen Hund. Bedingt durch meine Krankheit bin ich nicht mehr in der Lage, ein Haustier zu halten.«

Impulse
Die Lebenskurve unseres Klienten spricht für einen Lebenskämpfer, der gewohnt ist, Lebensbewältigungsmechnismen zu beherrschen. Die akute Aufnahme kann also (laut unseren Thesen) keine cerebrale Dekompensation aufgrund einer Überbelastung sein.

Es stellte sich dann auch bei seinem »Stammwirt« heraus, daß ein akuter Rauschzustand den passageren Verwirrtheitszustand bewirkte.

Da keine weiteren alkoholischen Exzesse eintraten, der Klient durch die Wohnungssanierung eine Bedürfnisbefriedigung erhielt, können wir unser Unternehmen als Starthilfe betrachten und ihn wieder alleine leben lassen.

Ärztliche Diagnose
Bei beiden Arteriosklerose und chronischer Alkoholismus

Status auf der Station
Es handelt sich um zwei Schwestern, die gleichzeitig aufgrund einer cerebralen Dekompensation im Psychiatrischen Krankenhaus landeten. Frau H. schlug Frau F. nach einem Wortwechsel. Da beide diesen Aggressionsausbruch bereuten, dekompensierten sie. Beide zogen sich ins Bett zurück (regredierten) und wurden einweisungsbedürftig.

Biographie
Frau H. versorgte ihre Schwester, als diese noch ein kleines Kind war und auch später als junges Mädchen, da diese an einer Gehirnhautentzündung mit Restlähmungen litt. Im zunehmenden Alter wechselte das Rollenspiel (Betreuer – Betreute) in umgekehrte Richtung. Frau F., die früher ein Pflegefall war, betreute Frau H. Im Leben (global gesehen) gab es kaum eine Trennung der Schwestern, obwohl eine kurzzeitig verheiratet war. Allerdings nur unter der Voraussetzung, daß die Schwester in der Nähe wohnte. Diese Beziehung der Schwestern verkraftete der Gatte nicht und starb.

Eine Verknotung der Betreuungssituation dürfte in Kindertagen erfolgt sein, da sie immer wieder von den »herzensguten« Eltern sprachen.

Differentialdiagnostischer Ausgang
fand zuerst nicht statt, da beide Damen etwas zu schwach auf den Beinen waren. Ihr Wunsch war, die Wohnung noch einmal zu sehen.

Impulse

Beide Damen (die nicht im gleichen Zimmer lagen) verlangten aber immer wieder, die Schwester sehen zu dürfen, so daß eine Entlassung gleichzeitig für beide Schwestern ins Auge gefaßt wurde. (Exzentrische Lebensgeschichte, die exzentrische Maßnahmen verlangt.)

In der Wohnung trat die gleiche Situation ein, die schon vor der Aufnahme bestand.

Frau F. pflegte Frau H.

Frau F. ließ sich das Pflegen nicht nehmen, sie war sogar eifersüchtig auf die Profipflege. Sie verschloß manchmal die Wohnungstür, um dem Pfleger den Eintritt nicht zu gestatten (Boykott). Beide Damen sind seit vielen Jahren Alkoholabhängig, wobei sie mit Vorliebe (zur Gesunderhaltung) Bier und Wein mit Ei trinken.

Gezielte Maßnahmen waren in der Betreuungszeit nicht möglich. Es wurde die elementare Grundversorgung durchgeführt. Nach zweiwöchiger Betreuungszeit starb Frau H. plötzlich an Herzversagen.

Frau F. dekomensierte cerebral akut und mußte auf eine interne Station gebracht werden.

Ärztliche Diagnose

Alzheimer, Status nach mehreren Stürzen in der Wohnung

Status auf der Station

Frau B. kann man als liebes, altes Mutterl bezeichnen, also jenen Patiententyp, den sich jede Pflegeperson wünscht. Lieb, brav, folgsam und angepaßt. Sie ist jener Patienten-Typ, der bei barschem Ansprechen tatsächlich aufsteht und ein Mobilisationstraining über sich ergehen läßt.

Grob intern normaler Befund. Gehbehinderung durch Stürze, so auch die Angst, neuerlich zu stürzen. Frau B. wünscht, in ein Altersheim zu kommen, um keine Angst mehr zu haben.

Biographie

Wurde im Jahre 1893 in Wien als Arbeiterkind geboren. Aus der Ehe der Eltern stammten zwei Kinder. Mit ihrer älteren Schwester hatte sich Frau B. nicht verstanden. Nach der Volksschule half Frau B. im Hause der Eltern und heiratet bald einen Ungarn. Mit ihm war das Leben für sie die Hölle, es gab immer andere Frauen für ihn, und Frau B. ertrug dies geduldig, litt jedoch sehr an der Untreue ihres Mannes.

Ihr Mann verstarb im Alter von vierundsechzig Jahren unerwartet an Herzversagen. Frau B. blieb in der gemeinsamen Wohnung, und Bekannte kümmerten sich um sie. Mit der Verwandtschaft konnte sie nicht rechnen. Vor ca. fünf Jahren bemerkten Bekannte Angstzustände der Patientin, die immer schlimmer wurden. So kam sie ins PKH, wurde wieder entlassen, stürzte einige Male in der Wohnung, wurde inkontinent und wollte in ein Pflegeheim, um nicht allein zu sein, keine Angst mehr zu haben und sicher zu sein.

Differentialdiagnostischer Ausgang
Fand erst nach der Impulsmaßnahme auf der Abteilung statt.

Frau B. hatte eine soziale Maske im Leben zu tragen gelernt, hatte Angst, abgelehnt zu werden und beschritt ihren Lebensweg mit dieser Fassade. Gerade diese soziale Angst vor anderen und vor der Umwelt bewog sie wahrscheinlich, in ein Heim gehen zu wollen.

Wir zeigten ihr vorerst auf der Abteilung (zur Angstlinderung) den Umgang mit anderen, das Sprechen über alltägliche Probleme. Erst danach ließen wir ihr ein Erfolgserlebnis (im Sinne eines Ausganges) zukommen:

Um sich selbst besser kennenzulernen, lieben zu lernen, integrierten wir sie in einen uns bekannten Massier- und Kosmetiksalon.

Dadurch gewöhnte sie sich allmählich an die Situation des Verwöhnenlassens und gewann wieder Freude an sich und ihrem Körper.

In der Arbeiterklasse war es undenkbar, einen Kosmetiksalon, einen Masseur oder Pedikeur aufzusuchen. Diese Menschen müssen erst mühevoll lernen, sich verwöhnen zu lassen (nicht nur, wenn man krank ist).

Frau B. geht heute noch, drei Monate nach der Entlassung, in diesen Massagesalon und erfährt den positiven Hautkontakt des Verwöhnens »für Gesunde« als gutes Gefühl. Sie ist davon abgekommen, in ein Heim zu gehen, die Angst vor neuerlichen Stürzen wurde vergessen.

Verwirrtheit, Paranoia, Verwahrlosung und Depression im Senium

Alle starken emotionalen Eindrücke in der Jugend können im Alter beim Rückgang der Ich-Identität und der Sublimierungsfähigkeit als Symptome zum Tragen kommen.

Verwirrtheit

Grundbegriffe

Desorientiertheit ist eine Bewußtseinsstörung, die wir schon bei den Leistungseinbußen samt dem dazugehörigen pflegerischen Verhalten beschrieben haben.

Verwirrtheit ist nur dann als Terminus zu verwenden, wenn zur Desorientiertheit noch ein der Situation nicht angepaßtes Verhalten, eine vegetative Symptomatik und Unruhe, mit Angst verbunden, dazukommen.

Es werden im allgemeinen drei Formen unterschieden:

1. Triviale Form

Das ist meist eine Verkennung der Umgebung. Die Patienten glauben, sich in einer früheren Zeit, in einem Wirtshaus oder an ihrem Arbeitsplatz zu befinden und benehmen sich auch dementsprechend (situativ nicht angepaßt).

2. Phantastische Verwirrtheit

Sie bezieht sich hingegen meist auf religiöse Erlebnisse.

3. Delirante Form

Das ist jene Form, die häufig bei hirnorganischen Schäden in Kombination mit Abusus (Alkohol, Medikamente) vorkommt. Hinzu kommen noch Halluzinationen, ferner Wahnideen und eine schon erwähnte vegetative Symptomatik (Schwitzen, Brachykardien etc.).

Verwirrtheiten sind also ein auffälliges, ein ernst zu nehmendes Geschehen. Plötzlich, wie aus heiterem Himmel, sind diese Menschen desorientiert und situativ nicht angepaßt. Sie haben Auffassungsstörungen – verstehen also nicht, was um sie herum vorgeht.

Nun ist Verwirrtheit beim akuten Geschehen zu sehen als:

– körperlich begründbare Psychose;
– akutes organisches Psychosyndrom;
– Durchgangssyndrom;
– akutes organisches Psychosyndrom ohne Bewußtseinsstörung;
– Störung des Hirnstoffwechsels und
– Intoxikation.

Beim chronischen Geschehen wird sie als
- chronisch pseudoneurasthenisches Syndrom,
- organische Persönlichkeits- und Wesensveränderung und als
- Demenz

bezeichnet und in der Fachliteratur beschrieben. Pflegerisch sind vor allem die Verwirrtheitszustände
- als physiologische Regulationsstörung und
- als psychische (seelische) Ursache interessant. Zur näheren Erklärung hier ein Auszug von M. GNIELKA (1986).

Verwirrtheit bei physiologischen Regulationsstörungen

Die Störungen können sich nach GROND (1986, S. 138 ff.) beziehen auf:
- Störungen der Blutdruckregulation
- Störungen der Koordination, zum Beispiel Zittern der Hände (bei Parkinson) oder Gangunsicherheit (Folge von Muskelschwäche nach Tranquilizern oder langer Bettruhe, Folge von Wahrnehmungsstörungen wie Seh- oder Empfindungsstörungen, Folge von Bewegungseinschränkungen oder Schwindelanfällen).
- Störungen des Schlaf-Wach-Rhythmus
  - Einschlafstörungen können bedingt sein durch organische Faktoren wie Herzschwäche, Asthma, Schilddrüsenüberfunktion, Schmerzen;
    psychische Faktoren wie Ärger, Konflikte, Wut, Langeweile, Erwartungsangst (wieder nicht schlafen zu können), Angst, nicht wieder aufzuwachen, Alkohol-, Nikotin- oder Schlafmittelentzug;
    situative Faktoren wie Lärm, grelles Licht, Unterbrechung von Schlafgewohnheiten (Verschiebung der Schlafzeiten, anderes Bett, Verhinderung von Einschlafritualen).
  - Durchschlafstörungen können bedingt sein durch Alp- und Angstträume (Depressionen), nächtliches Wasserlassen mit Blutdruckabfall, Durchfälle, Husten, Schwitzen.
  - frühes Erwachen ist häufig bei Altersdepression zu beobachten.
  - Schlafumkehr ist Folge eines hirnorganischen Psychosyndroms.
- Störungen der Wärmeregulation:
  Unterkühlung
  Hitzeschäden (Sonnenstich / Hitzeerschöpfung)
- Störungen des Wasserhaushaltes (siehe oben)
- Störungen der Nahrungsaufnahme durch
  herabgesetztes Hungergefühl
  gestörten Schluckreflex (Schlaganfall)
  Nahrungsverweigerung
- Störungen der Ausscheidung
  Harninkontinenz
  Unfähigkeit, Wasser zu lassen
  Obstipation
  Diarrhoe

Stuhlinkontinenz
Anus praeter
- Schmerzen
- Sterben
Auch alte Menschen, die bisher nicht verwirrt waren, können im Sterben verwirrt reagieren, weil das physiologische Gleichgewicht zusammenbricht.

Psychische Faktoren

GROND (1986, S. 178 ff.) unterscheidet folgende psychische Entstehungsmöglichkeiten der Verwirrtheit:
Verwirrtheit als Folge von Distress: Welche Belastungen / Stressoren können zu Verwirrtheit beitragen bzw. diese bedingen? Denkbar sind hier:
- Verlusterlebnisse: Verlust der Beziehung zu nahestehenden Bezugspersonen (Partner, Verwandte)
  Verlust der Gesundheit
  Verlust von Besitz und finanziellen Mitteln
- Machtlosigkeit gegen Bedrohung von Gesundheit und Leben, gegen die Macht anderer
- soziale Stressoren:

Verlust von Status und Rolle	Isolation
Benachteiligung	Einweisung
Rollenumkehr	schneller technischer Wandel
gesellschaftliche Vorurteile	usw.
(geistiger Abbau)	

Verwirrtheit kann durch Distress verursacht sein, vielleicht auch, wenn mehrere Krisensituationen kumulieren und als bedrohlich erlebt werden, was nicht von der objektiven Schwere der Belastung abhängt, sondern von deren subjektiven Bedeutung.

Verwirrtheit als Folge eines mehrdimensional bedingten geistigen Abbaus

Ob es zum geistigen Abbau mit Verwirrtheit kommt, ist nicht nur vom vergangenen Lebenslauf, sondern auch von der gegenwärtigen Situation und den Zukunftsperspektiven abhängig. Faktoren, die den geistigen Abbau fördern können, sind nach GROND (1986, S. 202):
- biologisch: Krankheit, Sinnesbehinderung, schlechter Gesundheitszustand, beeinträchtigte Aktivität, Selbstbild
- biographisch: Mangel an Ausbildung, Training und Anregung, negative Selbsteinschätzung, mangelnde Vorbereitung auf Umstellungen, mangelnder Zukunftsbezug
- sozial: negatives Altersbild, Vorurteile, Mangel an sozialen Kontakten, Benachteiligung
- ökonomisch: Mangel an Möglichkeiten bei Witwen und Sozialhilfeempfängern
- ökologisch: Isolation durch Verkehrslage, Einengung durch Wohnungssituation

– epochal: Ältere und Frauen werden bei wirtschaftlicher Rezession benachteiligt
Nach Betrachtung einiger ausgewählter psychischer Faktoren, die Verwirrtheit bedingen können, kann unter anderem die Schlußfolgerung gezogen werden, daß Verwirrtheit im Alter auch eine ganz normale psychische Reaktion sein kann (wo ist zum
Beispiel der Realitätsbezug bei Verliebten, Jähzornigen Fanatiker, usw....?) und
nicht auf einer »Erkrankung« oder gar Demenz beruhen muß. (M. Gnielka 1986)

Flucht in die Verwirrtheit

Tief und fest, mit angstmachenden Verstärkern waren die Prägungen und
Sozialisationen nach Ethik, Moral, streng der Weg nach Pflichterfüllung und
Heimatliebe verwurzelt. Die nützliche Anwendung der Zeit und das aufrich-
tige Streben nach Vervollkommnung das einzig Erstrebenswerte.

Was ist aber mit jenen Leuten, die die »erstreben Ziele« nicht erreichten?
Jene, die den Eltern nicht den erwünschten Gehorsam und Dank erwiesen?

Glauben Sie wirklich, daß alle Menschen imstande waren, alle diese strengen Normen einhalten zu können? Oder ob nicht das eine oder andere Gebot
(ich meine hier sicher auch die religiösen Gebote) gebrochen wurden? Entsteht dann nicht Tatreue, Folgereue, Angst, Projektion, Verschiebung, Verdrängung? Bis zu dem Tag, an dem durch ein Auslösungsmoment (zum
Beispiel eine cerebrale Dekompensation) die *Schuld* (als Angst) wieder bewußt wird und sich durch verschiedene Abwehrmechanismen äußert.

Der Mensch mit einem blockierten Erwachsenen-Ich ist als psychotisch zu
bezeichnen. Sein Realitätssinn funktioniert nicht. Es fehlt ihm der Bezug zu
sich und seiner Umgebung. Sein Eltern- und Kindheits-Ich äußern sich direkt in einem wirren Durcheinander archaischer Daten, einer verworrenen
Wiedergabe von Früherfahrungen, die heute für die Umgebung sinnlos erscheinen.

Die Tatsache, daß die Realität des Erwachsenen-Ichs nicht mehr oder nur
zeitweise vorhanden ist (passagere Verwirrtheit), spricht für die Schwere des
Konflikts, mit dem dieser Mensch (in der Verabschiedungszeremonie von
der Welt) agiert und leidet.

Er kann die Eindrücke nicht mehr verarbeiten und verwerten. Er glaubt,
daß sich die Umgebung, die Welt verändert hat. Sein Denken ist verworren,
es funktioniert nicht mehr. Er entwickelt eine psychomotorische Unruhe,
nestelt an der Bettdecke herum und versucht (nicht als Flucht zu verstehen)
die Abteilung, die Wohnung (sogar im Winter unbekleidet) zu verlassen.
Seine Merkfähigkeit geht gänzlich verloren. Er ist unruhig und ängstlich agi-
tiert. Er vergißt zu essen und zu schlafen, stört daher Familie, Nachbarn und
Pflegepersonen. Sie »verstehen die Welt nicht mehr«!

Der Umgang mit verwirrten Menschen

Wenn sie die Welt nicht mehr verstehen, muß man sie ihnen wieder verständlich machen. Bei der folgenden pflegerischen Grundhaltung ist zu beachten: Ärztliche Diagnose und Therapie gegen die Verwirrtheit, vor allem Ausschließung und Behandlung der somatischen Ursache!

Pflegerische Maßnahmen gegen die Unruhe und Angst. Wie ich schon erwähnt habe, kann hier der Pfleger als »Medikament« gegen die Angst viel erreichen, allein schon durch seine Anwesenheit und Ausstrahlung. »Ein Verwirrter ist ein vital bedrohter Mensch, er ist daher wie ein Intensiv-Patient zu betreuen«. Erst nach Abklingen der Akut-Symptomatik sind Trainingsaktionen zu planen.

Training im Hinblick auf verlorengegangene Funktionen.

Training im Hinblick auf Wohnungs- und Heimtüchtigkeit.

Training im Hinblick auf Verkehrstüchtigkeit.

Realitätsorientierungstraining auf der Station.

Individuelle Übungsprogramme auf den Grundlagen der Biographie.

Daß gezieltes Training körperliche Geschicklichkeit zum Erfolg hat, wissen wir aus eigener Erfahrung und von den Sportlern. Daß die Übung von geistigen Fähigkeiten eine Leistungssteigerung bringt, wissen wir aus der Schule.

Da die neuere Theorie (Reversibilitätstheorie) auch in der Geriatrie Einzug gehalten hat, muß auch das Lernen und Trainieren beim Verwirrten oder Senilen seinen Sinn erfüllen. Allerdings langsam. Die meisten Fehler, die im Umgang mit geriatrischen Patienten gemacht werden, sind: zu schnelles Sprechen, die zu schnelle Behandlung, das zu schnelle Bettenmachen ohne Worte, so daß der Patient nicht folgen kann und daher noch unselbständiger wird. (Der Umgang und das Ausmaß der Information muß ebenfalls der Adaptionszeit angepaßt werden.)

Trainingsprogramme in der Klinik

Schaffen Sie eine normale Umgebung:
Belassen von Eigentum des Patienten (eigene Kopfpolster, eigene Kleidung, seine Ringe, etc.). Lassen Sie ihm kleine Bargeldbeträge, auch Wohnungsschlüssel – dies charakterisiert: »Ich bin noch Hausherr.«

Verwirrt nicht die Verwirrten:
Auf einer geriatrischen Station sind die verwirrten Personen zu trennen (auch induzierte Partner), da sonst jeder Verwirrte oder Desorientierte eine andere Auskunft erteilt und der schon verwirrte Patient nie eine Chance hat, seine Umgebung wirklich zu erkennen. Das Krankheitssymptom wird nur

schlechter. Eine Absonderung der Patienten, die auf dem Übungsprogramm stehen.

Übungsprogramme auf das Altgedächtnis abstimmen:
Verwenden Sie, wie in der Biographie beschrieben (Tertiärgedächtnis), Einstiegshilfen in Form seines individuellen Lebens. Schauen Sie mit dem Patienten Fotoalben an, um ihn und seine Lieben aus früherer Zeit zu erkennen. Besuchen Sie die Wohnung des Patienten, seinen Wohnbezirk, nur dort ist er ratifiziert.

Verwenden Sie nicht die Methode des Paukens. Lernen und Erinnern übt man am besten durch Gefühlsreize – Lust-Unlust-Motivation, siehe Reizanflutung.

Beim Training würde ich ein Orientierungstraining und ein Realitätstraining unterscheiden.

Orientierungstraining

Da das Orientierungstraining (zum Beispiel große Kalender) überall beschrieben und besprochen wird (durchgeführt weniger), möchte ich nicht die trivialen Beispiele wiedergeben, sondern nur unsere Ergebnisse beschreiben. Orientierungstraining heißt:
– mit sich selbst zurechtkommen,
– mit anderen zurechtkommen,
– mit der Umgebung zurechtkommen,
– Ordnung halten können (im Heim, im Raum und in der Zeit).
Gerade diese Dinge aber kann der Desorientierte nicht (zumindest bekommt er sie nur zeitweise mit) und reagiert daher mit Angst. Jede Störung der Ordnung (auch jene des Schlafengehens und Aufstehens) bringt eine Störung der Alltagsroutine (Tertiärgedächtnisleistung) mit sich.

Erst mit dem nächsten Schritt nach der *Kontaktaufnahme* ist ein gezieltes Trainingsprogramm der verlorengegangenen persönlichen, zeitlichen und örtlichen Orientierung durchzuführen, wobei alle verwendeten Re-Historisierungsprozesse identitätssichernde Funktionen in sich tragen.

So, wie man einem Kind unter andauerndem Training beibringt, wo, was, zu welchem Zweck dient, muß man auch jenen Menschen, die im Heim bleiben müssen, mit einem gezielten Programm die Räumlichkeiten und deren Zweck (in adäquater Adaptionszeit) beibringen.

Alte Leute suchen ihr Bett, ihr Geld, ihre Zahnprothesen. Es hat sich als sehr günstig erwiesen, auch die Schubladen in der Wohnung, das Nachtkästchen im Spital, in alter Schrift zu beschriften (Zähne, Geld, Dokumente).

Viele Menschen heute haben verlernt, sich dem biologischen Rhythmus von Spannung und Entspannung, von hoher Aktivität und Ruhe zu fügen.

Beim Zeit-Training ist es daher erforderlich, das gestörte Schlaf-Wach-Rhythmus-Potential wieder in Ordnung zu bringen, dem Patienten vor allem seine verläßliche Gewohnheit wiederzugeben. Diese deckt sich aber kaum mit der Spitalstruktur.

Die Orientierung im zeitlichen Moment wiederzufinden, setzt aber die *regelmäßige Versorgung* voraus. Es geht nicht an, wenn die Betreuer ständig wechseln oder gar die Zeit geändert wird, zu der die Betreuer kommen.

Auch die Zeitordnung wurde geprägt. Unsere heute Betagten lernen:
- Um... Uhr – Vater geht arbeiten,
- um... Uhr – Mutter ist einkaufen,
- um... Uhr – kochen,
- um... Uhr – Vater kommt nach Hause.

So wie in der Kindheit müssen sich auch im Alter verschiedene Zeitstrukturen wiederholen. Dies ist insbesondere bei den extramuralen Versorgungen zu berücksichtigen.

Jeder Mensch benötigt eine ihm eigene *Einstimmungszeit*. Sollten daher Änderungen der Zeitstruktur erforderlich sein:
»Morgen wird ein Ausflug gemacht«;
»In drei Wochen fahren wir in Urlaub«;
»In drei Wochen werden Sie verlegt«;
muß man dem Menschen genug Zeit lassen und darüber sprechen, was geschehen wird (denken Sie ans Reisefieber).

Beim Training ist:
- Vergangenes in das Bewußtsein zu rufen,
- Geplantes, Künftiges in die Erlebniswelt zu setzen, um Überforderungen und Konfabulationen zu verhindern.

Persönlichkeitstraining

Hier geht es mir vorwiegend um die *Ich*-Identität der Klienten. Wir verwenden: Die eigene Kleidung, die belassen werden sollte, Fotoalben, Dokumente, alte Filme seiner Zeit, Ansichtskarten und vor allem die Rückführung in die eigenen vier Wände, sowie historische Gespräche als Ich-Identifikationsmittel.

Orientierungsprogramm der Abteilung: Hier müßten alle Bediensteten eines Krankenhauses (von der Putzfrau bis zum Chefarzt) immer wieder die gleiche – auf den Patienten bezogene – Ich-Auskunft geben. Guten Tag, Herr... Die Zielperson wird immer und überall mit ihrem Namen angesprochen. Es werden immer nur über persönliche Daten Auskünfte erteilt.

Als nächsten Schritt sind Trainings, die eine Ich-Entscheidung verlangen, indiziert. Der Klient muß erkennen, daß er in kleinen Schritten wieder sein Leben bestimmen muß.

»Wieviel Milch wollen Sie in Ihr Glas?«
»Nehmen Sie heute einen Regenschirm?«
»Was möchten Sie morgen essen?«
Des öfteren in kurzen Sätzen (eventuell im Dialekt gesprochen), verspricht Erfolg in Form einer adäquaten Antwort.

Man kann einen sehr großen Würfel anfertigen, auf dem statt Nummern Bilder der anwesenden geriatrischen Personen aufgeklebt werden. Nach dem Würfeln sollte die Gruppe sagen, wer dies ist und ihn über sein Leben ausfragen (Biographieermittlung). Die Fragen können – dem jeweiligen Intellekt der Gruppe angepaßt – erfolgen.

Realisationstraining

Handlungsabläufe des Alltags: Trainieren Sie das WC-Gehen, das An- und Ausziehen, die Wahl der richtigen Kleidung (damit der Patient nicht im Winter in kurzer Hose geht). »Manche Leute nehmen heute einen Schirm.« »Holen Sie sich heute Ihr Essen einen Stock tiefer.« An künftige Ereignisse erinnern: »Frau XY, es ist jetzt zehn Uhr. Um elf Uhr ist Essenszeit.« Lassen Sie die Patienten in der Teeküche selbst ihr Essen wärmen. Die Patienten sollen es können, nicht wir.

Orientierungshilfen anbringen: Große Tafeln über Wetter, Zeittafeln, Orientierungshinweise für das Bett, die Prothese, die Brillen.

Coping belassen: Lassen Sie dem Patienten auch in der Klinik und in der Wohnung seine Eigenverantwortlichkeit. Er muß alleine leben lernen. Das Ziel soll eine Verselbständigung des Patienten sein. Machen Sie mit dem Patienten Kurzausgänge rund um den Pavillon, später Strecke erweitern. Machen Sie Rundkurse, so daß der Patient rasch wieder zu seinem Bett zurück kann. Langsam aufbauende Rundstrecken sollen ihn auf das Wohnungstraining vorbereiten.

Wohnungs- und Stadttraining: In seiner Wohnung hat der Patient gelebt (Altgedächtnis) – in seiner Wohnung soll er wieder leben, also kann sich das Hauptprogramm nur im Wohnmilieu abspielen.

Umgebungssicherheit: Wenn man mit einem Sklerose-Patienten in einen bestimmten Teil seines Bezirkes kommt, schaltet sich meist plötzlich wieder die Orientierungstätigkeit ein. Der Mensch fühlt sich wieder in seinem Leben. Fehlende, vergessene Informationen werden weiter geübt.

Verkehrssicherheit: Beim Stadttraining sollte auch auf das Einhalten von Verkehrsregeln (zum Beispiel Ampeln) geachtet werden.

Einkaufssicherheit: Ich meine damit, daß der Patient auch die Schwellenangst vor dem täglichen Einkauf abbauen soll. Übungsprogramme zum täglichen Einkauf sollen erstellt werden. Selbst einkaufen ist ja für später eine Beschäftigung und verhindert die eventuelle Vereinsamung.

Tägliche Verrichtungen: Nun wird einerseits überprüft, was der Patient noch kann, andererseits, was trainiert werden soll. Das komplette Spektrum eines Alleinlebenden mit all seinen Notwendigkeiten muß durchprobiert werden. Beispiele: Wohnungstür auf- und zusperren, Post aus dem Briefkasten holen, das Einheizen. Die Bedienung der Geräte in der Wohnung, Essen wärmen, Kleinigkeiten kochen, Bettenmachen, Medikamenteneinnahmen, WC-Gehen. Durchführen eines Hilfenotrufes. Erstellen von sozialen Kontakten, Plauderei mit der Nachbarschaft.

Diese so schulisch klingenden Maßnahmen wurden an hundert Patienten von unserem Team mit Erfolg durchgeführt. Auch konnte ein total verwirrter Patient, bei dem eine Krankenschwester zwei Nächte lang in der Wohnung schlief, wieder voll hergestellt werden. Das heißt, daß zwei Tage und zwei Nächte im Wohnmilieu den Patienten ein so starkes Sicherheitsgefühl vermitteln, daß er ohne Medikation und ohne (verwirrendes) Spital wieder alleine leben und integriert werden kann.

Auch die Aussagekraft der Nachtdienstberichte wie: Patient verwirrt, bettflüchtig etc. decken sich nicht mit den Gegebenheiten in seiner Wohnung. Hier ist ein differentialdiagnostischer Ausgang erforderlich.

Paranoia im Senium

Da gerade meine kreierte Pflegetaktik der negativen Intention bei allen anderen Formen des Wahns eine Kontraindikation darstellt, möchte ich schon in der Einleitung ein paar Worte darüber verlieren.

Bei der negativen Intention als Maßnahme gegen die Paranoia im Senium (im Wohnmilieu) geben wir unserem Patienten, wenn er Wahninhalte äußert, *recht.* Wir bestreiten nicht, wenn er Strahlen spürt.

Wir sagen nicht, daß er sich irre, wenn er angibt, verfolgt zu werden. Ganz im Gegenteil, wir verstärken meist noch diesen Fehlzustand (unkorrigierbaren Fehlzustand, Fehlinterpretation).

Ich gehe bei der Altersparanoia davon aus, daß sie prinzipiell irreversibel ist, und ich maximal »angstlindernd« pflegen kann.

Ganz anders würde ich die Situation zum Beispiel beim schizophrenen Wahn sehen. Die Schizophrenie sowie ihr Symptomatik-Wahn, verläuft in Schüben. Keinem Pfleger ist es klar, wann eine Schubbeendigung auftritt, so daß es wohl möglich wäre, daß sich der Patient in Besserung befindet, der Pfleger aber noch immer lügt. Der Klient erkennt in dieser Situation, daß die

Pflegeperson »lügt« (theatralisch tätig ist). Somit würde ein Vertrauensverlust eintreten, der sich beim nächsten Schub unseres Klienten absolut negativ auswirken würde.

Das heißt, daß wir bei der Altersparanoia praktisch gesehen meistens nur als *Verstärker* und *Mutmacher* auftreten. So haben uns die Klienten selbst gezeigt, daß man an die Wand geklebte Sardinendeckel als Mittel gegen Strom verwendet, und daß man Grieß streut, um Gas abzuwehren, und daß man auf die Polizei geht, um Verbrecher abzuwehren. (Prägung)

So wie der Streit in der Terminologie und Diagnosennormenklatur über den Begriff der »Demenz« tobt, so tobt auch der Streit zwischen den Psychiatern, welches Wort denn für die Paranoia im Senium das ätiologisch richtige wäre.

Heute kann man wohl zwischen den Begriffen

spätparanoid

paranoide Reaktion

paranoides Zustandsbild

paranoides Syndrom wählen.

Eine gute Orientierung bietet das Buch von SCHARFETTER (1985) »Allgemeine Psychopathologie« für jene Kollegen / innen, die sich vermehrt mit der Kausalität und Rubrizierung beschäftigen wollen.

Interessant ist, daß sich mit der Änderung der Psychiatrie (verwahrende-kustodiale-Sozialpsychiatrie) auch die Thesen der Wahnbildung geändert haben. So findet man unter den alten Wahnbeschreibungen beispielsweise:

FREUD: Die Homosexualität habe eine bestimmte Wirkung in der Pathogenese der Wahnbildung, oder, bei der Wahnbildung handele es sich um eine Projektion (unlustvoll gewordene Lust), oder, beim Nichtausleben zum Beispiel des Sexualtriebes könnten als Reaktion sexuell gefärbte Wahnideen auftreten.

KRETSCHMER: Die Wahnursache sei das Vorhandensein von Schlüsselreizen, welche für die Wahnbildung verantwortlich seien. Es handle sich dabei meistens um beschämende Erlebnisse und Niederlagen, auf deren Grund sich Wahnbilder entwickelten (Masturbationswahn, Liebeswahn).

Neuere Wege sind jene von Arezzo (Klinik in Italien, die sich stark für die Entstehung der demokratischen Psychiatrie einsetzte). Diese Klinikärzte meinen, daß der zum Wahnsinn führende Mechanismus in der Bildung von Schuldkomplexen liege, die durch die Umgebung, Familie etc. hervorgerufen würden (was wahrscheinlich richtiger ist und den Soziologen und Über-Ich-Erziehern als präventive Maßnahmenforschung weitergegeben werden kann).

JOVIC und UCHTENHAGEN (1988) verwenden sich in ihrem sehr guten Buch »Psychogeriatrie, Neue Wege und Hinweise für die Praxis« dafür, daß man die Entstehung von Wahnbildungen in organischen Isolierungen und verdeckten Depressionsmomenten suchen und finden könnte.

Der Wahn

Ein Wahn ist ein komplexes Ideengebäude, welches aus Wahnideen, ihren Interpretationen, »normalen« Gedanken und deren – logischen oder unlogischen – Verknüpfungen besteht. Im allgemeinen setzt die Wahnbildung mit einem einzelnen Phänomen von Wahncharakter ein, dann entwickelt der Betroffene, sich seiner Erfahrungen und seiner intellektuellen Fähigkeiten bedienend, das Wahnsystem. Diese Strukturierung nennt man »Wahnarbeit«.

Die Wahrhaftigkeit einer solchen Vorstellung ist nicht immer leicht nachzuweisen. Karl JASPERS (1883–1969) hat folgende drei Wahnkriterien erstellt:

Die unvergleichliche subjektive Gewißheit Damit soll ausgesagt werden, daß der Betroffene seine Vorstellung nicht nur für möglich oder wahrscheinlich hält, sondern ihr den Charakter absoluter und unwiderlegbarer Gewißheit verleiht.

Er läßt keine andere als *seine* Interpretation der Bausteine seines Wahngebildes zu und *schließt den Zufall* aus: Die Zusammenhänge sind für ihn eindeutig und schlüssig.

Demzufolge besteht beim Wahn *Unkorrigierbarkeit*, das heißt, der Patient ist weder durch seine bisherigen Erfahrungen, noch durch zwingende Schlüsse beeinflußbar. Bei Menschen, die einem Verfolgungswahn unterliegen, kann es oft dazu kommen, daß sie die Menschen, die sie vom Wahncharakter ihrer Überlegungen überzeugen wollen, in ihr Wahnsystem einbauen, sie zum Beispiel auch zu ihren vermeintlichen Verfolgern zählen.

Unmöglichkeit des Inhalts. Dieses Kriterium ist kein obligatorisches. Tatsächlich kann es durchaus vorkommen, daß der Wahninhalt nicht grundsätzlich unmöglich ist, was oft auch dazu führt, daß der Wahnkranke seine Ideen sogar Gesunden glaubhaft machen kann (»Induktion«).

In der Praxis stellt das explorative Gespräch mit einem Wahnkranken eine eindrucksvolle Erfahrung dar: Der Versuch, sich in den Kranken und seine Vorstellungen einzufühlen, scheitert letztlich an der starren Unnachvollziehbarkeit des Gedankenablaufs des Kranken.

Es ist auch beim Gesunden verständlich, daß heftige Gefühlsaufwallungen unrealistische Vorstellungen und Fehleinschätzungen hervorrufen können. Von einem Wahn spricht man nur, wenn diese Vorstellungen *bei fehlender Affekteinengung*, den Charakter des Unbezweifelbaren und einzig Wahren tragen.

Beim Gespräch mit Wahnkranken stößt man letztlich auf eine Behauptung, von der der Kranke »weiß«, daß sie wahr ist, obwohl er weder eine sinnliche Erfahrung, noch Beweise dafür vorzubringen hat *(Wahnbewußtsein)*.

Es gibt Wahnsyndrome, die auf abnorme Wahrnehmungen aufbauen bzw. auch solche Elemente einbauen *(Paraphrene Syndrome)*.

Wahnthemen gibt es überaus viele. Hier ist grundsätzlich alles möglich: Verfolgungs-, Eifersuchts-, Größen-, Versündigungswahn etc.

Im Wahn können Denkabläufe und Argumente *logisch* und *paralogisch* (den Gesetzen der Logik widersprechend) ablaufen.

Der Wahn ist anfangs »unorganisiert« und kann durch *Wahnarbeit* »organisiert« werden. Wenn das Wahngebäude »fertiggestellt« und straff organisiert ist, spricht man von einem »systematisierten Wahn«.

Im *polarisierten* Wahn ist das Wahnsystem eng mit der Realität verbunden. Der Betroffene interpretiert reelle Gegebenheiten – die er zur Kenntnis nimmt – immer auch dahingehend, welche Wertigkeit diese in bezug auf den Wahn haben.

Ein Wahn kann in *Juxtaposition* geraten, das heißt, daß der Betroffene ein völlig normales und realitätsbezogenes Verhalten zeigt, in ihm die wahnhafte Überzeugung jedoch weiterbesteht (»doppelte Buchführung«). Zuweilen gelingt es nicht, den Kranken von seinem Wahn zu befreien. In diesem Fall kann die Therapie darin bestehen, den Wahn in Juxtaposition zu bringen, um dem Kranken das Leben im gewohnten sozialen Milieu zu ermöglichen.

Wenn der Betroffene jeden Realitätsbezug verliert und ausschließlich in seinem Wahn lebt, spricht man von einem *autistischen Wahn*.

Aufbauelemente des Wahns sind jene Informationen bzw. Erlebnisse, die die Fundamente und Bausteine des Wahngebäudes sind. Diese Informationen können zu den *normalen Erlebnisweisen* und Wahrnehmungen gehören, aber auch in *abnormen Phänomenen*, wie Verkennungen, Halluzinationen etc., bestehen.

Von einem *holothymen* Wahn spricht man, wenn die Qualität des Wahns der bestehenden Grundstimmung entspricht (Größenwahn bei der Manie, Schuldwahn bei der Depression, Verfolgungsideen bei depressiv-dysphorischem Mischzustand etc.). Von einem *katathymen* Wahn spricht man, wenn die Inhalte und ihre Wertigkeit persönlichkeitsbezogen und ohne Kenntnis der lebensgeschichtlichen Entwicklung des Betroffenen nicht bewertbar sind.

Paranoia in der Praxis

Bei der Paranoia im Senium handelt es sich um eine Wahnidee, die mit einer Wahnstimmung einhergeht. Sie ist krankhaft entstanden und zugleich für den Patienten realistisch, daher unkorrigierbar.

Ein Wahn ist primär in der Gefühlswelt verankert. Er läßt sich daher durch die Logik, die meist ungestört ist, nicht beeinflussen, obwohl alle Sinneswahrnehmungen und Funktionen voll auf der Ebene des Geistes ablaufen.

Wir haben bis heute kaum Klienten erlebt, die ein Mischbild zwischen Verwirrtheit und Wahn darstellen.

Da die Klienten uneinsichtig ihrer Situation gegenüberstehen, wir aber trotzdem eine »Übertragung« als guten Einstieg für wichtig halten, ist im Umgang mit Paranoiden besondere Vorsicht nötig.

Es sind Leute mit einer dünnen Haut (CIOMPI).

Es sind Leute mit Angst.

Es sind Leute, die keine Nähe vertragen.

Es sind Leute, bei denen die Unlogik der Wahnäußerungen nicht zu ihrer Person paßt (wenn zum Beispiel ein Techniker angibt, daß Strahlen aus seiner Wand kommen und wir mit einer angeblich strahlenundurchlässigen Tapete seinen Wahn kompensieren).

Das würde heißen, daß Leute, die mit einem Wahn so tief in den Gefühlsbereich abstürzen, selbst unlogische Maßnahmen mit ihrem »Hirn« nicht kontrollieren können.

Nach unserer Erfahrung kommt es zu einer affektiven Distanz zu wahnhaften Erlebnisinhalten. – Die Patienten halten »Nähe« nicht aus. Achten Sie auf die persönliche körperliche Distanz von 1,5 Metern.

Sie wollen alles haben (Sammeln von Gegenständen), rühren aber nichts an. Sie benehmen sich wie die Kinder im Trotzalter. – Man muß darauf achten, daß sich eine Paranoia nicht in eine Verwahrlosung umändern kann.

Der Patient gibt dem Nachbarn, den anderen Menschen, die Schuld für sein Versagen. »Warum hab ich das und nicht der?« – Schuldgefühle (die meistens berechtigt sind) durch »gute Tat« kompensieren lassen.

Der paranoide Patient hat ein Fehlverhalten (meist ein Leben lang) und erwartet von anderen Menschen das Verhaltensmuster, das »er trägt«. Wenn er stiehlt (übertriebene Formulierung), dann muß er natürlich annehmen, daß auch die anderen stehlen und er projiziert diese Einstellung. – Wir sollten wissen, daß unsere Klienten meistens (biographisch gesehen), wirklich Dreck am Stecken haben: Entlastungsgespräch, katholische Beichte zur Angstminderung.

Sehr häufig wird ein Symptom bei der Altersparanoia im Spital nicht eruiert, da das Paranoidogen fehlt und der Patient Sicherheit in der Spitalsumgebung erfährt. – Ausgang zur diagnostischen Abklärung.

Sehr oft liegt der paranoide Ursprung im Altgedächtnis. – Biographisch singuläre Abklärung, um daraus Maßnahmen-Impulse konstruieren zu können.

Paranoide Patienten leiden vermehrt an Angst. – »Glauben gibt Sicherheit.« Wer alles richtig macht, brav macht, folgsam ist, dem kann nichts passieren. Auch nach dem Tode ist er geschützt. »Ein reines Gewissen ist ein gutes Ruhekissen.« »Schuld und Sühne.«

Man kann die paranoide Symptomanik einteilen in:

Leicht – Patienten reden über ihre Störungen, ohne aber Angst zu zeigen. Sie sind der Situation gegenüber angepaßt, belästigen keine Nachbarn. Sie sind auch manchmal gelernte (aus der Biographie) stille Leider und erdulden die scheinbaren Belästigungen. Das ist ein Zustand, der ohne Korrektur beherrschbar ist. Der Patient ist ja lebensfähig ohne Angst. Augenmerk auf eventuell eintretenden Alkoholmißbrauch.

Mittel – Es kommen bereits Unlustgefühle, Abneigungen, Verunsicherungen dazu. Nachbarn und der Gegner können bereits belästigt werden. Bei forciertem Gespräch geben die Patienten bereits eine vegetative Symptomatik bekannt.

Schwer – Es kommen zu der bestehenden Verunsicherung noch Affekte, raptusartige Zustände, dazu. Die Patienten werden meist verbal aggressiv gegenüber dem Gegner. Teilweise setzen Halluzinationen dem Patienten stark zu. Er ist alleine und ohne Maßnahmen nicht mehr lebensfähig.

Aus der Praxis nehmen wir an Hand von ca. zweitausend durchstrukturierten Patientenbögen an, daß die Auslösemomente für eine paranoide Reaktion in folgender Reihenfolge (im Sinne der Häufigkeit) vorkommen:
– Schuld und Sühne (biographisch nachweisbare Ursachen),
– tatsächliche Vergiftungen,
– nicht eruierbare Ursachen (verdrängte Biographie?)

Schuld und Sühne als Grundlage

Bei dieser Theorie handelt es sich um die Tatsache, daß Menschen in ihrer Jugend Jugendsünden diverser Art begingen, es aber nie zu einer Sühne, zu einer Abreaktion dieser Tat gekommen ist. Sie verdrängen die vorangegangene Tat. In der Spätfolge, beim geistigen Abbau (Über-Ich-Normen), kommt die Schuld, verschlüsselt als paranoide Idee, als Selbstquälung, Selbstbeschuldigung, wieder an den Tag. Die bösen Taten können aber auch auf den »bösen Nachbarn« projiziert werden. Nicht ich bin böse, sondern er ist es! Er belästigt mich.

»Sünden« aus der Jugend sind doch bei den meisten Menschen in irgendeiner Form vorhanden (Onanie etc.). Die Art und Weise der späteren Verkraftung dürfte aber der ausschlaggebende Fundus sein, ob und wann eine paranoide Symptomatik entsteht.

Auch hier gilt es zuerst, »Mutmacher« für den Patienten zu sein. Von Fall zu Fall sollten wir Pfleger die eruierte Symptomatik negieren und nicht durch Fragen wachrütteln. Viele unserer Patienten geben spontan auf paranoide Symptome nicht nur Antwort, sondern fordern Hilfe, wenn sie Angst bekommen, wenn sie mit ihrem Leiden nicht mehr leben können. In einem solchen Fall sollte nicht von der paranoiden Idee gesprochen werden. Patienten melden sich bei Progression der Erkrankung selbst. Die zweite Möglichkeit besteht darin, die Jugendsünde durch Gespräche zu eruieren und zu eliminieren. Jugendsünden liegen häufig auf sexuellem Gebiet: Affären mit dem Nachbarn, kurze Seitensprünge.

Die Ursache der Paranoia kann auch heißen »Ich werde verfolgt« und ist eigentlich gleichbedeutend mit dem Ausdruck »Ich wurde verfolgt«!

Wir werden eigentlich ein ganzes Leben lang verfolgt. Es ist nur eine reine Auswirkungsfrage, ob es uns recht ist oder ob wir uns dagegen wehren bzw. wehren können. Manche Menschen können sich gegen ihre eigenen Verfolger (Paranoidogene) nur durch Verdrängung (abgleiten lassen ins Unbewußte) befreien.

Sie verdrängen ihren Verfolger, zum Beispiel die Eltern, die von uns Pflichterfüllung verlangen.

Günstig ist eine negative Intention als Hilfe zur Verdrängung. Wir helfen dem Patienten, seinen Verfolger zu vergessen, beschäftigen ihn, geben ihm Lebensinhalt, negieren den Verfolger. Oder die Pflegeperson agiert als Kampfhilfe gegen den Gegner. Miteinander schaffen wir's, den Paranoidogen zu beseitigen.

Vergiftungen

Es ist medizinisch interessant, daß viele alte Leute, die eine Vergiftungsparanoia entwickeln, tatsächlich vergiftet sind. Wenn unsere Patienten vermehrt Digitalis zu sich nehmen (Herzpulver), also die therapeutische Maßnahme kumuliert, kann sich daraus als Symptom die Angabe »die Nachbarin vergiftet mich mit Gas« entwickeln. Kein Mensch denkt daran, daß eine *Digitalisintoxikation* vorliegt. Bei Reduzierung der Medikamente bessert sich diese psychische Symptomatik, ohne daß man eine psychiatrische oder gesprächstherapeutische Maßnahmen vornehmen muß. Bei Abusus mit anderen Mitteln ist der Verlauf natürlich genauso.

Die meisten unserer Patienten schlucken, schon bedingt durch ihre Multimorbidität, die verschiedensten Medikamente, ohne auf Kumulation, Unverträglichkeiten etc. zu achten. Es ist daher sinnvoll, die alten Leute, vor allem solche, die einen Besuch beim Arzt prinzipiell ablehnen, zu beobachten, um solche Komplikationen zu vermeiden.

Es ist klar, daß viele Menschen Lebensschicksalsschläge sehr gut (und wahrscheinlich zum Weiterleben notwendig) verdrängen, vergessen oder ignorieren. Es ist ebenfalls notwendig, daß man Menschen, die durch das Verdrängen erst wieder lebensfähig wurden, nicht zwingt, aufdeckende Gespräche zu führen.

In der Impulspflege gehe ich aber prinzipiell von der Annahme aus, daß auch jene Personen, die über sich nichts sagen wollen, Schwierigkeiten im Leben verdrängungsmäßig bearbeitet haben.

Auch die somatischen Ursachen als Auslösemoment würde ich sehr häufig in eben nicht eruierbare Störungen einreihen und akzeptieren.

Impulspflege

Der Umgang mit diesen Patienten ist prinzipiell gleich. Es muß ein *fundierter Einstieg* zu ihnen gefunden werden, wobei wir Betreuer selbst keine Unsicherheit zeigen sollten. Wir müssen ihre *Mutmacher* sein, denn sie haben sehr viel zu leiden. Sie haben Angstzustände. Sie müssen durch die Intervention der Pflegeperson sicherer, beständiger, angstfreier werden. Meist bewähren sich männliche Betreuer bei weiblichen Patienten und umgekehrt.

Interventionen im Milieu sind durchzuführen, das heißt, daß wir bei den Nachbarn, beim Hausmeister usw. um größeres *Verständnis* bitten, daß wir die Sachlage erklären. Es steht aber mit Sicherheit fest, daß der gesunde Mensch, der Nachbar, ebenfalls leben muß. Die psychisch Abnormen dürfen nicht so belastend in der Hausgemeinschaft regieren, daß sie damit die Gesunden umbringen.

Sehr nützlich erweisen sich auch Polizisten, die manchmal schon so kooperativ sind, daß sie mit unseren Patienten Gespräche führen, sie beschützen, Störenfriede von ihnen fernhalten.

Die Betreuung eines paranoiden Patienten erfordert sehr viel *Feingefühl und Aufmerksamkeit.* Man darf aber nie vergessen, daß diese Patienten meist nur auf dem Gebiet ihres Wahns inadäquat reagieren, daß aber ansonsten *alle* anderen Hirn- und Leistungsfunktionen normal funktionieren. Falsche Aussagen, Gespräche mit Nachbarn im Gang des Hauses, falsche Bemerkungen zu Mitpatienten können zu einer Umstimmung der Gefühlshaltung führen, so daß der Patient die Pflegeperson zu den Feinden zählt und in den Feindeskreis aufnimmt.

Als symptomspezifisches Verhalten bei paranoiden Patienten gehen wir folgenden Weg:
– negative Intervention

- katholische Beichte
- Entlastungsgespräch
- individuelle Maßnahmen (siehe Fallbeispiele).

Negative Intervention

Wir gehen bei der Pflege im Sinne der *paradoxen oder negativen Intervention* vor und haben dabei gute Resultate erzielt. Wir meinen, daß ein Wahn ein unkorrigierbarer, unbeeinflußbarer Zustand ist, der für den Patienten zur Realität wurde. Wir können ihn daher mit logischen Argumenten nicht ausreden, nicht beeinflussen, nicht korrigieren. Wir nehmen ihn als Tatsache an und akzeptieren die Paranoia. Wir befürworten und bejahen sie. »Hier kommt Gas aus der Nachbarwohnung heraus!« »Jawohl«, ist die Antwort des Pflegers, »aber wir werden versuchen, dies zu verhindern, technisch zu beheben.« Wir verwenden »strahlensichere Tapeten«, »gasundurchlässige« Folien, einbruchsichere Türschlösser, sperren »gesehene« Tiere im Backrohr ein und lassen sie täglich von den Patienten füttern. Wir schreiben Magistrats- und politische Bescheide, lassen Gegner im Gefängnis sterben etc., mit einem Wort, wir sind schauspielerisch tätig!

Ich muß zugeben, daß ich nicht an die Möglichkeit der paradoxen Intervention glaubte und daß ich mich bei der Gesprächsführung vor dem Patienten und den eventuell anwesenden Verwandten genierte. Ich muß aber heute, nach drei Jahren, zugeben, daß ich diese Form der Paranoia-Behandlung bei Senilen für eine der besten Möglichkeiten halte. Wesentlich ist auch, daß die nachfolgenden Betreuer, zum Beispiel Heimhilfen, Altenhelfer, voll instruiert werden müssen, so daß der Therapieerfolg gesichert bleibt. Natürlich werden auch durch diese Maßnahme nicht alle Patienten angstfrei, wobei ich das Angstfrei-Leben in der Wohnung als wesentlichsten Erfolg bezeichnen würde.

Sollte durch eine negative Intervention allein die Symptomatik nicht beherrschbar werden, so kann man eine Mischbehandlung durchführen. Hierbei treffen Depotbehandlungen mit Neuroleptika, Gesprächstherapie in Form der negativen Intervention, somatische Beherrschung des Krankheitsgeschehens und die Wirkung des Pflegers als Sicherheitsperson zum gemeinsamen Gelingen zusammen.

FREUD schreibt zur negativen Intervention: »Zur Verminderung von Mißverständnissen muß betont werden, daß diese Form der Therapie eine Art ›Suggestionstherapie‹ darstellt, die auf Grund der Suggestibilität auf der Empfänglichkeit für eingeprägte Normen, zum Beispiel den blinden Glauben, den blinden Gehorsam, beruht, und daß das im Erwachsenen schlummernde Kind gleichsam belebt wird.«

Ich möchte aber hier unbedingt betonen, daß wir durch die negative Intervention die Schuldfrage (mit der sich wohl auch der Patient quält) nicht auf den Patienten verlagern, sondern ganz im Gegenteil von ihm abwenden!

Es war früher üblich, die Schuld für psychische Erkrankungen dem Patienten anzulasten. »Weil er onanierte, ist er heute geisteskrank.« Wir versuchen diesen negativen Verstärker (der auch heute noch auf viele Fünfundachtzigjährige Einfluß hat) zu beseitigen, abzuschwächen. Viele alte Leute denken noch heute darüber nach, ob der ehemalige Seitensprung nicht doch geschadet hat und sie deshalb heute gehbehindert, sehbehindert etc. sind. Ich möchte in diesem Zusammenhang sehr das Buch »Biographie eines Irrenhauses«, A. Conti (1978), empfehlen, aus dem nicht nur die Frage nach Schuld und Sühne, sondern auch lebensbiographische, psychiatrische Aufklärung entnommen werden kann.

Ohne Frage steht fest, daß die »Schuldfrage« bei Klienten durch die Familie und die Gesellschaft verstärkt wird. Ein Klient, der Schuldgefühle hat und in eine Klinik eingewiesen wird, wird durch die Aufnahme in seinem Wahn nur weiter bestärkt (weil ich so schlecht bin, werde ich aufgenommen). Eine Scheidung auf Grund einer Geisteskrankheit gibt dem Klienten dann den Rest. Sie kann ebenfalls als negativer Verstärker angesehen werden. Wen wundert es dann noch, daß der Klient sich von »allen« als abgeschrieben betrachtet.

Gerade sexuelle Entgleisungen müssen sich bei der einstigen Erziehung besonders kraß ausgewirkt haben. Hier wirkte und wirkt sogar die ganze Gesellschaft als Verstärker.

Entlastungsgespräch

Stellen Sie sich bitte zur Erklärung meiner Pflegeimpulse folgende Wahnentstehungsmechanismen vor:

Ein kleines Mädchen wird geprägt: Onanie ist Sünde. Wenn man gegen dieses Verbot verstößt, werden die Folgen furchtbar sein und man wird bestraft. Das Mädchen onaniert trotzdem, verführt sogar Freundinnen zu dieser Handlung. Als Ehefrau verweigert sie sich ihrem Gatten, weil sie nichts empfindet. Im Alter bekommt sie schließlich ein Glaukom. Aha-Erlebnis: »Weil ich onanierte, straft mich die Welt und Gott.« Es entsteht eine Wahnstimmung, die Patientin wird in die Psychiatrie eingeliefert. Negativer Verstärker: »Ich bin schuld, denn nun werde ich eingesperrt.« Schließlich läßt der Gatte sich scheiden (negativer Verstärker). Zuletzt glaubt sie: »Alle schauen mich schon schräg an, denn ich bin eine Sünderin, meine Geschlechtsteile verfaulen, vis-à-vis von meiner Wohnung gibt es Sexorgien (Projektion).

Eine geeignete Maßnahme wäre, daß wir die Klientin mit einem schlechten Gewissen (auf kirchlicher Ebene) zu einer Ohrenbeichte führen. Die Kirche hat das schlechte Gewissen erzeugt, die Kirche kann es wieder nehmen. Es findet eine seelische Entlastung statt, wenn aus der Biographie ersichtlich ist, daß die Klientin einmal praktizierende Katholikin war. Sollte dies nicht der Fall sein, versuchen wir es mit einem Entlastungsgespräch.

Die Klientin erhält dadurch die Möglichkeit, ihre Ängste, ihre Befürchtungen usw. abzureagieren. Der/die Pfleger/in ist Zuhörer/in, ist »Grabstein« und läßt die Patientin reden, ohne die Wahnideen anzusprechen. Anschließend wird nicht versucht, Wahnexploration (sie daran erinnern) zu betreiben, sondern eher zudeckende Gespräche zu führen. Auch die Ablenkungen durch motorische Tätigkeiten halte ich für sehr sinnvoll.

Nachtrag zur Paranoia-Therapie

Bedingt durch die Tatsache, daß wir im Laufe der Zeit nicht nur psychogeriatrische Patienten (aus dem Psychiatrischen Krankenhaus), sondern auch Patienten aus den allgemeinen Krankenhäusern und Altersheimen revitalisierten, stießen wir auch auf jenes Klientel, das unter der Sammelbezeichnung »normal« oder, wenn Sie so wollen, »nur biologisch abgebaut« geführt wird.

Dadurch kam bei uns ein relativ schlechtes Gewissen, ein Sich-komisch-Vorkommen bei der Durchführung der paradoxen Intervention auf, weil diese ja einen sehr stark theatralischen Einschlag hat, so daß wir für jene Klienten wieder mal auf Therapiesuche gingen.

Durch Zufall fielen mir Arbeiten von Albert ELLIS in die Hände, jenem Mann, der die rational emotive Therapie (RET) entwickelte.

Diese, in einem Satz zusammengefaßte Therapie »Wir sind das, was wir denken«, übertrugen wir auf unsere Klienten und konnten dabei großartige Erfolge erzielen.

Die RET würde ich heute für biologisch abgebaute, aber doch paranoid reagierende Klienten wie folgt übersetzen: Wir meinen, daß emotionale Störungen nicht unbedingt aus Ereignissen selbst resultieren, sondern sehr oft aus den Vorstellungen, den Interpretationen dazu. Diese führen schließlich zu einem emotionalen Konflikt, zu einem »mir geht es schlecht«. Ich stelle mir zum Beispiel das Sterben schrecklich vor, obwohl ich nicht weiß, worum es geht, vielleicht ist es sogar schön. Nur die Vorstellung, die Interpretation, führt zu der Tatsache, daß es mir schlecht geht. Diese Gedanken sind selbstzerstörerisch, sind negativ behaftet und erzeugen in mir Angst und ein schlechtes Gefühl.

Nun, den selben Vorgang kann man zum Beispiel bei einer paranoiden Mutter erwarten. Eine Mutter grübelt in ihrer Einsamkeit zu Hause nach und kommt auf die Idee, daß ihr Sohn sie doch hassen muß, weil sie – die Mutter – ihn nie wollte, ja sogar gehaßt hat, weil er ihren Jugendwunsch, Pianistin zu werden, durch seine Geburt unerfüllbar gemacht hat. »Weil ich eine schlechte Mutter war, ist mein Bub ausgewandert, hat mich verlassen, schreibt nur noch zu Weihnachten. Diese Gefühle der Mutter können im nächsten Schritt zu einem Fehlurteil führen: »Der Bub kommt jede Nacht, belästigt mich und stiehlt alles...«

Die ehemalige Erziehung (Prägung), ich muß eine gute Mutter sein, war das Auslösemoment für den heutigen Fehlschluß: »Mein Sohn verfolgt mich, weil ich eine Rabenmutter bin.«

In der Gesprächstherapie kann zumindest versucht werden, durch andere Denkmuster eine Modifizierung zu erreichen: »Unser Sohn ist ausgewandert, weil er im Ausland bessere Arbeitsbedingungen vorfindet.« Man sollte also auf den Verstand plädieren und von den moralischen Über-Ich-Normen abkommen. (Wie viele Söhne waren unerwünscht, weil es keine Verhütungsmittel gab.) Dabei soll sich der Patient, wie ELLIS schreibt, selbst helfen, selbst korrigieren. Als Hausaufgabe können neue Verhaltensmuster eingeübt werden. Sollte man mit dieser Therapie nicht das Erwünschte erreichen, so hat man wenigstens etwas, um eine Tagesstruktur erstellen zu können.

Wie alle therapeutischen Maßnahmen sind auch jene bei der paranoiden Idee von der Abbaustärke abhängig. So kann man die verschiedenen Maßnahmen wie folgt unterteilen:

Paranoia bei	Unterschichtspatient	Mittelschichtspatient
biologischem Abbau	Beichte Gesprächsversuch RET »wir sind, was wir denken« Entlastungsgespräch Über-Ich-Befreiung	findet den Weg zur Schlaf- kultur, Meditation, autogenes Training Gesprächstherapie
mittelstarker Abbau	Psychopharmaka Entlastungsgespräch negative Intervention	
starkem Abbau mit Progressions- erwartung (Alzheimer)	negative Intervention Psychopharmaka	

Verwahrlosung

Nach meiner Erfahrung gibt es Verwahrlosungen auf Grund:
von verbalen Kommunikationsstörungen,
von Anschlußängsten,
von Prägungen,
von gezüchteten Isolierten,
sowie aufgrund der Tatsache, daß Rein und Rein für jeden anders sein kann.

Non-verbale Kommunikation

Die Verwahrlosung ist eine non-verbale Kommunikation! – und nicht ein Symptom der Demenz.
Ärztliche Diagnose: Verwahrlosung im Senium.
Status auf der Station: Verwahrunglosungstendenz, keine oder auch hypertrophe Körperreinigung (außen Hui, innen Pfui).
Differentialdiagnostischer Ausgang:
Es handelt sich um eine Klientin (ein Beispiel für viele), die im fünfundachtzigsten Lebensjahr zur Aufnahme kommt, unter der Diagnose Verwahrlosung im Alter. Wir finden eine Wohnung vor, die bis an die Decke vollgestopft ist. Leere und volle Konservensammlungen in der Badewanne ergänzen das Bild. Mehrere Türen sind verstellt, so daß wir einige Zimmer kaum betreten können. Die Patientin selbst meint, »wir sollen dies entschuldigen, es sei dies so, weil die Bedienerin vorige Woche ausgefallen ist«. Ein Bild eines unglaublichen Chaos beherrscht die Szene.

Vor zehn Jahren hatten wir angenommen, es wäre gut, wenn wir diplomiertes Personal gemeinsam mit den Patienten die Wohnungssanierung vornehmen lassen würden. Dabei stießen wir auf ein »Dreck-Jahresring-Phänomen«. Das heißt, wir trugen Schicht um Schicht ab und fanden dabei (immer wieder) Sachen, die eigentlich den Nachbarn gehörten (alte Zeitungen, Bücher, beschriftetes Inventar).

So stößt man auf den Dreck-Ring 1978, 1977, 1976… und am Ende auf den Schmutz des *Jahres 1920*. Im Jahre 1920 war aber unsere heutige Klientin sicherlich keine Frau, die an einer senilen Demenz erkrankt sein konnte. Wer aber war sie dann? Diese Frage beschäftigte uns so sehr, daß wir von allen unseren Klienten Krankengeschichten in den Psychiatrien Wiens ausgruben und bei den meisten feststellen konnten, daß sie einmal unter der Diagnose Schizophrenia simplex, Paraphrenie, als junge Mädchen kurz in Behandlung standen – allerdings sofort wieder entlassen wurden. (Einige Diagnosen wurden in späterer Zeit geändert, wahrscheinlich um diese Klienten vor dem sicheren Tod durch die Nazis zu bewahren).

Nun, soweit ich aus meiner Schulzeit noch weiß, ist eines der Hauptsymptome der Schizophrenia simplex die *Introvertiertheit*, das *Nicht-Kommunizieren-Wollen* oder die Unmöglichkeit, mit anderen Menschen in persönlichen Kontakt zu treten. Diese Menschen ziehen sich zurück und hausen, ohne zu kommunizieren, in ihrer Wohnung (auf der Station, in ihrem Tagraum).

So wurde es für uns immer wahrscheinlicher, daß Verwahrlosungen im Alter nicht im Alter selbst beginnen, sondern der Fundus – zuerst Verwahrlosung der Seele, dann der Kleidung und dann der Wohnung – schon in jungen Jahren gelegt wird.

Unsere weiteren Forschungen bezogen sich auf die Möglichkeit der non-verbalen Kommunikation mit dem Kommunikationsmittel Schmutz. So konnten wir nachweisen, daß einige Menschen non-verbale Kommunikation mittels Mülleimer betreiben. Der Nachbar unseres Klienten leert seinen Mist in den Mülleimer, der Klient holt sich den Unrat des Nachbarn in seine Wohnung und fühlt sich so nicht mehr allein.

Verwahrlosungen durch psychische Unterversorgung

Viele Menschen leben, bedingt durch ihre Introvertiertheit, ihre *Anschluß-angst*, ein ganzes Leben lang alleine. Sie *verkriechen sich hinter einer Fassade*, ich brauche keinen, ich bin mein eigener Herr. Sie sammelten nie Zuneigung, gingen keine Freundschaften ein. Vielleicht fühlten sie sich noch zu Tieren hingezogen, aber auch das nur in Ausnahmefällen. Einige Autoren und Psychologen meinen, daß jene Menschen ihren psychotischen Zustand selbst erzeugen, also eigentlich an ihrer Vereinsamung selbst schuld sind. Es sind also Menschen mit einer besonderen Angst vor Menschen, vor dem Fremden und deshalb sammeln sie Bekanntes. Von alten Zeitungen bis zum eigenen Stuhl sammeln sie Unrat und nutzloses Zeug als Ersatz für die verlorengegangenen oder nie vorhandenen Freunde. Sie sammeln sogar »ihren eigenen Körper«, die Fingernägel, die Zehennägel usw.

Verwahrlosung oder Reinheit

Interessant ist, daß wir gerade in den pflegerischen Berufen überreine, fast steril anmutende Pflegepersonen haben. Ich möchte damit sagen, daß Reinheit eine vollkommen persönliche, individuelle Angelegenheit ist. Für Pflegepersonen, die in einer extramuralen Versorgung arbeiten, sind daher verschiedene Punkte zugunsten der Patienten zu beachten.

Die Prägung meines Klienten: Dieser ist wohl im »Zille-Milieu« aufgewachsen und verwendete den Misthaufen als Spielplatz. Ich möchte hier als Fachliteratur das Buch »Zille – sein Milieu« (1987) empfehlen, um ungleiche Voraussetzungen bewußt zu machen.

Prinzipiell kann man sagen, die Wohnung und Wohnungseinrichtung (auch Mist) gehören dem Patienten, sie sind sein Leben, sind seine biographischen Errungenschaften – ich weiß als Fremder nicht, was besondere Bedeutung für ihn hat, also kann nur *er selbst* seine Wohnung sanieren und nicht eine Reinigungsfirma. Diese wirft nämlich in Akkordarbeit das Leben des Patienten in den Container, dann ist die Reintegrierung zwecklos bzw. ziellos.

Wir können ihm *helfen* – der Patient soll aber immer selbst bestimmen, was weggeschmissen wird und was nicht.

Daher: Jede Wohnungssanierung muß *mit* dem und *durch* den Patienten erfolgen.

Bei sehr verunreinigten, voll angefüllten Wohnungen nehmen wir andere Patienten (als extramurale Arbeitstherapie) nach Befragung des Wohnungsbesitzers mit.

Die Wohnungssanierungen, die durch diplomiertes Pflegepersonal erfolgen, haben einen minimalen Zeitaufwand bei einem Maximum an *patientenorientierter Tätigkeit*.

Die Sanierung der Wohnung ist das beste *Realisationstraining* für die Patienten, das man sich vorstellen kann. Sie gewinnen wieder einen vollen Bezug zu ihren vertrauten Gegenständen, zu ihrem *Altgedächtnis*. Sie finden Sachen, die man immer wieder als Feedback und zum Training verwenden kann.

Mit Wohnungsverbesserungs*vorschlägen* hat man für den Patienten auch ein Lebensziel, ein Zeitziel gefunden, das neue Lebenskraft schafft.

Auch das Anstreichen, Tapezieren etc. mit dem Patienten ist eines der besten *Leistungstrainings*, die es gibt. Alle Patienten, die eine verwahrloste Wohnung hatten und sie selbst mit unserem Zutun sanierten, sind heute alleinlebend am glücklichsten (Besuchsdienst). Hier war der intensivste Kontakt – das intensivste Vertrauen – geweckt worden. Der Pfleger, der den Stecker montierte, der Säcke voller Schmutz wegtrug, ist ernst zu nehmen, er versteht etwas vom Arbeiten, vom Zugreifen (wie der Patient früher).

Verwahrlosung und Prägung

Jeder Mensch richtet sich durchschnittlich zweimal sein Nest ein. Mein Nest, wie ich es mir vorstelle, ist fertig bewohnbar, gibt Sicherheit und ist meine Privatsphäre. Nun, unsere heutigen Alten haben dies zu ihrer Zeit mit ihren Möglichkeiten so gemacht (für uns wirkt es heute fast wie ein Museum aus den zwanziger oder dreißiger Jahren).

Einmal haben die meisten unserer Betagten den großen Umschwung noch geschafft, als fließendes Wasser in die Häuser gelegt wurde. Der enorme Aufschwung, das technische Wunder, nicht mehr Wasser vom Brunnen vor dem Hause holen zu müssen, sondern plötzlich vom Gang, war genial.

Eine weitere Umstellung, Innenwasser, Bad etc. kam nicht mehr in Frage, wobei meistens Geldnöte, aber auch die Gewöhnung der Grund waren. Heute spricht man davon, daß man natürlich unbedingt ein Bad haben möchte, aber man installiert keines mehr.

So finden unsere jungen Betreuer in vielen Wohnungen eine unvorstellbare Situation vor. Sie wollen, sobald sie die Wohnung betreten haben, sie nach ihrem Geschmack umstellen und empfehlen: den Tisch nach rechts, da ist mehr Sonne; einen neuen Stuhl, da sitzt man besser; eine Griffstange, daß man nicht stürzt.

Sie werden wohl hoffentlich erkannt haben, daß dies Betreuungsfehler sind. Die Wohnung und die Bedürfnisse unserer Klienten sind von unseren Vorstellungen so weit entfernt, daß eine Beratung einen Hohn darstellen würde. Dieses für uns unvorstellbare Wohnen im Schmutz, Unrat und in der Null-Technik ist rein biographisch übersetzbar.

Dabei ist besonders bei *verbesserungswütigen* Betreuern darauf zu achten, daß sie nicht die Biographie unserer Klienten zum Fenster hinauswerfen, und daß nicht die mühsam gesammelten Altmaterialien der Vernichtung preisgegeben werden. Auch Mist, in unserem Sinne, bedeutet oft ein Heiligtum für unsere Patienten – wir können nicht ihr Leben nachvollziehen.

Verwöhnungsverwahrlosung

Durch eine Überbetreuung, einer Nichtanforderung des Kindes (vergleichbar mit unseren Klienten) kommt es zu einer Verwahrlosung. Wenn als Restriktionsmaßnahmen therapeutisch aktivierende Maßnahmen (Reizanflutung) unterlassen werden, tritt ein Nachlassen der eigenen Fähigkeiten und als Folge eine Verwahrlosung ein.

Impulse bei der Verwöhnungsverwahrlosung sind: Reizanflutung – Vigilanzsteigerung, Eigenveranwortung geben, instinktiv gesteuerte Vorgänge wie »ich schreie halt laut, dann wird schon wer kommen« müssen auf Erwachsenen-Ich-Niveau umgeprägt werden.

Nicht bereitwilliges andauerndes Reagieren ist sinnvoll, sondern dem Patienten mitzuteilen, daß es sich hier »nicht um einen Kindergarten« handelt.

Depressionen im Senium

Häufiger als bei allen anderen Symptomen unserer Klienten komme ich bei depressiven Zustandsbildern und dem Umgang mit diesen in Eigenkonflikte. Einerseits weiß ich, daß verschiedene Depressionen unter Therapie gebessert werden können, andererseits glaube ich der wissenschaftlichen Meinung, daß es Selbstmorde im Alter gibt, sogenannte Bilanzselbstmorde, die auch durch prophylaktische Maßnahmen nicht verhindert werden können.

Ich stehe also bei der Betreuung von Depressionspatienten in einem inneren Konflikt, ob es wohl besser sei, hie und da einen Selbstmord in Kauf zu nehmen oder den Klienten eingesperrt zu wissen, um mich einer eventuellen Verantwortung zu entziehen.

Wir behandeln also, und das muß ich zugeben, Selbstmordkandidaten auffallend zurückhaltend. Auch der Erfahrungswert der Pflegeforschung ist als äußerst gering anzusehen. Es mag vielleicht auch daran liegen, daß sich gerade depressive Zustände im Alter wesentlich anders äußern als bei jungen Menschen (reaktive Depression, neurotische Depression etc.). Dies hängt wahrscheinlich auch damit zusammen, daß es in der Praxis äußerst schwer ist, zum Beispiel ein hysterieformes Bild von einer echten Depression zu unterscheiden, eine paranoide Einengung als Depression zu identifizieren oder gar zwischen normalem Rückzug und einer Melancholie mit Herabsetzung der Psychomotorik zu unterscheiden.

Obwohl auch die Altersdepression die Kernsymptomatik Hoffnungslosigkeit, Interessen- und Freudlosigkeit, Minderwertigkeitsgefühle und Selbstvorwürfe aufweist, ist sie häufig verschleiert, so daß an erster Stelle die Absicherung der Frage steht, ob der Klient suizidal ist oder nicht.

Gefahren im Umgang mit Depressiven (Suizidgefährdeten)
Vorschnelle Tröstung
Ermahnung
Verallgemeinerung
Ratschläge
Herunterspielen des Problems.

Beziehungsfördernde Grundhaltung einnehmen:
Ich nehme den anderen an, wie er ist.
Ich fange dort an, wo der andere steht.
Ich zeige, daß ich mit ihm Kontakt aufnehmen will.
Ich verzichte auf argumentierendes Diskutieren.
Ich nehme die in mir ausgelösten Gefühle wahr.
Ich verzichte auf das Anlegen eigener Wertmaßstäbe.
Ich orientiere mich nach den Bedürfnissen (der heute Fündundachtzigjährigen).
Ich arbeite an einer Partnerschaft.

Maßnahmen:
Auswege für die jetzige Situation suchen.
Nachbetreuung in seinem suizidgefährdeten Milieu.
Wieder zum Leben aktivieren.
Gespräche unter vier Augen führen.
Massive Kommunikationsstörungen abbauen.
Einen Betreuer zu akzeptieren lernen (keine Bindungsfähigkeit).
Ausschau halten nach Werten und Zielen von Bestand.

Natürlich haben wir auf den Grundlagen verschiedenster Maßnahmen Erfolge gesehen. Ich möchte diese Erfolgsquote allerdings nicht unbedingt in Beziehung zu unseren Handlungen setzen, sondern nehme auch Spontanremissionen zur Kenntnis.

Fallbeilspiele Verwirrtheit

Ärztliche Diagnose:
Passagere Verwirrtheit, Status post Apoplexie mit Restlähmungen, leichte Wernecke-Mansche-Stellung, Diabetes

Status auf der Station
Dieser konnte nur beim Erstkontakt eruiert werden, da diese Klientin von einer neurologischen, uns fremden Station rehabilitiert wurde. Beim Erstgespräch finden wir eine Klientin vor, die, im Bett liegend, ihr Leben negativ interpretiert. Sie klagt, ihr Leben sei nichts mehr wert, sie sei ein Versager und macht sich Selbstvorwürfe, weil sie nicht gegen die Nazis aufgetreten sei, die ihr eigentlich das »Leben« genommen haben.

Der Satz: »Jetzt steht ihre Wohnung, die sie sich so schwer erarbeitete, schon zwei Monate leer, wollen Sie nicht einmal schauen, ob noch alles in Ordnung ist?« führt sie dazu, daß sie einem Differentialdiagnostischen Ausgang zustimmt.

Differentialdiagnostischer Ausgang
Die Patientin wird gestützt, sie ist unbeweglich und steif. Erst in der Wohnsituation wird sie zumindest verbal agiler und erzählt, daß die Nazis, die auch in diesem Haus wohnen, ihr Leben zerstört hätten. Die vorert nur verbale Vigilanzsteigerung ging bei den nächsten Ausgängen in eine komplett motorische über, so daß sie den Lebenskampf wieder aufnahm. Das heißt, daß die Ausgänge – als Training – öfter wiederholt wurden.

Ich glaube, daß man bei Menschen, die eigentlich Lebensfreude hatten, mehrmals in die Wohnung (ins Altgedächtnis) gehen muß, um so eine Stimulation der Gefühle zu ihrem Eigentum erzeugen zu können.

Biographie
Die Klientin ging schon als kleines Mädchen in den »Dienst«, arbeitet Tag und Nacht, so daß ihre Herrschaften sehr zufrieden waren. Nach der historischen Biographie waren *Pflichterfüllung*, *Pünktlichkeit*, *Zuverlässigkeit* und *Stillhalten* eine überlebensnotwendige Erziehungs- und Lebensfrage.

Mit zwanzig heiratete sie aus Liebe und bekam vier Kinder, wobei zwei nicht als Wunschkinder zur Welt kamen (die Zeiten wurden schlechter).

Während des Krieges übernahm sie als Lebenskämpferin die Versorgung der Kinder (Nahrung, Heizmaterial). Ihr Mann kam nie aus Rußland zurück. In Stalingrad wurde ihm ein Bein amputiert. In diesem Heereslazarett verliebte er sich in eine Krankenschwester und blieb bei dieser in Rußland. Das hieß für unsere Klientin, auch in der Nachkriegszeit sich und die Kinder alleine zu versorgen.

Impulse
Es steht fest, daß es sich bei dieser Frau um eine agile sympathikotonisch wirkende Lebenskämpferin handelt und daß sie den Verlust ihres Mannes auf die Nazis projizierte. Ob dies als Paranoia diagnostiziert werden kann, möchte ich bezweifeln.

Diese agile Frau wurde, bedingt durch den Schlaganfall und der Restlähmung, zur immobilen, nichts mehr taugenden Frau gestempelt.

Wir machten ihr klar, daß ihr Eigentum (siehe Differentialdiagnostischer Ausgang) von ihr geschaffen und erarbeitet wurde, daß diese Wertsachen (Eigentumsdenken) nicht der Gemeinde zukommen sollten. So animiert, fand sie wieder Lebensantrieb, wurde agil und kämpft – trotz ihrer leichten Wernecken-Manschen-Stellung – um ihr Leben. Die kurzzeitig eingetretene Disengagement-Stellung wurde korrigiert. Gegen die passageren Verwirrtheitszustände wurde eine genaue diabetische Überwachung durch eine mobile Schwester installiert.

Ärztliche Diagnose
Senile Demenz, Verwirrtheitszustand

Status auf der Station
Eine, nach Ansicht der Station, hospitalisierte, psychomotorisch herabgesetzte Patientin. Regrediert und läßt es sich in der Warm-Satt-Sauber-Pflege gutgehen.

Differentialdiagnostischer Ausgang
Es fand sich eine total verrümpelte Wohnung vor. In der Folge wurden vierhundert Säcke Müll abtransportiert. Patientin war bei der Entrümpelung nicht dabei! Patientin war beim Ausgang mobil, davon begeistert, daß wir sie nach Hause re-aktivieren wollen, »da sie ja ein freier Mensch sei« und nach dem Ausgang keine Hilfe benötigt, da sie ja ihr Leben selber meistern könne. Dies glaubte die Patientin ein Leben lang.

Biographie
Frau S. wurde am Land geboren, ging wie fast alle »Aufstrebenden« nach Wien und landete in einem Haushalt als Dienstmädchen. Das Leben als Hilfsarbeiterin schaffte sie aber nicht, da sie ja selbst ihre Kindheit nicht schaffte. Sie glaubte nur, ihr Leben in der Hand zu haben. In Wirklichkeit besorgte sie sich einen *Kümmerer* und heiratete diesen. Sie war damit wieder von aller Verantwortung enthoben und wurde *verwöhnt* und *versorgt*!

Durch den Tod des Gatten im Jahre 1942 stand sie plötzlich alleine da und versuchte, ihr Leben zu meistern. Diese akute Belastungssituation führte dazu, daß sie sich von der angeblich bösen, harten Welt zurückzog und mit non-verbaler Kommunikation (Sammeln alter Dinge) weiterlebte. Dieses Sammeln wurde ihre realistische Lebensbewältigung!

Frau S. war schon immer ein Mensch, der kritiklos und uneinsichtig durchs Leben ging und eben nur meinte, ihr Leben meistern zu können.

Impulse

Da die Übergangspflege dieses Mal die Entrümpelung an eine Hilfsorganisation abgab und daher die Klientin nicht bei der Wohnungssanierung anwesend war, wurden latente paranoide Züge durch den Auslösungsmoment (da die Wohnung wirklich leer war) ausgelöst. Das heißt, zu der Diagnose Verwahrlosung kam die Symptomatik Paranoia (warum wurde ich bestohlen – warum nehmen mir die Leute alles weg?) dazu.

Da sie jegliche Hilfe von außen ablehnt (kritiklos, unrealistisch), werden wir versuchen, sie alleine leben zu lassen, daß wir wohl kaum in der Lage sind, anhaltende Verhaltensstörungen zu regeln. Fest steht, daß es sich nicht um ein geronto-psychiatrisches Problem handelt.

Sollte dies scheitern, muß nachträglich ein Besuchsdienst eingeführt werden, das heißt, non-verbale Kommunikation durch Personen zu ersetzen.

Ärztliche Diagnose
Demenz mit Verwirrtheitszuständen

Status auf der Station
Auf der Abteilung imponiert eine betagte Frau, die nachts bettflüchtig ist, ihren schon längst verstorbenen zweiten Gatten sucht und bei Gesprächen auf allen Gebieten desorientiert erscheint.

Auch ein auf der Abteilung eingesetzter »Orientierungspfleger«, der sich speziell um die Gedächtnisleistungen von Frau T. kümmern sollte, erzielte keine wesentlichen Erfolge, daher planten wir einen Ausgang ins Altgedächtnis.

Differentialdiagnostischer Ausgang

Bei der Fahrt ins Altgedächtnis spricht Frau T. noch wirr, verkennt Personen und Straßen sowie ihre Haustür. Die Wohnung ist schön eingerichtet, heimelig. Nach einem Aufenthalt von drei Stunden gewöhnt sich unsere Klientin an ihre alte Umgebung und sucht nach Dokumenten (im falschen Zimmer). Sie wird ruhiger, gelassener. Scheinbar beruhigt sie die vertraute Umgebung. Bei den nächsten Belastungstrainings wird sie sichtlich orientierter, kocht uns Kleinigkeiten und fühlt sich zufriedener. Noch immer ist sie auf Dokumente fixiert, die sie nicht findet.

Nach dem vierten Belastungsurlaub planen wir eine Beurlaubung über Nacht, wobei wir ihr abends das Schlafmittel bringen und persönlich verabreichen. Nach einer durchschlafenen Nacht ist die Klientin am nächsten Tag frisch und aktiver als sonst.

Biographie

Die Klientin wurde 1905 in Linz geboren. Sie war die Drittälteste von fünf Schwestern. Der Vater war bei der Eisenbahn, die Mutter im Haushalt und kümmerte sich um die Kinder.

Die Klientin besuchte die Volks- und Bürgerschule. Nach der Schule lernte sie Blumenbinderin. Mit ca. zweiundzwanzig heiratete sie ihren ersten Mann. Sie erwarb mit ihm ein Blumengeschäft, das sie miteinander führten. Nach ca. dreißig Ehejahren verstarb ihr Mann nach längerer Krankheit. Sie führte das Geschäft alleine weiter. Durch dieses Geschäft lernte sie ihren zweiten Mann kennen. Sie verkaufte nach einiger Zeit das Geschäft und zog nach Wien, wo sie dann auch heirateten. 1960 kauften sie sich eine Genossenschaftswohnung. Der Mann arbeitete bis zu seiner Pensionierung bei Siemens. Die Klientin führte nur den Haushalt und war nicht mehr berufstätig. Sie führten eine sehr harmonische Ehe, bis der Gatte nach längerer Krankheit 1982 starb. Seit dem Tode fühlt sie sich nicht mehr recht wohl. Sie verträgt das Alleinsein nicht. Ihre Verwandten sind in Linz, in Wien hat sie niemanden. Als ihr Mann noch lebte, gingen sie in den Pensionistenclub. Nach dessen Tod ging sie noch einige Zeit alleine hin, aber in letzter Zeit freut sie das alles nicht mehr und sie nur mehr in ihrer Wohnung. Sie hat in der Wohnhausanlage fast keine Bekannten, zu denen sie geht oder die sie besuchen kommen. Die einzige, zu der sie näher Kontakt hat, ist die Hausbesorgerin, die sehr nett zu ihr ist. Die Biographieerhebung ist äußerst schwierig durchzuführen, da sie sehr starke Gedächtnislücken hat und sich zeitweise an Namen und Daten nicht erinnern kann, die wenigen Angaben über ihre Eltern und ihren ersten Gatten mußten mühselig aus Dokumenten zusammengesucht werden. Die Dokumente wurden auch erst nach längerem Suchen in der Wohnung gefunden. Die Klientin ist stark dement.

Impulse

Frau T. war laut ihrer Biographie folgendes gewohnt:
Viele Leute um sich (fünf Geschwister).
Alles zart und behutsam anzugreifen (Blumenbinder).
Sie hatte einen Mann, der als Aktivschlepper agierte.

Durch den Tod des Gatten verlor sie den Aktivschlepper, so daß wir einen Aktivschlepper als Pfleger einführen mußten. Dieser hetzte sie herum und verlangte zu Mittag nach Essen, so daß sie auch tatsächlich kochte. Da sie gewohnt war, viele Leute um sich zu haben, integrierten wir Frau T. neuerlich im Pensionistenclub und stellten sie als Blumenspezialistin vor. Sie begann, andere Leute über Blumenhaltung aufzuklären und errichtete zu Feierlichkeiten Blumenarrangements. Frau T. funktionierte im Tertiärgedächtnis vollkommen. Neuzeitliche Funktionen entbehren jedoch jeglicher Normalität.

Wir ließen Frau T. drei Aschenbecher mit Sütterlinschrift mit Früh, Mittag, Abend beschriften. Den Inhalt beschriftete sie ebenfalls in dieser Schrift. Die Laden, in denen wir die Dokumente fanden, wurden groß – ebenfalls in Sütterlinschrift – gekennzeichnet.

Fallbeispiele Paranoia

Ärztliche Diagnose

Arteriosklerose, Demenz mit paranoiden Ideen, Cordiopathie, Hepatopathie

Status auf der Station

Voll bewegliche, mobile Frau mit keinen vital beeinträchtigenden somatischen Erkrankungen, Herz-Leber-Leiden! Etwas verlangsamte Denkweise. Keine paranoiden Ideen explorierbar. Sie erscheint eher so, daß sie sich auf eine Hospitalisierung (Disengagement) auf der Abteilung vorbereitet.

Differentialdiagnostischer Ausgang

Es findet sich eine etwas verbarrikadierte Wohnsituation vor. Die Klientin gibt an, nachts plötzlich Stromstöße von tausend Volt in die linke Zehe zu bekommen. In das rechte Ohr sagen ihr Stimmen, sie sei eine Schlampe, Aggressoren kommen nachts und bedrängen sie.

Nachbarn geben an, Frau R. schreie nachts laut am Gang und wecke dabei die Mitbewohner auf. Sie sei eine Irre und gehöre ins Narrenhaus. Im Hausparlament wurde eine Einweisung beantragt.

Biographie

Flucht aus der Tschechoslowakei 1930. Dabei ließ sie ihr Neugeborenes zurück. Bei der Flucht wurde sie vergewaltigt und von einem Gewehrkolben auf die linke Großzehe geschlagen. Sie verdiente ihr Geld als Wirtshausköchin und heiratete nie mehr. Ob ihr Kind lebt oder nicht, entzieht sich ihrer Kenntnis.

Impulse

Frau R. plagt das schlechte Gewissen. Es ist kein Wunder, daß sie beschimpft (Schlampe), bedroht wird.

Therapie: Negative Intervention.

Gegen die Stromstöße wurden Gummistiefel gekauft, mit denen sie auch jetzt noch schläft. Gegen die Stimmen wurde eine Beichte abgehalten. Sie konnte sich ihre »Schuld« von der Seele sprechen (Entlastungsgespräch).

Da sie böhmische Köchin war, wurden für das ganze Haus (als milieutherapeutische Maßnahme) Buchteln gebacken, die die Patientin selbst an die Bewohner verteilte und damit den Eindruck einer Irren korrigieren konnte.

Ärztliche Diagnose

Senile Demenz mit paranoiden Ideen

Status auf der Station

Es handelt sich um eine etwas konzentrationsgestörte, mit formalen Denkfehlern behaftete Frau. Sie zeigt hysterieforme Züge, ist etwas maniriert und sucht das Gespräch, wobei sie bei diesem weitschweifig ist. Sie ist auf allen Ebenen orientiert und bewußtseinsklar.

Im Affekt reizbar und erregt, dies drückt sie auch durch die Körpersprache aus. Der somatische Status ergibt einen dem Alter entsprechenden Befund mit verschiedenen, kompensierten Leiden. Paranoide Ideen sind auf der Abteilung eigentlich nicht explorierbar.

Differentialdiagnostischer Ausgang

Da die Klientin nur die Nähe einer einzigen Schwester unserer Station aushält, wird mit dieser der Differentialdiagnostische Ausgang durchgeführt. Die Wohnung ist tadellos in Ordnung. Diese darf auch nur mit Filzpantoffeln betreten werden. Auch die Wäsche und das Geschirr sind vollkommen in Ordnung, wie frisch gebügelt und gewaschen.

Sie selbst hat den Wunsch, schon während des Ausganges in eines der teuersten Geschäfte Wiens einkaufen zu gehen. Das gleiche wiederholt sich beim Einkauf von Grundnahrungsmitteln.

Auffallend ist auch, daß sie sich, obwohl es nicht zu ihren Finanzen paßt, von einem Privat-Arzt behandeln läßt.

Nach ca. zwei Stunden Aufenthalt gibt die Klientin an, daß Jugendliche ihr in ihrer Wohnung nach dem Leben trachten, daß sie vorwiegend nachts von diesen bedroht werde.

Biographie

Bei der Patientin sind weder datenorientierte noch persönlichkeitsorientierte Lebensgeschichten erhebbar. Sie lehne diese kategorisch ab, da sie meint, »es waren nur schlechte Zeiten in ihrem Leben«.

Natürlich werden verschiedene Lebensanteile vergessen und verdrängt und sind so nicht für uns greifbar. Sie spricht aber mit uns sehr viel, möchte auch kommunizieren, aber dies nicht im Altgedächtnis. Sehr häufig wird die Frage nach dem Lebenssinn von ihr gestellt, was den Hintergrund einer Identifikationsfrage, aber auch »ein wichtiger, gescheiter Gesprächspartner« sein zu wollen, darstellen kann.

Generell äußert sie auch immer wieder, alle Menschen zu hassen, sie flüchtet in ihre Wohnung, in ihre eigene, paranoide Welt.

Impulse

Auffallend dominierend ist die Mischung zwischen hysterischer Putz- und Geltungssucht und der Paranoia auf Jugendliche, die teilweise auch einen sexuellen Anstrich bekommt.

Bei Fragen über Sexualität sperrt sich allerdings die Klientin, wird gespannt und unruhig, so daß wir folgenden konstruierten Schluß ziehen.

Es dürfte sich um einen Menschen handeln, der mit starken Über-Ich-Normen ausgerüstet ist und vor seinen eigenen Gefühlen und Trieben Angst hat. Diese Angst kaschiert sie mit vermehrtem, teurem Einkauf und theatralischem Benehmen. Es ist denkbar, daß diese Frau einmal im Leben eine Sünde beging und daher auch ihre Biographie verdrängt.

Wir integrieren unsere Klientin in einen Laienbetreuerclub der Caritas und versuchen so, ihre Angst und Schuldgefühle in den Griff zu bekommen. Diese Maßnahme, bei der sie besonders altruistisch sein kann, bringt anscheinend angststillende Komponenten und Hoffnung auf ein besseres Leben nach dem Tod mit sich. Da sich die Klientin selbst und auch ihrer Umwelt kaum mit ihrer Putzsucht auf die Nerven geht, können wir sie ohne weitere Betreuung sich selbst überlassen.

Ärztliche Diagnose
Arteriosklerose mit paranoiden Ideen

Status auf der Station
Frau S. ist auf der Abteilung durch ihre befehlsmäßige Agitation auffällig. Sie ordnet an – übernimmt die Alpha-Stellung über Oligophrene und persönlichkeitsgestörte Patienten. Läßt sich vom Pflegepersonal kaum Instruktionen bzw. Auskünfte geben.

Differentialdiagnostischer Ausgang
Auch beim ersten Kontaktgespräch und beim ersten Differentialdiagnostischen Ausgang ist die Klientin der »Chef«. Den ersten Ausgang führen wir mit privatem PKW durch, da ja ein Orientierungstraining bei einer paranoiden Symptomatik nicht in Frage kommt. Sie ordnet plötzlich während der Fahrt an, ich solle sofort einbiegen, obwohl dies eine Einbahn ist. Sie meint, daß dies eben der kürzteste Weg sei und ich die Tafeln nicht beachten müsse – sie müsse ja das km-Geld zahlen, und Umwege zahle sie nicht! Auch die in die Wohnung bestellte Nichte wird sofort beschimpft und einer ordentlichen Moralpredigt unterzogen.
»Warum sie so selten auf Besuch gekommen sei.«
»Warum die Wohnung nicht aufgeräumt sei.«
»Ob sie nur mit ihrem Freund umfliege und sonst nichts zu tun hätte.«
Sie ordnete ferner meiner Kollegin sofort das Ausleeren der Mistkübel an. Außerdem meint sie, sie müsse sofort die Nachbarin anzeigen, zur Polizei gehen und in das Bundeskanzleramt, damit hier wieder einmal Ordnung herrsche.

Laut Auskunft der Klientin sind alle Parteien dieser Wohnhausanlage bösartige, ekelhafte und harte Menschen, die kein gutes Haar an ihr, der Klientin, ließen. Natürlich ist sie dann auch barsch zu diesem Gesindel, das streite sie gar nicht ab.

Biographie
Die Klientin wuchs bei ihrer gelähmten Mutter auf. Die Mutter fesselte sie an die Wohnung, an sich. Später war sie mit Leib und Seele Lohnverrechnerin. Im Betrieb durch ihre Genauigkeit und Pingeligkeit hoch angesehen. Die Firma, und das war ihr Stolz, hatte den ersten Computer, den es gab, und nur *sie* konnte dieses Ding beherrschen. Sie lebte eigentlich nur für den Betrieb. Sie war auch jene, die alle Abteilungen beherrschte. Frau S. kannte alle. Sie hatte, erzählte sie, obwohl sie so berühmt war, keine einzige Freundin. Mit ihrer Schwester lebte sie so recht und schlecht, hielt aber nie viel von der Meinung anderer. Sie führte immer schon ihr eigenes Leben, erwirtschaftete sich einige Reichtümer, auf die sie sehr stolz ist. Sie war ihr ganzes Leben lang alleine und hat dadurch eigene Ansichten, die sie eben lautstark vertritt.

Impulse
»Prägungen verfolgen uns ein Leben lang.«

Die Biographie dieser Frau erklärt ihre Schwierigkeiten auch ohne viele Worte. Sie, die immer einen Alpha-Typ darstellte, wurde von den Hausparteien gemieden. Keiner wollte etwas mit ihr zu tun haben. Im Alter konnten die Hausparteien *ihr* etwas heimzahlen und sie in die Psychiatrie unter der Devise »uneinsichtig, kritiklos« einweisen.

Da Frau S. eine noch (fast) intakte Aufnahmefähigkeit besitzt (kein eigentlicher demenzieller Abbau zu erkennen), wird ihr über viele Wochen klargemacht, daß sie zu selbstsicher agiert, die Hausparteien eben Angst vor ihr hätten, daß sie aus diesem Grunde immer im falschen Getto wohnen würde. (Es handelte sich um eine Mietskaserne mit vorwiegend ehemaligen mährischen Fremdarbeitern.)

Nach der so eingeleiteten und tatsächlich durchgeführten Übersiedlung (vom Arbeiterviertel zum Lehrerviertel) fühlte sich Frau S. plötzlich wohl, da nun auch, wie sie sagt, »nicht mehr die rote Brut« um sie herum wohnte, sondern sie von intellektuell hochstehenden Menschen, mit denen sie auch Kontakt hat, umgeben sei.

Ärztliche Diagnose
Senile Demenz mit paranoiden Ideen

Status auf der Station
Frau W. ist eine mobile Frau, bei der auf der Abteilung keine paranoiden Ideen explorierbar sind. Sie erscheint auffallend reinlich und mustergültig.

Bei der Bekanntmachung im Team berichtet sie nur, daß »sie nicht hierher gehöre«, da sie nicht geisteskrank sei. Man merkt ihr an, daß ihr die Unterschichtsmenschen auf die Nerven gehen und sie in ihren ethischen und ästhetischen Ansichten stören. Ein Augenfehler ohne Korrektur erweckt den Anschein, daß die Patientin somatisch sei.

Differentialdiagnostischer Ausgang
Auch beim Ausgang stellte sich heraus, daß Frau W. eine peinlichst saubere Frau ist, also an einer erheblichen Portion Reinlichkeitssinn (Über-Ich-Norm oder Sublimierung) leidet.

Die leichte Desorientiertheit, die auf der Abteilung (bedingt durch den Augenfehler) zu erheben war, verschwand im Altgedächtnis. Auch mit dem Dispenser gab es zu Beginn leichte Schwierigkeiten, im Sinne des Nicht-Sehens.

Als paranoide Idee gibt sie an, einen Mann in ihrer Wohnung zu sehen. Wir wissen bis heute nicht, ob dies »der strenge Vater«, »der strenge Gardemusiker«, »ein Freund« oder »der Sohn, der ja von der Schwiegermutter aufgezogen wurde«, als schlechtes Gewissen sein soll?

Biographie

Frau W. wurde in Belgrad geboren, hatte eine gute Kindheit, abgesehen von einem sehr strengen Vater. Sie läßt sich nicht weiter über die Kindheit aus und beginnt sofort mit dem Erzählen über das Kennenlernen ihres Mannes. Ihr Mann war gebürtiger Wiener, studierte Klavier und Trompete und ging nach dem Studium zur Gardemusik nach Belgrad. Frau W. arbeitete zu der Zeit in einem Modegeschäft in der Innenstadt. Sie war dort eine beliebte und außerordentlich verantwortungsvolle Arbeitskraft.

In diesem Geschäft lernte sie ihren Mann kennen, den sie nach drei Wochen heiratete. Zur Hochzeit bekam sie von ihrer reichen Tante die gesamte Ausstattung in weiß-rosa Farben. Sie führten eine überglückliche Ehe, da sie gemeinsame Interessen in der Musik fanden.

Nach einem Jahr gebar sie ihren Sohn Fritz, und obwohl Frau W. nun an ihren Haushalt gebunden und die zusammen mit ihrem Mann vorhergegangenen Konzert-, Opern- und Operettenbesuche sehr vermißte, führte sie zwei Jahre ein äußert harmonisches und glückliches Familienleben.

Danach begann die »Tragödie«. Ihr Mann starb nach drei Jahren Ehe an einem Blinddarmdurchbruch und bekam ein pompöses Staatsbegräbnis. Ihre Wiener Schwiegermutter kam aus diesem Anlaß nach Belgrad und gab Frau W. die Schuld am Tod ihres Mannes. Gleichzeitig machte sie aber auch den anderen Gardeoffizieren Vorwürfe: Sie hätten besser das Geld für die pompöse Beerdigung sparen und dieses der Ehefrau geben sollen, da diese nun ohne finanzielle Mittel dastehen würde.

Frau W. zog mit ihrem Sohn nach Wien zur Schwiegermutter, da dies der letzte Wunsch ihres Mannes war. In Wien ging Frau W. in die Bedienung. Ihr Sohn wurde von der Schwiegermutter erzogen und erlernte den Beruf des Bankkaufmanns. Obwohl Frau W. im Glauben war, ihrem Sohn den Vater ersetzt zu haben, beklagte dieser den Verlust des Vaters.

Ihr Sohn starb vor ein paar Jahren, über seinen Tod berichtete aber Frau W. nichts. Sie leidet seit längerer Zeit an einem Augenleiden, was sie besonders psychisch belastet, wird aber von einer altbekannten Nachbarin (seit dreißig Jahren) und von einem Freund ihres Sohnes (auch Bankangestellter) unterstützt.

Impulse

Eines der furchtbarsten Dinge im Leben ist es wohl, Sünden, Vergehen, Schulden durch Trauerarbeit, durch Reuearbeit nicht bewältigt zu haben.

Ein schlechtes Gewissen (ist kein gutes Ruhekissen) wird die Folge sein. Ein schlechtes Gewissen, das auch, wie in unserem Fall, als Paranoia – als sich selbst bestrafend – wieder auftritt. Natürlich kann das schlechte Sehen – als Auslösungsmoment für paranoide Ideen (Verkennen von Gegenständen) in Erwägung gezogen werden. Fest steht aber, daß unsere Klientin »Männer« bedrohen. Männer, welcher Art auch immer, müssen das schlechte Gewissen erzeugt haben.

Hier kommt nur die »zudeckende«, also die »wieder verdrängende, helfende Gesprächsweise« in Frage.

Gespräche, die nicht an ihre Paranoia, an ihr Leben erinnern sollen. Keine Exploration von paranoiden Ideen. Keine Gespräche über Gatten und Sohn.

Wir versuchen, zumindest vorerst, den Weg der neuerlichen Verdrängung zu gehen und sie dabei zu unterstützen.

Sollte dieser Weg ohne Erfolg sein (da die Angst weiterbesteht), müßten wir den Weg einer Sündenbearbeitung einschlagen und ihr eine katholische Beichte zukommen lassen.

Ärztliche Diagnose
Senile Demenz mit paranoiden Zügen, paranoide Ideen gegen den Gatten

Status auf der Station
Auf der Abteilung agiert eine psychisch und physisch unauffällige Person. Sie erscheint angepaßt, eher kontaktarm, mit sich selbst beschäftigt, fügt sich ins Abteilungsgeschehen ein. Somatisch ein dem Alter entsprechendes Zustandsbild, etwas schwerhörig.

Differentialdiagnostischer Ausgang
Entfällt

Biographie
Es handelt sich um eine wolgadeutsche Frau, in dessen ursprünglicher Heimat der Vater als Geschäftsmann, die Mutter im Haushalt tätig war. Als Schülerin war sie im russischen Bürgerchor, der auch vor dem Zaren sang, hatte somit den Vorteil, mehr Nahrungs- und Genußmittel zu bekommen,

als sonst zu dieser Zeit üblich war. In der Revolution wurden die Eltern enteignet. Hunger und Not begannen auch für diese Familie. In dieser Zeit starb ihr Vater an Diphtherie. Die Patientin leidet heute noch unter dessen Tod, denn, wie sie selbst sagt, hatte sie eine sehr große Beziehung zu ihrem Vater. Die Jugendliche wurde nach Asien, zu einem mit der Familie befreundeten Direktor eines Unternehmens, geschickt. Sie war zu dieser Zeit fünfzehn Jahre alt und lernte in diesem Alter ihren zukünftigen Ehemann kennen und lieben. Dieser hatte allerdings in Wien schon eine Braut mit zwei Kindern und ließ diese zugunsten unserer Klientin sitzen.

Mit sechzehn Jahren bekommt sie das erste Kind. Acht Jahre später entschließen sich die drei, nach Wien zurückzukommen, das zweite Kind war bereits auf der Welt. Die damals in Wien zurückgebliebene Braut sann noch immer auf Rache und ließ den in Wien ankommenden Bräutigam durch einen Killer ermorden. Unsere Klientin saß nun mit zwei Kindern alleine da. Zurückgelassen, frustriert und sicher mit einem gewissen Schuldgefühl belastet, lernte die Klientin einen »armen, alkoholsüchtigen Briefträger« kennen. Diesen betreute sie, wahrscheinlich im Sinne einer Ersatzhandlung. Dieser Mann entwendete der Patientin die Papiere, stahl ihr Geld und versetzte sogar die Essensmarken der Kinder. Um die Dokumente zurückzubekommen, zwang sie der Briefträger zum Beischlaf, bei dem sie außerdem noch schwanger wurde. Weil sie sich genierte und die Kinder nicht alleine aufwachsen lassen wollte, heiratete sie diesen Mann. Obwohl sie täglich Schläge bekam, also vom Regen in die Traufe kam, versorgte sie ihn weiterhin.

Impulse
entfallen

Bei dieser Biographie ist eine paranoid erscheinende Reaktion als normale Ersatzhandlung zu sehen. Da man etwas, das normal ist, nicht therapeutisieren kann, entfallen sämtliche pflegerischen Maßnahmen. Eine Scheidung oder Veränderung des Lebens würde bei einer zweiundachtzigjährigen Frau nicht mehr den gewünschten Erfolg bringen. Gerade bei dieser Biographie möchte ich erwähnen, daß natürlich nur bewußtes Material ausgesprochen wird. Alle Anteile der Seele, mit denen man noch nicht ins reine gekommen ist, werden vergessen und *verdrängt*. Daher sind alle Biographien fragmentarisch, aber für eine Intervention zur Befindensverbesserung ausreichend.

Ärztliche Diagnose
Sklerose im Senium, paranoide Ideen

Status auf der Station
Auf der Station fühlt sich Frau A. relativ wohl. Man kann sagen, daß sie den Spitalsaufenthalt als Urlaub betrachet. Somatisch zeigt sie ein dem Alter entsprechendes Bild. Es sind keine psychischen Phänomene zu bemerken, die einen weiteren Aufenthalt rechtfertigen würden.

Differentialdiagnostischer Ausgang
Beim ersten Ausgang, den wir per PKW durchführen (keine Orientierungs- oder Bewußtseinsstörungen), wird eine gewisse Spannung bemerkt. (Wir hatten erst nach der Erhebung des Lebenslaufes feststellen können, daß wir den Fehler machten und zwei männliche Pfleger bestellten.)

Auch im Wohnbereich und in der Wohnung selbst gibt es keinen Anhaltspunkt für einen verbalen Prozeß im Sinne einer demenziellen Veränderung. Frau A. ist alleine lebensfähig. Paranoide Ideen (laut Amtsarzt Angst vor Männern, Angst vor einer Vergewaltigung) sind nicht eruierbar.

Biographie
Die Klientin wurde 1916 in Niederösterreich geboren, aufgewachsen im Arbeitermilieu mit sechzehn Geschwistern. Schulausbildung: acht Jahre Volksschule, zwei Jahre Hauptschule. Als sie fünf war, verstarb der Vater. Die Mutter ging eine zweite Ehe ein. Der Stiefvater war Alkoholiker, terrorisierte und mißbrauchte die Familie. Mit fünfzehn Jahren wurde die Klientin von ihrem Stiefvater vergewaltigt und sexuell mißbraucht. Daraus resultierte eine Schwangerschaft. Daher entstand in der Familie ein gestörtes Verhältnis, die Familie wurde auseinandergerissen, das Kind in ein Kinderheim gegeben.

Sie fing daraufhin an, ihren Lebensunterhalt auf einem Bauernhof zu verdienen. Mit siebzehn Jahren siedelte sie nach Wien über und übernahm verschiedene Tätigkeiten als Haushaltsgehilfin. Mit vierundzwanzig Jahren heiratete sie und gebar eine Tochter, danach war sie als Hausfrau tätig. 1945 starb ihr Mann nach einem Suizidversuch. Ein Jahr danach ging sie eine zweite Ehe ein. 1954 wurde Frau A. geschieden. Seither lebt sie alleine. Ab 1955 arbeitete Frau A. zwanzig Jahre als Arbeiterin bei der Firma Manner, 1975 ging sie in Pension. Psychiatrischer Aufenthalt im Jahre 1987 unter der Diagnose: Senile Demenz, paranoide Ideen.

Kann es nicht so sein, daß eine lebenslange Verhaltensstörung zu einem schlechten Gewissen und dieses zu einer paranoiden Symptomatik führt!?

Dieser Fall schildert doch, daß viele heute Betagte, auffällige Personen, nicht einen dementiellen Prozeß als Grundlage ihrer Eigenartigkeiten haben, sondern in der Lebensgeschichte der Fundus ihres Leidens liegt.

Ärztliche Diagnose
Senile Demenz mit paranoiden Ideen

Status auf der Station
Frau J. ist jene Patientin, die man ad hoc als pflegeleichte, angepaßte, psychisch und somatisch unauffällige Person im Klinikjargon bezeichnen würde. Sie macht keine Arbeit und stellt keine Fragen, ißt alles und besorgt ihre tägliche Körperpflege allein und selbständig.

Paranoide Ideen sind anscheinend, da das Paranoidogen fehlt, nicht explorierbar.

Differentialdiagnostischer Ausgang
Sie benimmt sich normal, Straßen und Verkehrssituation beherrscht sie. Erst in der Nähe ihres Bezirkes wird sie etwas unruhig, gespannt und gibt nach einiger Zeit paranoide Ideen an. Die paranoiden Ideen verstärken sich im Haus und im Wohnraum. Sie gibt an, daß die Männer schon wieder hier waren, um ihre Sachen zu plündern, daß einiges fehlt, vor allem aber die Dokumente.

Um die Klientin nicht zu überfordern, wird nur ein kurzes Entlastungsgespräch geführt. Sie selbst wird für die Nacht auf die Abteilung gebracht.

Die Entlassung wird vorbereitet (Geldbeschaffung, Gas und Stromeinschaltung). Nach zwei Tagen geht die Klientin als Beurlaubte nach Hause.

Sie hat Angst, daß ihr etwas entwendet wird. Sie versteckt die Wertsachen, vergißt, wo sie diese versteckt hat, und hat damit den Beweis ihrer Ideen!

Biographie
Sie wuchs als Mädchen in der Großstadt auf, war eher im bürgerlichen Milieu beheimatet und dadurch mit starken Über-Ich-Normen versehen. Man muß die Wünsche der Mutter, die Anforderungen der Mutter erfüllen, man muß sie um jeden Preis lieben und man muß bei der Familie bleiben, um eine gutbürgerliche Scheinmoral zu zeigen.

Die Mutter verstarb plötzlich und sehr früh, so daß sie gezwungen war, ihren kleineren Bruder aufzuziehen. Sie übernahm die Mutterrolle und Fürsorge.

Da ohne Geld nicht durchzukommen war, war sie so fast nebenbei auch berufstätig, wobei ihr der Beruf, als Schreibkraft in einer Firma, viel Spaß machte. Sie war ganz glücklich in ihrem Geschäft.

Zu dem Zeitpunkt, in dem sie in Pension ging, verstarb der Bruder, und eine Übersiedlung in einen anderen Bezirk war geplant.

Frau J. verlor mit einem Schlag Arbeit, Bruder und den angestammten Wohnbezirk. Weil sie aber eine Lebenskämpferin war, ist sie nicht an einer akuten cerebralen Dekompensation entgleist.

Allerdings dürfte der Wohnungswechsel einen Riß im *Sicherheitsgefüge* des Ghettos mit sich gebracht haben. Es ist auch anzunehmen, daß der alte Bekanntenkreis stark eingeschränkt wurde, so daß sie sich »mit sich selbst beschäftigte« (indem sie paranoide Ideen entwickelte).

Die Klientin hat eine sehr starke Über-Ich-Bindung an die Mutter und an die bürgerlichen Sitten. Es kann doch angenommen werden, daß sie wenigstens so hie und da glaubte, »daß ihr der Bruder das Leben zerstörte«, daß sie ohne ihn geheiratet hätte – Wunschvorstellungen, Bilanzvorstellungen, die in ihr schlechtes Gewissen erzeugten. Es ist dann klar, daß sie unter diesem schlechten Gewissen leidet und sich durch Männer verfolgt fühlt, die ihr was stehlen.

Negative Interventionen zu den paranoiden Ideen wurden versucht. Wobei die paranoiden Erscheinungsbilder nach jeder durchgeführten Gesprächs- oder Handlungsform wechselten. Ich muß zugeben, daß dies in unserer Erfahrung einen Seltenheitswert darstellt. Vorherrschend waren zu Beginn die Ideen, daß Männer in die Wohnung eindringen und ihr Wertsachen, vorwiegend Dokumente (Ich-Identität ist Leben) stehlen. Wir erklärten ihr, daß die Polizei auf ihre Wohnung besonders achten werde. Interessant ist, daß wir wirklich kein einziges Dokument je zu Gesicht bekamen, obwohl die Laden mit ihr gereinigt und durchsucht wurden.

Daraufhin erfolgte der Wechsel zu Strahlen. Meine Kollegin vernagelte und verklebte (mit Isolierbändern) alle Ritzen und Sprünge sowie die Eingangstüre samt Schlüsselloch. Diese Maßnahme brachte eine Angstlinderung mit sich. Nach drei Wochen ging die Klientin auf Ungeziefer, das in ihrem Bett lag, über. Da das Ungeziefer sie in ihrem Bett nicht schlafen läßt, wurde die Klientin vor dem Bett schlafend angetroffen. Sprays sollten die Tiere töten. Da diese Sprays einen sehr intensiven Geruch haben, trat auch hier wieder eine Beruhigung ein.

Da aber diese Form der Therapie nicht viel brachte, installierten wir eine zusätzliche Psychopharmaka-Therapie (Depot-Neuroleptika). Aber die Ärzte hatten auch kein Glück. Auch das häufige Wechseln der Depotinjektionen brachte keine Besserung.

Allerdings kann man mit der Koppelung, Gesprächs- und Handlungsform im Sinne der negativen Intervention plus Neuroleptika, wenigstens von einer *angstfreien*, paranoiden Symptomatik ausgehen.

Ärztliche Diagnose
Schiozphrenie (hospitalisiert)

Status auf der Station
Frau N. ist seit vielen Jahren in psychischer Behandlung. Sie ist auf der Station in sich gekehrt, introvertiert, inaktiv. Sucht mit niemandem Kontakt, sitzt meist an einem separaten Ort. Wirkt zeitweise müde, in sich versunken und mit ihren Gedanken beschäftigt. Weiß mit anderen Patienten nicht viel anzufangen. Die gleichaltrigen Mitpatienten sind ihr geistig zu abgebaut, mit jüngeren verbindet sie nichts.

Biographie
Die Klientin besuchte acht Klassen Volksschule, danach arbeitete sie als Fleischhauerin mit Gatten im gemeinsamen Betrieb. Dieser Betrieb existiert heute nicht mehr. Aus der Ehe gingen keine Kinder hervor, über ihre Ehe spricht sie nicht gerne. Spricht man sie darauf an, verdüstert sich ihre Miene und sie winkt rasch ab. Vor zwei Jahren ist ihr Gatte verstorben, und seitdem fühlt sie sich laut eigenen Angaben »besser«, so daß sie regelmäßige Konsultationen ihrer Psychiaterin unterließ, die Medikamente wegließ, weil sie ihnen nicht vertraute. Außerdem zog sie sich immer mehr von ihrer Umgebung zurück, ging nur noch selten außer Haus und wurde zunehmend paranoid. Die Klientin wurde bis kurz vor der Aufnahme regelmäßig von einer Heimhilfe betreut, bezog »Essen auf Rädern« und einmal in der Woche kam ihre Nichte zu Besuch. Zur Einweisung kam es wegen zunehmender Vergeßlichkeit und Mühe beim Versorgen des Haushaltes. Die Heimhilfe wurde von der Klientin gekündigt, da sich die paranoiden Gedanken auf die Heimhilfe richteten. Sie fühlte sich von Passanten auf der Straße angeschaut und glaubte, daß diese über sie sprechen würden.

Impulse
Da die Klientin über die Ehe kaum spricht bzw. bei deren Erwähnung sogar introvertiert wird, unterlassen wir die Gespräche aus dieser Zeit (Wahnstimmung durch Fragen nicht forcieren – ruhen lassen).

Da es sich um eine ganz normale Neunzigjährige handelt, kann man unser Unternehmen bei dieser Klientin als *Starthilfe* (ohne Training) bezeichnen und die Klientin sich alleine überlassen.

Die Reizanflutung ist in der sofortigen Entlassung zu finden. Würde man diesen Menschen »genauer untersuchen« (ablagern), würde man sich einen hospitalisierten »Liegenden« züchten.

Ärztliche Diagnose
Paranoide Dekompensation im Senium

Status auf der Station
Die Patientin kommt zum ersten Mal und freiwillig zur Aufnahme, da sie sich seit einem Monat unruhig und von Scheinwerfern, die in ihre Wohnung leuchten, bedroht fühle.

Sie ist bei klarem Bewußtsein, zeitlich und örtlich nur teilweise orientiert, Konzentration und Aufmerksamkeit sind massiv herabgesetzt. Im Gedankenduktus verlangsamt. Es können optische Halluzinationen bemerkt werden. In ihrer Stimmungslage ist sie subdepressiv, im Verhalten situativ angepaßt.

Grobklinisch: intern ohne Befund.

Differentialdiagnostischer Ausgang
Beim Ausgang kann weder eine Überforderung noch eine Dekompensation festgestellt werden. Paranoide Ideen nicht explorierbar. Da sie voll kompensiert erscheint, wird sie sofort zu Hause gelassen, der Ausgang in eine Beurlaubung umgewandelt (Arzt).

Biographie
Die einundachtzigjährige Klientin war zweimal verheiratet. Aus erster Ehe stammt ein Sohn. Nach neunjähriger Ehe verstarb ihr erster Gatte. Der zweite Mann war Berufssoldat und bei der Bahn. Vor ihren Ehen war Frau St. Hausmädchen. Vor ca. zwei Jahren zeigten sich bei Frau St. paranoide Ideen (fremde Leute leuchten mit Scheinwerfern in die Wohnung, Straße brennt). Daraufhin wurde Frau St. von ihrer Schwiegertochter zur freiwilligen stationären Aufnahme gebracht.

Impulse
Über gut zwei Wochen hat sich die Klientin von den ursprünglich paranoiden Ideen distanziert. In der Nacht auf den fünfzehnten Tag erfolgt ihr Notanruf, daß die »Leute mit den Scheinwerfern« schon wieder hier waren und sie »bedrohten«. Eine sofortige Ausfahrt meiner Kollegen erbrachte folgenden Sachverhalt:

Ihr Bett stand so unglücklich, daß Autos, die nachts um die Kurve fuhren, mit den Scheinwerfern die Patientin direkt anleuchteten. Dies schreckte Frau St. meist aus dem Schlaf und führte zu Angstzuständen.

Das psychische Phänomen »Scheinwerfer« bei Nacht konnte statt mit Neuroleptika mit einer Bett-Umstellung behoben werden.

Ärztliche Diagnose
Senile Demenz, paranoide Züge, Status post Aplatio mamma sin

Status auf der Station
Auf der Station imponiert eine total verwahrlost erscheinende alte Frau, deren wichtigster Wunsch das Auswandern in die UdSSR ist. Jedes Annäherungsgespräch fällt diesem Wunsch zum Opfer. Da die Station mit der andauernden Frage nach der Auswanderung überfordert ist, versuchen wir, den ersten

Differentialdiagnostischen Ausgang
zur russischen Botschaft durchzuführen und hoffen dadurch, ein Realitätsbewußtsein zu wecken. Frau R. nimmt stundenlange Wartezeiten stillschweigend zur Kenntnis und gibt sich auch einsichtig, als der Botschafter ihr mitteilt, daß eine Auswanderung unmöglich sei.

Zweiter Ausgang. Die Wohnung wird, wie befürchtet, in einem furchtbaren Zustand angetroffen. Kübel, die die Patientin im Juli (jetzt September) als WC benutzte, stehen noch so da, wie sie zurückgelassen wurden (voll). Mitten in einem Berg von Mist. Durch die verschmutzten Fenster kommt fast kein Licht. Ich kann auch kein Licht aufdrehen, obwohl noch Strom in der Wohnung ist. Alle Glühbirnen sind kaputt. Die Wohnung wirkt wie ein verwahrloster Keller.

Biographie
Frau R. wurde 1913 in Rußland geboren, kam mit ihren Eltern schon als Kleinkind nach Wien, ihre Eltern waren sehr arm, die Schulbildung notdürftig. Sie lernte nie einen richtigen Beruf, sondern malte und bastelte verschiedene Dinge, die sie dank ihres Mannes, der wohlhabend war, an verschiedenen Orten ausstellen konnte.

Geheiratet hat sie 1944 in Wien, ihr Mann war Tierarzt. Sie hatten einen Sohn. Nach dem Tod ihres Mannes lebte sie mit dem Sohn allein, wies ihn aber 1982, aus nicht erklärbarer Ursache, aus der Wohnung, aus ihrem Leben. Seitdem lebt sie alleine. Sie war schon öfter im PKH. Mehr wollte sie nicht erzählen.

Impulse
Nach mehreren Besuchen in der Wohnung sieht Frau R. selbst ein, daß sie so nicht wohnen könne, und läßt eine Sanierung zu.

Wir bedienen uns mehrerer Patienten, die an Alkoholabusus erkrankt sind (extramurale Arbeitstherapie), zur Grundsanierung der Wohnung. Die Klientin ist bei der Entrümpelungszeremonie dabei, freut sich, daß sie von so vielen Menschen umgeben ist. Sie tritt eher realitätsfremd die Wohnungssanierungsarbeiten an. Auf Grund ihres Wunsches, die UdSSR aufzusuchen, nehmen wir an, daß sie dort bessere Zeiten erlebte, und unterstreichen ihren derzeitigen Heimatwunsch (Heimweh) mit Bildern aus der UdSSR sowie einigen Gegenständen aus diesem Land.

Die als Diagnose aufscheinende »paranoide Idee« konnten wir nicht wahrnehmen, obwohl Ansätze »wirft Sohn aus Wohnung« vorhanden wären.

Frau R. greift auch später noch alles sehr zart an. Kein Realitätsbezug. Sie ist aber im Grunde genommen (wenn man die künstlerische Ader einkalkuliert) alleine lebensfähig.

Ärztliche Diagnose
Paranoia im Senium, Angstzustände ungeklärter Genese

Status auf der Station
Die uns von Voraufenthalten bekannte Klientin kommt heute wieder wegen paranoider Ideen auf die Station und ersucht um Hilfe gegen ihre Angst. Sie ist gegen alles Neue eingestellt. Wünscht sich den ihr schon bekannten Pfleger und zeigt sich im allgemeinen Verhalten sehr starr. Sie ist unseren neuen Schwestern gegenüber mißtrauisch und zeigt ein barsches, autoritäres Gehabe. Da die Klientin von ihrem Bauernhofleben her heilkräuterkundig ist (siehe Biographie), geht der Übergangspfleger mit ihr in den Wald Kräuter sammeln (als Reaktivierungsprogramm). Sie wird dadurch von ihrer Angst abgelenkt und aktiver.

Differentialdiagnostischer Ausgang
Der Differentialdiagnostische Ausgang entfiel zu Gunsten des Heilkräuter-Sammelns. Die Sprache vom Pfleger zur Klientin kann man als autoritär, aber nicht totalitär bezeichnen. Diese wurde gewählt, da die Klientin aus dem Waldviertel stammt und in dieser Region Österreichs ein sehr »harter« Menschenschlag wohnt. Dieser Umgangston gibt unserer Klientin Sicherheit, sie vertraut darauf, daß sie ein barscher Mann (auch vor Verfolgern) beschützen könnte.

Biographie
Die Klientin wurde 1929 im Waldviertel geboren, aufgewachsen ist sie auf einem Bauernhof, den die Eltern bewirtschafteten, hatte drei Geschwister, einen Bruder und zwei Schwestern. Ihr Vater führte eine sehr strenge Erziehung. Sie und ihre Geschwister mußten sehr hart mitarbeiten. Bis zum Jahre 1950 lebte sie bei ihren Eltern, wobei sie den Zweiten Weltkrieg auch zu

Hause erlebte (ohne besondere Vorkommnisse). Mit achtzehn Jahren wurde sie schwanger und gebar eine Tochter. 1950 bis 1952 arbeitete sie als Dienstmädchen in einem Haushalt. Im Jahre 1952 hat sie geheiratet und war dann als Hausfrau tätig. Mit ihrem Gatten führte sie eine sehr gute Ehe.

Dieser war herzkrank und verstarb im Jahre 1977. Der Tod ihres Mannes berührte sie sehr tief, da sie ihn sehr liebte.

Vom Jahre 1978 bis 1984 hatte die Klientin einen Lebensgefährten. Zu diesem hatte sie keinen guten Kontakt, er war sehr eifersüchtig und verstarb im Jahre 1984 an einem Schlaganfall. Im Jahre 1978 erster psychiatrischer Aufenthalt, Diagnose: paranoide Ideen, Angstzustände (Strahlenangst), Verfolgungswahn. Weitere Aufenthalte 1984, '85, '87, unter der gleichen Diagnose.

Impulse

Die Klientin hatte mehrere stationäre Aufenthalte in ihrer Lebensgeschichte zu verzeichnen. Alle Aufenthalte wurden mit neuroleptischer Therapie zur Remission gebracht.

Heute steht die Angstsymptomatik im Vordergrund. Eventuelle depressive Reaktionen, die als Paranoia in Erscheinung treten, so daß Mittel und Wege gegen die Angst gefunden werden müssen.

Da wir annahmen, daß Angst und Unsicherheit die paranoiden Ideen auslösen und dadurch die Abwehrmechanismen wie Starrheit, Mißtrauen entstanden, versuchen wir (als therapeutische Maßnahme) ein Zurückgreifen auf Substitute, welche einmal für die Klientin Sicherheit verkörperten, durchzuführen und mit dieser Maßnahme die Angst (Paranoia) in den Griff zu bekommen:

Langsame Rückführung in die eigenen vier Wände (nur dort ist das Paranoidogen anzutreffen).

Ablenkung mit Arbeit!

Die teilweise berechtigte *Realangst* (Wohnung, Geld etc.) wird beseitigt, indem wir eine Versorgung im Hier und Jetzt durchführen (Bezahlung der Pension, Essen auf Rädern wird bestellt).

Um eventuelle Trennungsängste von Tochter und Schwester zu vermeiden, vereinbaren wir für jeden Sonntag ein Familien-Essen.

Die Klientin kann, nach einer Betreuungszeit von drei Monaten, sich selbst überlassen werden.

Ärztliche Diagnose
Alzheimer, paranoide Ideen

Status auf der Station
Patientin ist auf der Abteilung introvertiert, zieht sich auch von den anderen Patienten auf der Station zurück und meint, daß »die« kein adäquater Umgang für sie seien. Ihre amnestischen Leistungen sind dem Alter entsprechend. Bei Teilanflutungsgesprächen benimmt sie sich als »Lady«, die gewohnt ist, Anordnungen zu treffen.
   Paranoide Ideen werden auf der Abteilung nicht exploriert oder gut verborgen!

Differentialdiagnostischer Ausgang
Wir vereinbarten einen Termin mit ihrer Haushälterin, an dem wir Frau W. in ihre Wohnung begleiten würden, Ausgang verläuft etwas verlangsamt (Lady-Schritt). In der Wohnung kommuniziert sie sofort mit ihrer Haushälterin und läßt Betreuungsschwester einfach stehen.

Biographie
Die Klientin lebte gemeinsam mit ihrer Schwester bis zu deren Tod im August 1987 in einem Haushalt. Beide Schwestern waren extrem zurückgezogen, da sie im Elternhaus so erzogen wurden. Sie durften keine männlichen Bekanntschaften haben, nicht ausgehen. Mutter war dreimal verheiratet, hielt aber ihre Kinder von der Außenwelt fern. Beide Schwestern hatten höhere Stellungen bei der Post und bauten vor ca. zwanzig Jahren gemeinsam das Haus, in dem sie wohnten. Das Haus wurde noch zu Lebzeiten der verstorbenen Schwester dem Notar (Wahlneffe) übergeben, der sie verläßlich betreut. Klientin ist paranoid auf Wahlneffen, glaubt, sie dürfe das Haus nicht mehr bewohnen. Wahlneffe kommt für alle Unkosten (außer Strom) auf und betreut sie in Form von Overprotection. Sie lehnt die Besuche seitens der Übergangspflege ab.

Impulse
Sie ist in der Wohnung weiterhin paranoid auf den Neffen, der vor Jahren das Haus überschrieben bekam. Es ist anzunehmen, daß die Klientin das Unwohlsein daher hat, daß alle Leute darüber reden, daß sie den Neffen aushalten würde. (Siehe Lebenslauf und Prägungen zu Männern.)
   Da wir bei dieser Klientin kaum eine Möglichkeit haben, »negative Intervention« bzw. eine katholische Beichte als Maßnahme durchzuführen, einigen wir uns, keine Verstärkung herbeizuführen. Wir sprechen die Wahnideen nicht an und fragen nicht, ob sie welche hätte, sondern versuchen, direkte Konfrontation zu vermeiden.

Ärztliche Diagnose
Paranoia im Senium gegen Nachbarin und Pfarrer / katholisch

Status auf der Station
Geordnete, etwas zur Verwahrlosung neigende Frau, die in ihre Wohnung
will. Keine besonderen internen, pathologischen Auffälligkeiten.

Differentialdiagnostischer Ausgang
Beim Ausgang stellt Frau H. fest, daß die Wohnungsnachbarin ein Luder sei
und es mit dem katholischen Pfarrer treibe! Sie wisse genau, erklärt sie uns in
der Wohnung, wann dies der Fall sei, da sie eine Doppelleiter besitze und
diese Leiter immer in dem Zwischenraum zwischen WC und Küche stehe.
Steht die Doppelleiter gerade, dann hat die Nachbarin keinen Pfarrer in der
Wohnung, steht die Leiter hingegen quer, dann ist so ein »Luder« da!

Die Wohnung selbst ist eher Substandard unterstes Niveau, aber überall
gibt es Heiligenbilder, Statuen und kleine Bibeln. Sie selbst achtet vor allem
darauf, daß ihr Haar zu einem schönen Knoten zusammengebunden ist.
(Liebt also anscheinend nach außen hin geordnete Verhältnisse.)

Schon während des Ausganges zieht sich die Patientin ins Wohnzimmer
zurück und betet kniend einen Rosenkranz, der zwei Stunden dauert. Sie
sagt, daß nur kniend Rosenkranz beten einen Sinn hätte, sonst kann man es
lassen. Sie gibt an, daß sie Franziskanerin sei und demnach mit den katholischen Geistlichen nichts zu tun hätte.

Biographie
Außer, daß ein enorm starkes Über-Ich zutage kommt und daß sie alleine mit
vierzehn Jahren nach Wien gekommen ist, kann fast nichts eruiert werden.
»Verdrängung«? Vergessen?

Aus Bruchstücken von Erzählungen kann folgende Pflegediagnose kon-
struiert werden.

Es besteht eine ausgiebige Paranoia gegen die Nachbarin, die es angeblich
mit den Pfarrern treibt. Dies belaste sie sehr, so eine Schlampe als Nachbarin
zu haben, deshalb schimpfe sie.

Sie gibt in allen Sätzen kund, daß alle Männer vernichtet gehören. Gott sei
Dank sei einer, der sie heiraten wollte, nach drei Tagen gestorben, da hat ihr
die Heilige Maria geholfen und hat sie vor diesem Unglück bewahrt. Die
zweite Episode gab es mit einem, der ihr Lebensgefährte sein oder werden
wollte. Sie hat ihm aber gesagt, daß alle Männer einen Tritt in die Hoden
haben sollten. Daraufhin ist auch er verschwunden.

Ergebnis: Die paranoiden Ideen haben ihre Grundlage vielleicht
- in der Tatsache, daß sie heute darüber gekränkt ist, keine Männer gehabt
  zu haben, und daher als Reaktion darüber schimpft (versäumte Jugend?);

- darin, daß sie ein schlechtes Gewissen hat, weil sie selbst vielleicht mit einem Pfarrer ein Verhältnis hatte oder haben wollte, Angst vor ihren eigenen Trieben hat und daher dies auf die Nachbarin projiziert.

Impulse

Da die Klientin Ordnung will und liebt, findet ein Gespräch mit der Nachbarin statt. Diese solle doch den Umgang mit Pfarrern meiden! Gleich nach dem Gespräch sagt die Klientin, daß Ruhe herrsche und alles in geordneten Bahnen läuft. Es steht auch seither die Leiter nie mehr »quer«.

Positiver Verstärker zu den Franziskanern, die ihr Sicherheit geben, wird durchgeführt, indem wir ihr Literatur von den Franziskanern bringen. (Ich-Stärker?)

Bisher keine psychischen Entgleisungen auch ohne Neuroleptika.

Ärztliche Diagnose
Schizophrener Defektzustand

Status auf der Station
Der Patient ist in allen Qualitäten ausreichend orientiert sowie mobil. Im Verhalten ruhig und freundlich, Stimmungslage ausgeglichen, inhaltliche Denkstörungen vorhanden, jedoch nicht im Vordergrund.

Differentialdiagnostischer Ausgang
Psychischer Zustand mit dem auf der Abteilung identisch. Der Patient weist uns den Weg zur Wohnung, zeigt Frauen gegenüber Anspruchshaltung. Lebensfähigkeit ist außer Zweifel zu stellen.

Biographie
Herr H. lebt seit seinem zweiten Lebensjahr in seiner Wohnung. Normale Schulbildung für damalige Begriffe. Ging mit zwanzig Jahren als Soldat in den Krieg. Nach dem Krieg war er bei den Alliierten in einer Küche beschäftigt, erlitt dort einen Zusammenbruch. Arbeitete dann bei den Wiener Verkehrsbetrieben, ist stolz darauf, Arbeiter zu sein, wird Mitglied der SPÖ. Herr H. lebte bis zu deren Tod bei seiner Mutter, die ihn versorgte. Vater war Ungar, auch SPÖ-Mitglied. Er hatte als vierjähriges Kind einen Unfall, der eine Deformation der Beine nach sich zog, was eine Überprotektion der Mutter begünstigte. Vater dürfte sehr dominant gewesen sein, war eher Vorbild und Ideal für ihn.

Impulse
Herr H. ist aufgrund seiner Mutterprägung und Überprotektion zwar sehr freundlich zu mir, akzeptiert jedoch keinerlei Forderungen von mir bzw. erwartet, daß ich ihn versorge. Hält sich auch nicht an Abmachungen. Nach der Übergabe an Praktikanten, also einen männlichen Betreuer, identifiziert er jenen mit seiner Vaterprägung und akzeptiert Lebensbewältigungsmechanismen, die der Betreuer ihm zeigt.

Da weitere Reizanflutungen nicht störend sein können, informierten wir die SPÖ Wien über ihren Genossen, dessen großer Stolz es ist (Biographie), Parteigenosse zu sein.

Wieweit sich dies positiv auswirkte, ist leider nicht greifbar.

Ärztliche Diagnose
Alkoholische Demenz, chronischer Alkoholismus, Arteriosklerose

Status auf der Station
Herr W. ist auf der Station, so zu lesen in der Dokumentation, kritiklos und unangepaßt. Er benimmt sich aufdringlich, bettelt bei allen anderen Patienten und auch der Pflegerschaft um Zigaretten und Geld. Er fordert Sozialhilfegeld und Zulage.

Teilweise bricht er Kästen auf und entwendet Geld und Zigaretten von anderen Mitbewohnern. Im Tagraum ist er gegenüber psychisch beeinträchtigteren Patienten abweisend, versucht aber bei oligophrenen und dementiell erkrankten Personen den Chef zu spielen.

Differentialdiagnostischer Ausgang
Beim Ausgang fanden wir eine total chaotische Situation vor. Es gab in diesem Einzelraum weder Licht noch Gas noch einen Verputz an der Wand. Der Patient selbst wollte nach ca. zehn Minuten gehen.

Biographie
»Ich bin in Niederösterreich aufgewachsen und war das Kind von Zigeunern. Meine Eltern habe ich früh verloren und weiß nicht mehr an wen. Mit sechzehn ging ich nach Wien und war auf mich allein gestellt. Ich ging sehr selten einer geregelten Arbeit nach (nur im Notfall) und lebte hauptsächlich vom *Glücksspiel*. Da ich recht oft beim Stoßspiel oder Schnapsen den letzten Silberling verloren habe, werde ich von meinen Freunden *Süverl* genannt.«

Herr W. schreibt weiter, daß er immer viel getrunken hat und daher auch keine längere Beziehung mit einer Frau eingehen konnte. Gleichzeitig teilt er aber mit, daß er als großer *Frauenheld* stadtbekannt war. Teilweise haben die Damen ihn ausgehalten oder er hat halt vorübergehend bei ihnen gewohnt und sich so das Männerheim erspart. »Mein Leben verbrachte ich hauptsächlich in Gasthäusern, da ich oft vorm Alleinsein Angst hatte. Das Spiel ist das Schönste für mich gewesen, da ich dabei unter Freunden war und es dabei natürlich oft eine gute Unterhaltung gab. Es gab sogar Jahre, in denen ich der Größte im Spiel war.

Freunde und andere Spieler hatten große Hochachtung vor mir, und ich hab natürlich diese Achtung sehr genossen. Es gab auch Zeiten, wo ich nichts gewonnen hab, da saß ich nur zu Hause mit ein paar Freunden und trank ein Schnapserl.«

Impulse

Uns erscheint es klar, daß ein unrealistischer, träumender, kindlich reagierender Mensch, in diesen Zuständen aufgewachsen, in den Alkohol flüchten muß. Allein gelassen (Eltern), und wer kann schon auf lange Zeit allein leben, flüchtet er in die Räume der Gaststätten, in denen es wenigstens warm ist und es von Gleichgesinnten wimmelt. »Er gehört zu einer Gruppe.« Seinen Lebensunterhalt verdiente er durch Tricks, von Damen ausgehalten, durch Spiel, als Gelegenheitsarbeiter – und hielt diese Tricks ein Leben lang aufrecht.

Wir nehmen an, daß wir das eingefahrene Verhaltensmuster wohl kaum ändern können. Wir müssen vor allem versuchen, für ihn eine neue Zugehörigkeitsgruppe zu finden. Wir tun dies damit, daß wir ihn zum Laienbesuchsdienst für gehunfähige Pflegefälle einsetzen.

Wir geben ihm die Möglichkeit, wieder der Größte zu sein, indem er Patienten pflegt und wir ihn dafür loben.

Um seine sehr schwach ausgeprägten Über-Ich-Normen zu erhöhen, installierten wir ein Tagebuch, das er selbst schreiben muß, in dem er dann seine Unterlassungs- oder Übertretungssünden selbst notierte und von Zeit zu Zeit nachlesen konnte (bewußtmachen).

Heute ist der Patient ein Jahr so recht und schlecht außerhalb der Anstalt und mußte nur kurz aufgenommen werden. Das heißt, ich möchte keine Garantie geben, wie lange unser Versuch gutgehen wird. Aber eines weiß ich: Ein bißchen drin und ein bißchen draußen ist noch immer besser als immer drin.

Ärztliche Diagnose
Chronischer Alkoholismus, Status post Amputation rechtes Bein, Persönlichkeitsstörungen

Status auf der Abteilung
Somatisch läßt sich der Patient auf der Abteilung verwöhnen, da er ein amputiertes Bein hat und ihm diese Versorgung zusteht.

Psychisch ist der Klient gesprächig, sucht Kontakt und Zuwendung und benimmt sich, wie man dies in der Fachsprache bezeichnet, »angepaßt«.

Differentialdiagnostischer Ausgang
Beim Ausgang, der durch eine nette Schwester durchgeführt wird, reißt sich der Mann am Riemen und zeigt ihr, daß er einmal ein guter Sportler war, indem er mit seinen Krücken alleine die Stiegen bewältigt.

Von der Wohnung wollen wir nicht sprechen, denn diese zeigt sich wieder in voller Pracht einer Junggesellenidylle, also verwahrlost.

Der Klient schafft es aber schon beim ersten Ausgang, drei Stunden unterwegs zu sein, ohne eine Überforderungssymptomatik zu zeigen. Da ihn nun die liebe Schwester, eine *Frau*, lobt, versteht es sich von selbst, daß er um den nächsten Ausgang und sogar um eine Wohnungssanierung bettelt.

Männer benehmen sich gewöhnlich beim anderen Geschlecht, so wie sie es gelernt haben, tolerant, imponierend und charmant.

Biographie
Er war zehn Jahre alt, als sein Vater seine Mutter verließ und eine andere Frau heiratete. Seine Mutter konnte diese Situation nicht verarbeiten – schweres Nervenleiden. Er hat auch eine Schwester, mit der er jedoch keinen Kontakt mehr hat. Er wurde von der Mutter aufgezogen. Mit fünfzehn Jahren war er zum erstenmal im Krieg (Tschechen), danach in Rußland. In der siebten Klasse Gymnasium mußte er die Schule unterbrechen und nach Frankreich in den Krieg ziehen (Mitglied der SA), daher keine Reifeprüfung. In Frankreich war er Kämpfen und Verfolgungen ausgesetzt. 1952 kam er zurück und machte in Leoben das Abitur nach, begann Montanistik zu studieren und arbeitete nebenbei in den verschiedensten Stahlwerken, um sein Studium finanzieren zu können. Nebenbei war er auch als Schauspieler tätig, war bei einigen Aufführungen dabei und wollte Karriere machen. Zwischendurch hatte er immer Freundinnen, hatte jedoch nie die Absicht, zu heiraten – Aufstieg im Beruf hatte Vorrang. Später ging er nach Wien, studierte Geologie und versuchte nebenbei als Schauspieler seinen Aufstieg, der jedoch flachfiel (er spricht von zuwenig Talent).

Er betrieb sehr viel Sport (Kampfsport) – wurde dadurch aus eigenem Verschulden Invalide. Studium im letzten Semester abgebrochen. Er wünschte sich immer, berühmt zu werden, hatte es jedoch nie geschafft. Zwischendurch hatte der Patient mehrere Freundinnen, spricht speziell von drei, die für ihn Bedeutung hatten. Bei einer blieb er hängen, heiratete sie jedoch auch nicht, sie hatten aber gemeinsam zwei Kinder (Buben). Später besorgte er für seine Frau Arbeit als Kassiererin, da sie ja die Handelsschule hatte. Vor den Kindern arbeitete sie in einer Fabrik als Verpackerin – dies war ihm zuwenig. Die Geliebte lief ihm mit den Kindern davon.

Impulse
Auch hier handelt es sich um einen Menschen, der ein chronisches Nachholbedürfnis nach Kontakt, nach dem Grundbedürfnis, geliebt zu werden, hat. Folge: Er studiert, er hat mehrere Freundinnen (Don Juan-Symptom) und läßt die Über-Ich-Normen unter den Tisch fallen.

Da er nur ein Bein hat, wird er über jede Tätigkeit, die er selbst schafft, von unserer »süßen Krankenschwester«, bei der er Eindruck schinden will, gelobt und bekommt damit Zuwendung. Da er Montanistik studierte und viele Pfleger meiner Abteilung Bergsteiger sind, lassen wir uns manches von den Bergen erklären – wir geben ihm Zuwendung.

Für eine langzeitige Alkoholabstinenz können wir allerdings keine Garantie übernehmen. Fest steht, er »lebt« und wurde durch diese Maßnahmen kein vorzeitiger Pflegefall.

Fallbeispiele Verwahrlosung

Ärztliche Diagnose
Verwahrlosung, Paranoide Ideen im Senium, Arteriosklerose

Status auf der Station
Auf der Abteilung wird die Patientin gepflegt und umsorgt, so daß eine saubere, etwas introvertierte Frau kontaktiert werden kann. Besondere pathophysiologische Befunde werden klinisch nicht erhoben. Paranoide Ideen sind nicht explorierbar. Der Gedankenduktus ist geordnet. Vom psychischen und somatischen Status her kann man eher von einer gesunden, dem Alter entsprechenden Klientin sprechen. Die Entlassung nach einem Ausgang wird beschlossen.

Differentialdiagnostischer Ausgang

Beim Ausgang betraten wir eine total verwahrloste Wohnung, in der ca. zwanzig Tauben waren. Es lagen auch zahlreiche tote Tauben in der Küche und im Zimmer. Die Wohnung war vom Taubenkot verschmutzt, da die Tiere in der gesamten Wohnung umherflogen. Ein Eindruck des tiefen Chaos und der Entrüstung stand im Gesicht der begleitenden Krankenschwester. Die Patientin selbst wurde sofort wieder introvertiert zu der Betreuerin und beschäftigte sich nur mehr mit den Tauben.

Biographie

Frau Sch. wohnt schon immer (solange sie sich erinnern kann) bei ihrem Vater. Trotzdem entschloß sie sich, einen Bekannten zu ehelichen. Diese Ehe hat aber nur ein Jahr gehalten, da ihr der Vater mitteilte, daß dieser Mann doch nicht der richtige für sie sei.

Sie lebten immer auf dem Lande und waren sehr naturverbunden und tierliebend. Der Vater, der als Knecht sein Brot verdiente, beschäftigte sich vorwiegend (wie sie später auch) mit gefiederten Tieren.

Ganz plötzlich brach die Liebe zwischen Vater und Tochter, da sich der Vater entschloß, eine Lebensgefährtin zu nehmen. Diese nannte unsere Klientin *Wärterin*, da sie beide mit Essen versorgte.

Plötzlich und unerwartet starb der Vater, die Klientin zog sich vollkommen zurück. Nur die Wärterin, so meint sie, komme noch von Zeit zu Zeit zu Besuch und versorge sie mit Kartoffeln und Brot (von diesen beiden Grundnahrungsmitteln lebte sie über viele Jahre – angeblich sehr gesund). Laut ihrer Aussage beschäftigte sich unsere Klientin mit Tauben und zähmte diese sogar.

Impulse

Wir nehmen aus der Geschichte an, daß unsere Klientin eine überstarke Bindung, eine Überidentifikation zu ihrem Vater aufbaute. Durch die Enttäuschung, daß sich ihr Vater eine Lebensgefährtin nahm, und durch seinen plötzlichen Tod ist es als hysterieforme Reaktion zu einer Persönlichkeitsveränderung gekommen. Wir schließen aber auch nicht aus, daß unsere Klientin schon immer unter einer ganz anderen Diagnose, einer Paraphrenie, gelitten haben könnte.

Da unsere Schwester nicht die richtige Betreuungsperson im Sinne der Bedürfnispflege darstellt, nehmen wir einen männlichen Pfleger, der als Vaterersatz (vorerst) dienen soll. Dieser männliche Pfleger »befreit« die Patientin aus der Psychiatrie. Er ist somit ihr Retter und genießt aus diesem Grund Beratungs- und Auftragsbefugnis. Die Klientin wird nun vom Pseudo-Vater aufgefordert, die toten Tauben selbst zu beerdigen, und droht damit, nicht mehr zu kommen, da er eine »Taubenallergie« habe.

Dies sieht unsere Klientin ein und tauscht »noch im späteren Leben« Menschen als Kommunikationspartner gegen ihre Tauben ein.

Um sie von ihrem Schicksal abzulenken, wird ein Tagesfahrplan installiert, der fast bis zur Überforderung der Patientin führt. Der Pseudo-Vater schleust inzwischen einen Besuchsdienst ein, so daß er sich selbst wieder langsam aus ihrem Leben entfernen kann.

Bedingt durch den, doch vorhandenen, dementiellen Abbau ist es bei unserer Klientin zu keiner Übertragungsreaktion gekommen, so daß sie bis heute, ohne rückfällig zu werden, lebensfähig blieb. Der Klientin wurde auch erklärt, daß man für die eigene Lebenszufriedenheit nur selbst die Verantwortung tragen kann und daß sie damit rechnen müsse, daß auch unsere Besuchsdienstdame nicht mehr kommen würde.

Ärztliche Diagnose
Verwahrlosung im Senium, paranoide Ideen

Status auf der Station
Auf der Abteilung benimmt sich die hier kurzzeitig aufgenommene Frau St. als eine dem Alter entsprechende normale Person, wenn man ein paar dem biologischen Abbau entsprechende Eigenarten übersieht. Auffallend ist nur ihr ungeheures Zuwendungsbestreben.

Sie bettelt um Liebe und Zuneigung bei Pflegepersonen und Patienten. Pflegern will sie helfen, Geschirr zu waschen, Boden aufzuwischen und Botengänge zu machen. Anderen Patienten hilft sie, indem sie diese stützt, hält und niederlegen will. Da bei Frau St. weder arge Verwahrlosungstendenzen und schon gar keine paranoiden Ideen explorierbar sind, wird eine sofortige Entlassung (um sie nicht zu hospitalisieren) eingeleitet.

Frau St. wird von einem Pfleger unterrichtet, daß sie nach Hause gehen könne. Sie sei gesund und kann die Abteilung verlassen.

Diese für einen anderen Patienten erfreulichen Worte führen bei ihr dazu, daß sie sich fallen läßt, spontan entwickelt sie eine auffällige, hysterieforme Kollapsartigkeit. Der Griff ans Herz, die schmerzverzerrte Mimik fehlten nicht. (Es fehlten allerdings somatisch greifbare Befunde.)

Sofort stürzten sich Herz-Schmerz-Pflegepersonen auf die herzkranke Frau und legten sie in ein Bett – Frau St. lag!

Differentialdiagnostischer Ausgang
(ist in diesem Sinne natürlich kein Ausgang, sondern eine notwendig gewordene Reizanflutung). Sofort griffen meine Gegenpfleger – die Übergangspfleger – ein, setzten Frau St. auf, drückten ihr ihre Kleidungsstücke samt Koffern und Entlassungsschein in die Hand. Dieser »Machtdemonstration« konnte sich unsere Patientin nicht entziehen. Sie packte »von sich aus« ihre Siebensachen und ging.

Da wir eigentlich nicht vorhatten, Frau St. nur »ins Wasser zu stoßen« (schwimm oder geh unter), besuchte natürlich eine Betreuungsperson, als Präventivmaßnahme, Frau St. am gleichen Nachmittag zu Hause und erhob nachträglich folgende Geschichte.

Biographie
Frau St.s Leben war dadurch gezeichnet, daß sie schon als Kind *ungeliebt* und nicht *akzeptiert* war. Sie lernte allerdings rasch, mit verschiedenen, auch *linken* Aktionen durchzukommen.

Auch in ihrem späteren Leben in Wien machte sie mit »linken« Aktionen sehr gute Erfahrungen und wurde so zu einer der berühmtesten »Schacherinnen« (Tauschhändlerin) Wiens. Einige dieser so aufgetriebenen Dinge und zum Tausch vorbereiteten Gegenstände liegen noch immer in der Wohnung und erzeugen das Bild eines Warenlagers (dies empfand der Polizeiarzt wahrscheinlich als globale Verwahrlosung).

Frau St. wechselte sehr oft die »Stellung«, war in der Gastronomie und in Elektrogeschäften, aber vor allem in Haushalten tätig.

In ihrer letzten Stellung, in der sie bei einem General als »Mädchen für alles« tätig war, kündigte sie aufgrund eines Vorfalles selbst. Dieser Vorfall bestand darin, daß sie merkte, daß die Generalsfrau ein Verhältnis mit dem Pfeifendeckel ihres Mannes hatte. Immer wieder kam die Sprache auf Sexuelles.

Frau St. heiratet sehr bald (achtzehn Jahre), um von ihrem Mägdedasein wegzukommen. Ihr Mann, den sie eigentlich nie liebte, wohnte damals viele Kilometer von Wien entfernt. Sie erzählte uns, daß sie ihn nur dann besuchte, wenn sie die »Regel« hatte. Dieses verblüffende oder komische Verhalten klärte sich nach einigen weiteren Sitzungen auf. Herr St. sah sie nur als reines Sexualobjekt. Es gab niemals nette Worte, Zuwendungen oder sonstige Liebesbezeugungen. Es war ihr dann zuviel, nur »niedergerissen« zu werden, so daß sie in einer Art Bauernschläue zu dieser List griff.

Einige Jahre nach dem Tod ihres Gatten heiratete die Patientin einen Blinden (Pflegefall), bei dem sie bis zu dessen Tod (einige Jahre) halbwegs zufrieden war.

Impulse

Erst im nachhinein finden wir eine biographische Bestätigung unseres Tuns, die um Liebe bettelnde, nicht anstaltsbedürftige Person »vor die Tür zu setzen«. Wir erfuhren, daß ein bißchen »link« sein (Kollaps bei Entlassung) ein aus dem Leben kommendes, geprägtes Verhaltensmuster darstellt. Bei Frau St. liegt eine normale Neurose, ein Nachholbedürfnis nach *Liebe*, *Zuwendung* und *Geltungsbedürfnis* vor, was aufgrund ihrer Biographie verständlich erscheint und demnach als »normal« zu bezeichnen wäre.

Gegen das eventuelle Auftreten eines Vereinsamungssyndroms wird sie im extramuralen Dienst zur Betreuung Pflegebedürftiger herangezogen.

Ärztliche Diagnose

Senile Demenz, taubstumm

Status auf der Abteilung

Der Patient fühlt sich auf der Abteilung sichtlich wohl und genießt den »Wohlstand« einer geordneten Versorgung. Eine Kommunikation zwischen ihm und uns ist, da wir die Taubstummensprache nicht beherrschen, nur mit Händen und Füßen möglich.

Differentialdiagnostischer Ausgang

Beim ersten Ausgang können wir den Beschwerdeführern (den Nachbarn) schon recht geben, daß es so nicht geht.

Die Freiheit eines Patienten darf die Freiheit seiner Umgebung nicht behindern.

Die Wohnung, die der Einweisungsgrund war, ist das Schulmodell sanitären Übelstandes. Es gibt kein Geld, keine Kleidung, keine Bettwäsche, keine Unterwäsche, kein Wohnungsschloß und kein Gas oder Wasser. Der Fußboden und die Wände sind verschimmelt und ungeputzt. Im »Wohnzimmerbereich« finden sich fünfhundertsiebzig! leere und volle Konservendosen.

Biographie

Es geht aus dem Gesagten hervor, daß aus Kommunikationsgründen auch die Erstellung einer Biographie nicht möglich war. Allerdings muß man angeben, daß unser Klient so viele Probleme in der »Hier und jetzt«-Situation hat, daß wir an eine biographische Erhebung kaum dachten.

Impulse

Obwohl in meiner Einleitung steht, daß ein Mensch an seiner Isolierung und daraus resultierenden Verwahrlosung selbst schuld sei, muß ich sie bei diesem Patienten auf die Aussage »auch primäre Behinderungen (Kommunikationsschwierigkeiten) können zur Isolierung führen« erweitern.

Bei dem hier beschriebenen Patienten übernehmen wir die Kumpelfunktion (ohne das Kumpelsyndrom) und installieren einen Sachwalter, der Geld besorgen soll; eine Lichtglocke, damit wir ins Haus können; eine Mindestausstattung an Unter- und Überbekleidung; eine Gas- und Wasserinstallation und eine Heimhilfe.

Auch dieser Klient bewies uns (ohne singuläre biographische Aufzeichnungen), daß die nonverbale Kommunikation mittels Sammeltrieb denkbar ist.

Da der Klient seither eine Betreuungsperson hat und mit dieser (mit Händen und Füßen) kommunizieren kann, bot er keinen Sammeleffekt mehr als Symptomatik.

Ärztliche Diagnose
Schizophrener Defektzustand, Verwahrlosung

Status auf der Station
Auf der Abteilung ist es sehr schwierig, ein gezieltes Gespräch zu führen. Plötzlich während des Gesprächs zieht sich die Patientin zurück und betet lautstark. Unabhängig der auffallenden Phänomene agiert sie wie ein etwas dementiv Veränderter, in der Klinik als schizophrener Defekt bekannt. Körperlich dem Alter entsprechender Befund.

Differentialdiagnostischer Ausgang
Beim Ausgang finden wir eine total verwahrloste Wohnung vor. Überall finden sich sakrale Gegenstände, Barockengel, Gebetbücher, Weihwasserbehälter etc. Auch im Wohnmilieu stellt Frau U. das Beten nicht ein.

Gedankenhemmungen, Gedankensprünge, die plötzlich in Erscheinung treten, führen wir auf eine momentane Überforderung zurück, so daß wir den Ausgang vorerst abbrechen.

Die Ausgänge werden vermehrt und immer länger durchgeführt. Nach dem fünften Ausgang können wir eine Probenacht wagen. Diese verläuft ohne Zwischenfälle.

Biographie

Frau U. wurde 1916 in Wien geboren, hatte fünf Geschwister. Nach der Heirat mit einem Bauhilfsarbeiter bekam sie sechs Kinder, die sie so recht und schlecht versorgte.

Auch ihren Kindern ließ sie eine sehr streng katholische Erziehung zukommen. (Tatsächliche schizophrene Exazerbationen sind im Lebenslauf nicht nachweisbar, so daß wir auch keine Voraufnahmen finden konnten.)

Wieweit es sich also um eine nur strenge katholische Ansicht oder um einen religiösen Wahn handelt, ist biographisch nicht ersichtlich.

Fest steht, daß unsere Klientin 1980 wegen Auffälligkeiten ihre Wohnung verlor und umziehen mußte. Auch im nächsten Haus, das in einem anderen Bezirk lag, traten Schwierigkeiten mit den Mitbewohnern auf, die schließlich zur Zwangsaufnahme führten.

Frau U. kann sich nicht vorstellen, daß der »Herrgott ihren Umzug gewollt habe«.

Impulse

Nehmen wir an, daß Frau U. schon immer eine sehr strenggläubige Frau war (verdrängen das Bild einer religiösen Schizophrenie). Dann müßte sie doch eine hierarchische Struktur akzeptieren.

Da ein Pfleger in Weiß eine »Machtposition« darstellt, hilft ihr »dieser liebe Gott« auf ihrem weiteren Lebensweg. Er hilft vor allem, indem er Lebenssinn gibt. Ein Christ arbeitet für sich und für andere. Das heißt, wir fordern Frau U. auf, ihre Wohnung selbst zu renovieren, ihren Schmutz weg zu bringen. Wir fordern sie auf zu arbeiten, denn Stillstand macht Angst.

Wie wir außenanamnestisch feststellen konnten, kümmern sich die Kinder nicht um ihre Mutter, so daß die Mutter in den Wahn verfiel, daß sie sechs Abtreibungen vorgenommen hätte und dafür von Gott bestraft würde. Frau U. konnte die Realität wie folgt beigebracht werden.

Die Kinder hätten, auch nach katholischem Glauben, nicht die Pflicht, immer und überall für die Mutter dazusein, denn selbst Assisi und Christus hätten die Familie verlassen und wären in eine Kommune gezogen. Diese Gesprächsführungen verschafften Erleichterung, eine katholische Beichte brachte Sicherheit.

Die Gebete wurden als Tagesfahrplan (Tagesstrukturierung) installiert.

Ärztliche Diagnose
Chronischer Alkoholismus, Verwahrlosung, Arteriosklerose

Status auf der Abteilung
Frau Sch. betreibt an unserer Abteilung eine Scheinanpassung, um ein mehr oder weniger gutes Leben herauszuschlagen. Sie spielt uns die pflegeleichte Patientin vor und hofft, dadurch vermehrt verwöhnt zu werden.

Auch auf unserer Abteilung befinden sich einige pflegeneurotische Personen, so daß es der Dame einen Tag gelingt, versorgt zu werden, am anderen Tag aber keiner auf ihre Eigenartigkeiten eingeht und sie reizabgeflutet wird. Da dies ein sehr irrelevanter Vorgang ist, muß die Entlassung sofort durchgeführt werden, ein

Differentialdiagnostischer Ausgang
entfällt daher.

Biographie
1931 flüchtete unsere Klientin aus der Tschechoslowakei. Ein russischer Offizier ermöglichte ihr die Flucht. Sie ist ihm heute noch dankbar. Sie nahm sich einen Mann, der im Außendienst tätig ist und die ganze Welt bereist. Sie mußte sich viele Jahre anpassen, freundlich sein und verfiel so dem Alkohol. Ihr Mann verließ sie. Er blieb plötzlich in Kairo und kam nicht mehr zurück. Der Sohn (der ihr Leben behinderte?) zog nach Salzburg.

Frau Sch. arbeitete ein Leben lang mit zwei Prägungen: Der Scheinanpassung und der Bauernschläue, und kam so ganz gut durchs Leben. Sie hat gelernt, wie man sich die Umgebung – zu seinen Gunsten – einteilen kann. Sie führte ein sehr schönes Leben.

Der plötzliche Wegfall des »versorgenden« Gatten bringt ihre Lebensphilosophie und ihre Lebensmechanik zum Einsturz. Seelische Dekompensation, der mit Alkohol als Konfliktlöser begegnet wird. Heute agiert sie, scheinbar durch den cerebralen Abbau, mit erlernter Scheinfreundlichkeit als Dame. Erreicht sie damit nicht ihr Ziel, wird sie ausfällig bis bösartig und vergißt dabei, eine Dame sein zu wollen.

Impulse
Damit ihr nicht langweilig wird (Stillstand), Erstellung eines Tagesfahrplanes (der sie in einen gewissen Leistungsstreß bringen soll), Einführung als »Gesellschaftsdame« bei liegenden Patienten, als Reisebericht-Erzählerin für den Tagraum und Mitbehandlung durch den Psychologen wegen ihres am Rande erscheinenden Alkoholproblems.

Ärztliche Diagnose
Psychopathie, Alzheimer, chronischer Alkoholismus

Status auf der Station
Frau L. ist jene Klientin, die sich vorwiegend durch Forderungen nach Alkohol, Zigaretten, Geld etc. auszeichnet. Sie hat erlernt, die Leistungen des Sozialstaats zu schätzen. Gleich nach der Aufnahme verlangte unsere Klientin Bohnenkaffee und meinte, da wir keinen hatten, daß dies ein ausgesprochener »Saftladen« wäre, denn in der Lungenheilstätte gäbe es dies ohne Aufforderung. Am Sonntag gehe sie übrigens in den Ausgang, denn da käme ihr Bekannter und sie gingen in den Prater etc.

Differentialdiagnostischer Ausgang
Die Wohnung, wenn man überhaupt von einer sprechen kann, paßt genau zu ihrem »Spruch«. Es ist ein heruntergekommener Haufen Unrat und Morast. Das ganze Haus ist sanierungsbedürftig und steht in einem entsprechenden Bezirk in Wien.

Generell kann man aber sagen, daß sie sich im Schmutz zurechtfindet und keinerlei Anstalten macht, mit uns wieder auf die Abteilung zu kommen. Da keine extreme Selbst- oder Gemeingefährlichkeit vorliegt, beurlauben wir die Klientin spontan.

Biographie
Bei den nächsten Besuchen ins Milieu, die von einer Kollegin durchgeführt wurden (die dieses Milieu beherrscht), konnte folgende Biographie ermittelt werden.

Sie wurde auf dem Land geboren, lernte Schneiderin. Da das Leben sehr schwer wurde, wie sie sagt, heiratete sie und brachte eine Tochter zur Welt. Scheidung, neue Heirat, sie gebar einen Sohn – Scheidung. Neuerliche Heirat, diesmal kinderlos.

Dazwischen war sie in Lungenheilstätten und zweimal in der Psychiatrie.

Die Kinder, so meint sie, waren bei ihren Eltern recht gut versorgt und bräuchten sie nicht. Der letzte Gatte hatte den Nachteil, so meint sie, daß er andauernd trinke.

Dies sogar manchmal auf ihre Kosten, denn sie beziehe eine Rente der Tbc-Fürsorge.

Impulse
Dieses Leben steht sicher für viele in meiner Statistik und läßt erkennen, daß dies einer *Patientenkarriere* entspricht.

Der Klientin fehlte immer »Ordnung«, und diese ließen wir ihr nun zukommen. Tagesfahrpläne, Wochenfahrpläne wurden erstellt. Sie wurde mehr oder weniger gezwungen, Weihnachtskarten im Akkord zu schreiben und zu zeichnen, die wir für die anderen Patienten benötigten.

Durch das Arbeiten an den Weihnachtskarten brachten wir ihr bei, daß sie »die Sorge hätte, für sich selbst aufzukommen« und dies einen Lebenssinn bringe.

Ärztliche Diagnose
Verwahrlosung im Senium

Status auf der Station
Wurde nicht eruiert, da die Klientin von einem allgemeinen Krankenhaus (Interne) zugewiesen wurde.

Differentialdiagnostischer Ausgang
Beim Ausgang und der darauffolgenden Wohnungssanierung wird ein Foto gefunden, auf dem Frau H. und ein »Sandler« zu erkennen sind. Sie überlegt längere Zeit und sagt schließlich: »Obwohl ich eine Dame bin, muß ich mich mit solchen Menschen abgeben, ich schäme mich dafür.«

Es zeigt sich, daß sie eigentlich eine Person ist, die weiß, was sie will. Beim Einkaufen gibt es nur kurze, prägnante, fast barsche Anordnungen.

Auch nimmt sie einen gewissen Tagesablauf (zu uns befehlend), der ihr eigen war, in Angriff (Kaffeehausbesuche obligatorisch).

Biographie
Frau H. wurde das einzige überlebende Kind einer Fabrikantenfamilie. Ihre Geschwister (drei) starben während oder kurz nach der Geburt. Sie verbrachte eine sehr glückliche Kindheit, wurde umsorgt und verwöhnt. Sie besuchte die Grundschule mit mäßigem Erfolg, schlug viele Berufsrichtungen ein, beendete aber keine. Irgendwann lernte sie dann einen Schauspieler kennen, der ihr kleine Rollen auf der Bühne zukommen ließ. Mit der finanziellen Unterstützung der Eltern kam sie sehr gut durchs Leben, war nie verheiratet, war Mutter eines Kindes, das vor acht Jahren starb.

Als ihre Eltern starben, war sie Universalerbin. Sie setzte das Geld in Schmuck und Kleider um, führte ein königliches Leben bis zum Zweiten Weltkrieg. Sie verlor fast alles. Soldaten warfen sie aus der Wohnung, sie mußte mehrere Nächte im Freien verbringen. Eine Freundin bot ihr eine Schlafmöglichkeit an, wo sie bis Kriegsende blieb.

Die Nachkriegsjahre verbrachte sie auf Mülldeponien und am Naschmarkt. Frau H. versetzte Schmuck, der noch da war, und kaufte sich eine kleine Wohnung, in der sie heute noch lebt.

Impulse

Frau H. wurde von einem verwöhnten Kind zu einer reichen Frau und dann zur Bettlerin. Das Selbstbild ist daher etwas verwirrt.

Die globale Gesprächsführung bestand darin, ihr mitzuteilen, daß sie, als sie ihr Geld verpraßte, ein junger Mensch war und dies dem jugendlichen Leichtsinn zuzuschreiben wäre. Daß ihre Machtstellung zur Ohnmachtstellung wurde, könne sie heute selbst noch korrigieren, indem sie jeden Tag »mobil« ist, sich jeden Tag neu umprägt, sich jeden Tag neu bewährt, jedem Tag Sinn gibt.

Ärztliche Diagnose
Alkoholismus, Korsakoff-Syndrom

Status auf der Station
Der Klient erscheint auf der Station, nachdem er in einer Gaststätte bei einer Rauferei leicht verletzt wurde.

Er ist auf der Abteilung noch alkoholisiert, verbal aggressiv, konfabuliert und ist gegen seine »Gefangennahme«. Außerdem gibt er an, nichts zu hören, da sein Hörgerät im Gasthaus verschwunden sei. Sein Äußeres und die Kleidung sind verwahrlost, einer Reinigungsprozedur unterzieht er sich nicht! Da er so nicht bleiben kann, wird für den nächsten Tag ein

Differentialdiagnostischer Ausgang
in Erwägung gezogen, wobei ihm neue Kleidung (privat) und sein Hörapparat organisiert werden sollen.

Diese Ausgänge gehören zur Bedürfnispflege (Akutlösung), um ihm zu einem angemessenen Äußeren zu verhelfen und ihm die Möglichkeit der Kommunikation zu eröffnen (Hörapparat).

Die Wohnung befindet sich in einem verwahrlosten Zustand. Überall liegen Nahrungsreste, schmutzige Kleidung, kaputtes Inventar. Der Hörapparat wird nicht gefunden. Allerdings gibt es einen Sonntagsanzug, den wir ihm anzulegen gestatten.

Nach dem Differentialdiagnostischen Ausgang benimmt sich der Patient auf der Station vollkommen anders (Kleider machen Leute). Er übernimmt spontan die Oberaufsicht über die anderen Patienten und fühlt sich ganz als Einäugiger unter Blinden.

Da diese Situation keinen besonderen Sinn ergibt, stellen wir ihm die Aufgabe, seinen Lebenslauf zu schreiben. Dies tut er gerne und spontan. Allerdings kommen auch im schriftlichen Lebenslauf einige Konfabulationen zutage, die sich außenanamnestisch nicht decken.

Impulse
Ich beschrieb schon einmal, daß Alkoholiker eine strenge Hand annehmen und dieser vielleicht auch bedürfen, so daß wir einen sicheren, großen Pfleger bestimmen, der Ordnung in das Leben des Herrn K. bringen soll.

Schon beim ersten Versuch schlug dies aber fehl, da der Klient gleich nach seiner Entlassung seine Pension nahm und nach Eisenstadt auf Urlaub fuhr. Keine Abmeldung, keine Information an uns. Unser Kollege fuhr ihm nach und fand Herrn K. in einem Wirtshaus. Er teilte ihm mit, daß er sich nicht an den »verbalen Pflegevertrag« gehalten habe und ohne Information weggegangen sei.

Er sah dies ein, fuhr mit nach Wien und begann, die Wohnungssanierung mit meinem Kollegen in Angriff zu nehmen.

Nach der Wohnungssanierung übertrugen wir Herrn K. die Aufgabe, in einem Altersheim die Feuerlöscher zu kontrollieren.

Herr K. ist bis heute einigermaßen »trocken«. Teilentgleisungen nehmen wir an, sind uns aber nicht aufgefallen.

Fallbeispiele Depression

Ärztliche Diagnose
Endogene Depression

Status auf der Station
Zeigt auf der Abteilung die typischen Symptome einer eher melancholisch gestimmten Frau. Die Psychomotorik typisch herabgesetzt, bewegt sich kaum, wird immer hinter einer Tür sitzend aufgefunden. Es sind sogenannte Losigkeitssymptome zu finden. Eine Animation mittels Gespräch und Reizanflutung erscheint negativ und ohne emotionalen Sinn.

Differentialdiagnostischer Ausgang
Die Patientin ist sowohl während der Fahrt als auch in der Wohnung in allen Qualitäten orientiert. Die Stimmungslage hat sich seit dem ersten *Kontaktgespräch* nur sehr geringfügig gebessert. Sie wirkt noch immer ratlos und ängstlich sowie entschlußlos.

Die Wohnung ist zwar bewohnbar, aber eine Entrümpelung ist unumgänglich. Die Patientin äußert, daß sie dies selbst tun würde, nimmt aber Hilfe an. Sie äußert noch die Angst vor einem Sturz, da sie beim Gehen unsicher sei (Psychomotorik noch herabgesetzt).

Biographie
Ein für das damalige Wien typisches Menschenschicksal. Unerwünschtes Kind, das dies zu spüren bekommen hat. Vater vom Ersten Weltkrieg als verwundeter Veteran zurückgekommen. Scheinbar durch seine Verletzungen sehr reizbar, aggressiv, kaum ansprechbar.

Mutter hatte uneheliches Kind, das anscheinend durch eine Vergewaltigung zustande kam. Auch hier kann man eine Ablehnung gegen Kinder und gegen Männer voraussehen. Es fanden Eifersuchtsszenen zwischen der Halbschwester und ihr statt. Als Frau K. älter wurde, wurde sie von der Mutter beschuldigt, intime Verhältnisse zum Vater zu haben! Der Polizeiarzt stellte allerdings bei einer aufgezwungenen Untersuchung fest, daß sie nicht defloriert wurde. Es blieben somit nur die Beschuldigungen der Mutter im Raum und ihrer Seele stehen. Die Mutter in ihrer Abwehrreaktion teilte natürlich ihre Meinung »über die schlechte Tochter« an alle Verwandten und die Umgebung mit. Im weiteren Verlauf wurde Frau K. unter der Diagnose »endogene Depression« des öfteren zwangsweise aufgenommen und zum Teil hospitalisiert und regrediert.

Impulse
Nach dieser Lebensgeschichte handelt es sich wohl um einen Menschen, der ein Leben lang ein Nachholbedürfnis nach *Zuwendung und Verstehen* hat.

Ihre Zuwendungsneigung zeichnet sich in Form der nonverbalen Kommunikation (Verrümpelung) der Wohnung aus. Bedingt durch die Zuwendung, die ihr die Schwester und die Heimhilfe geben, wird die Klientin kontaktfreudiger und es schwindet die depressive Einengung. Sie entschließt sich spontan, auf einen Erholungsurlaub zu fahren, dieses Unternehmen kann man als Abklingen der depressiven Symptomatik werten. Auch bei einem weiteren Kontakt wird die Stimmungsaufhellung deutlich.

Rein ausbildungsmäßig darf man allerdings nicht vergessen, daß Depressionen in Phasen verlaufen. Es ist durchaus möglich, daß unsere Auslegung (Zuwendung = Ende der nonverbalen Kommunikation) falsch ist und es sich um ein Abklingen der akuten depressiven Phase handelte, die die spontane *Heilung* unserer Patientin bewirkte.

Ärztliche Diagnose
Depression im Senium

Status auf der Station
Auf der Station ist die Patientin psychomotorisch herabgesetzt. Agiert, wenn überhaupt, nur langsam in allen ihren Bewegungsabläufen sowie in der Sprachgeschwindigkeit. Somatisch bietet sie das Bild einer sich dauernd mit ihren Obstipationen beschäftigten Frau. Alle Maßnahmen im Sinne von chemotherapeutischen Mitteln führen zu keinem Erfolg. Bei Irrigationen und den damit verbundenem Hautkontakt zur Patientin bessert sich allerdings die Symptomatik. Wie bei einer depressiven Verstimmung können aufheiternde Worte nicht zu einer Besserung der Grundstimmung beitragen.

Differentialdiagnostischer Ausgang
Beim Ausgang kommen wir wesentlich besser mit der Klientin ins Gespräch als auf der Abteilung und können während des Straßen- und Haushaltstrainings gleichzeitig biographische Werte eruieren.

Biographie
Die Wohnung ist übersät von Bildern der Mutter, die fast drohend auf uns herunterblickt. Klientin erzählt, daß sie schon als kleines Kind eine feste Bindung zu ihrer Mutter hatte, die zwar »streng, aber gerecht« war. Eine endogene Depression kann weder mütterlicher- noch väterlicherseits, auf Grund unserer Gespräche, angenommen werden. Sie selbst war immer etwas introvertiert. Hat auch ein fürchterliches Leben hinter sich, da sie zehn Geschwister waren (lauter Mädchen). Das heißt, unsere Klientin durfte und konnte keine Schule besuchen, da sie als Älteste die Ersatzmutter darstellen mußte.

Auch sie erzog ihre Schwestern streng und aufrichtig zur »Ordnung«. Bis zum Tod ihrer letzten Schwester war sie die Betreuerin der Kinder!

Mit anderen Menschen hatte sie keinen Umgang, die seien alle dumm, vorwiegend was die Männer anbetrifft (wieweit sie ihren Geschlechtstrieb verdrängt etc. können wir nicht beurteilen). Allerdings tauchen des öfteren Ängste vor ihren eigenen Gefühlen – die sie negiert – auf. Auch ihre Mutter hätte schon immer gemeint, daß es sich um eine Scheißwelt handele, in der man nur verlieren kann.

Ärztliche Diagnose
Paraphrenie, depressive Verstimmung, Arteriosklerose

Status auf der Station
Es handelt sich um eine weinerlich verstimmte, inaktive Person, die psycho-motorisch sehr stark an eine Depression denken läßt. Patientin ist kaum ge-sprächsbereit, introvertiert und ratlos.

Auch das Tragen der dunklen Kleidung erweckt den Anschein einer Me-lancholie. Selbst zur Körperpflege findet Patientin keine Energie, ist lustlos und antriebslos.

Differentialdiagnostischer Ausgang
In der Kleinstwohnung, die total verwahrlost ist und in der ein sanitärer Übelstand vorliegt, findet man eine ungeheure Anzahl von Glas und Glas-splittern, dazwischen liegen verdorbene Lebensmittel und Fäkalien.

Die paranoiden Ideen sind weder produzierbar noch spontan seitens der Patientin zu eruieren.

Der somatische Zustand läßt im Sinne einer allgemeinen Schwäche zu wünschen übrig.

Biographie
Frau O. wuchs auf dem Land in ärmsten Verhältnissen auf. Sie arbeitete schon als Kind unter den schwierigsten Bedingungen als Magd. Das Verhält-nis zu ihren Eltern bezeichnete sie als sehr gut, obwohl der Vater als Almhü-ter (bis zum einundachtzigsten Lebensjahr) kaum Zeit für sie hatte.

Wie fast üblich, wollte sie ihr Leben durch Heirat und Umzug in die Groß-stadt verbessern. Es stellte sich jedoch heraus, daß die Ehe nicht sehr gut ging, da ihr Mann sie nur aus Mitleid geheiratet hat.
Sie – heiratet, weil sie vom Land weg will.
Er – heiratet, weil er Mitleid hat!
Was soll da schon rauskommen? frage ich Sie.

Frau O. bestätigt die Aussagen der Nachbarn im Wohnhaus, daß Herr O. nicht aus Mitleid geheiratet hätte, sondern sich eine fleißige Landmagd vom Land geholt hätte. Der Gatte von Frau O. hat sich sehr bald entschlossen, eine Freundin zu nehmen, mit welcher er einen Sohn zeugte. Dieser verstarb im zweiten Lebensjahr. Erst als Frau O. durch Zufall den Totenschein des Kindes findet, wurde ihr die Untreue des Gatten bewußt (wurden ihr die Augen geöffnet, wie sie diesen Vorgang bezeichnet).

Der Gatte hatte auch im weiteren Leben einige Freundinnen, verzichtete aber nicht auf die Arbeitsleistung seiner Frau.

Im Jahre 1945 hatte sie das Leben mit ihrem Gatten satt und wollte sich rächen, wobei sie von einem Russen mit Lues (Syphilis) angesteckt wurde.

Sie sagte, sie hätte dann – aus Zorn auf alle Männer – die Lues bewußt an andere (angeblich sehr viele) Männer weitergegeben.

Seit einiger Zeit nimmt sie an, daß das Telefon überwacht werde, denn die Polizei sei in der Zwischenzeit darauf gekommen, daß sie die Lues auf Männer überträgt. Auch sei manchmal die Polizei, die inzwischen einen Haftbefehl haben, vor der Haustür der Patientin (zwecks Verhaftung) von ihr gesehen worden.

Impulse
Auf Grund ihrer Biographie kann ein schlechtes Gewissen unserer Patientin angenommen werden.

Dieses wird mit paranoiden Ideen und einer depressiven Verstimmung beantwortet. Gerade diese depressive Verstimmung mit Herabsetzung der psychomotorischen Leistung und der daraus resultierenden Lebensunlust können die Verunreinigung der Wohnung erklärbar machen.

Da wir in vielen Fällen bei Angstzuständen, die sich aus einer paranoiden Symptomatik ergeben, negative Intervention als Gesprächsmaßnahme durchführen, haben wir es auch bei Frau O. versucht.

Wir informierten Frau O., daß es fast normal wäre, sich zu rächen. Daß es fast normal wäre, andere mit Lues anzustecken, und daß dies halt die Polizei (die ja keine psychologische Ausbildung hätte) nicht wisse.

Wir können aber auf Grund des Geschlechtskrankheiten-Gesetzes einen gewissen Schutz unserer Patientin gewährleisten.

Auch brachte eine katholische Beichte (Nachlaß der Sünden) eine Erleichterung ihrer Angstzustände (ihres schlechten Gewissens) mit sich.

So konnte Frau O. mit uns darangehen, die Wohnung in Ordnung zu bringen.

Frau O. erholte sich psychisch und somatisch, so daß sie als stabilisiert betrachtet werden konnte.

Nach ca. einem Jahr verschlechterte sich (die Patientin war schon zweiundachtzig Jahre alt) ihr somatischer Status. Wir mußten sie als Tagespatientin aufnehmen. Das heißt, sie wurde zur Grundversorgung (Medikamenteneinnahme, Nahrungs- und Flüssigkeitskontrolle) auf die Abteilung gebracht und abends wieder in ihre Wohnung geführt. Dies ergab auch eine vielbeschäftigte Tagesstruktur.

Ärztliche Diagnose

Alzheimer, Demenz, drei Selbstmordversuche durch Pulsaderschnitt und Tabletten

Status auf der Station

Zur Aufnahme kommt eine Patientin, die sich schon vor einem Jahr umbringen wollte. Damals vergiftete sie sich mit Vertirosan-Tabletten und wurde nach einem kurzen Aufenthalt auf einer Entgiftungsstation nach Hause gebracht.

Ein Jahr später schnitt sie sich die Pulsader auf (real eher oberflächliche Schnittwunde) und wurde daraufhin ins PKH eingeliefert.

Auf der Station ist sie weinerlich verstimmt, psychomotorisch eingeengt. Sie bewegt sich kaum und wird gepflegt. Am nächsten Tag, wenn die Aktiv-Pfleger im Dienst sind, wird sie aus dem Bett geworfen (barsche, bestimmende Anordnung) und bewegt sich sofort und sicher.

Um eine Hospitalisierung zu vermeiden, wird die Übergangspflege eingeschaltet, die einen ersten Ausgang unternimmt.

Differentialdiagnostischer Ausgang

Beim Ausgang bewegt sich die Patientin im Haus auffallend schnell – flüchtet anscheinend vor anderen Hausparteien. Sie ist beweglich mobil und nicht psychisch eingeengt. Sie agiert in der Wohnung spontan, aber ohne jeglichen Sinn. Sie räumt um (Sachen von links nach rechts). Sie erscheint also im Moment überfordert, so daß der Erstausgang abgebrochen wird.

Beim nächsten Ausgang und den darauffolgenden wird sie sicherer und ruhiger, besieht die Post und zeigt uns alte Ansichtskarten, die in Hülle und Fülle vorhanden sind. (Sie selbst war nie fort, hat aber eine ungeheuerliche Sammlung an Karten.) Auch diverse Briefe von ihrem, ein Leben lang aufrechterhaltenen Briefverkehr wurden geschrieben und besichtigt.

Biographie

Die Patientin wurde 1907 in Wien geboren und besuchte acht Jahre die Bürgerschule und auf Rat der Mutter zwei Jahre die Gewerbeschule für Hausfrauen. Sie selbst hätte lieber die Lehrerinnenschule (will selbst autoritär sein) besucht. Aber die Mutter hätte die Patientin für diesen Beruf »zu häßlich« und zu pessimistisch gefunden. Nach Abschluß der Gewerbeschule ging Frau R. verschiedenen Beschäftigungen nach: Arbeit in einer Stickerei im Ersten Bezirk; diese Arbeit verlor sie 1925 auf Grund eines Streiks. In der Zeit der Arbeitslosigkeit arbeitete sie als Saisonarbeiterin in Werkstätten und in landwirtschaftlichen Betrieben. Zwischendurch wurde sie wegen einer Grippe für vier Wochen nach »Laab am Walde« in Kur geschickt. Zu Beginn des Zweiten Weltkrieges wurde sie dienstverpflichtet und sollte beim

Küchenbetrieb in einer Militärkaserne arbeiten. Da Frau R. aber »immer schon gegen Krieg und Uniformen« war, wollte sie dort nicht arbeiten. Ihre zweitälteste Schwester, die »gute Beziehungen« hatte, hat Frau R.s Dienstverpflichtung verhindern können mit der Begründung, daß sie ihre kranke Mutter zu Hause pflegen müsse. 1939 bis 1941 arbeitete Frau R. beim Warenhaus »Gerngroß« beim Packtisch und in der Auslieferungsabteilung. Während dieser Zeit begleitete beziehungsweise pflegte Frau R. ihre sämtlichen Angehörigen in den Tod.

Frau R. fühlte sich nach dem Tod ihrer jüngsten Schwester »von Gott und den Menschen« verlassen und versuchte sich deshalb mit einem Küchenmesser die Pulsadern aufzuschneiden. Dies mißlang aber. Sie wurde daraufhin ins psychiatrische Krankenhaus eingewiesen und nach etwa vier Wochen stationärem Aufenthalt von der Übergangspflege nach Hause gebracht. Da sie zu Hause aber keinerlei Aktivitäten nachging, mußte sie nach zwei Wochen wieder stationär im PKH aufgenommen werden. Nach einer dreivierteljährigen Behandlungszeit hat sich ihr Zustand so verändert, daß sie nun mittels Übergangspflege wieder selbständig zu Hause leben kann.

Impulse
Depression
Endogene Depression nicht vorhanden, auch nicht außenanamnestisch. Bilanzselbstmord kann ausgeschlossen werden. Akute cerebrale Dekompensation und frühzeitiger Tod können ausgeschlossen werden, da die Patientin ausgiebigste Lebensbewältigungsmechanismen erlernte, so daß eher eine neurotische Depression in Frage kommt, die auf Grund ihres Lebens schon immer da war.

Bis zum Tod der letzten Schwester hatte sie etwas zu tun, nämlich zu pflegen. Nach dem Tod der letzten Schwester nur Leere!

Angst vor den eigenen Gefühlen (nie verheiratet), sucht Autoritäten, schwört auf Mutter (fixe Berlinerin), sammelt Kaiserbilder und Utensilien, verdrängt Lebenstriebe, daher kommen Destruktionstriebe auf.

Sie hat Angst vor der Umwelt, sammelt Postkarten und hat Brieffreunde als non-verbale Kommunikation. Auch heute läuft sie beim Einkaufen – schnell, ohne sich umzusehen – durch die Gegend und ins Haus.

»Starke« Schwester gesucht, die ihr durch Befehle Sicherheit gibt. Gleichzeitig aber Hautkontakt als positive Zuwendung verabreicht. Hernach an denselbigen Typ Besuchsdienst.

Ärztliche Diagnose
Depression im Senium

Status auf der Station
Der Patient zeigt eine eingeengte Psychomotorik. Seine Kleidung und seine Körperpflege lassen zu wünschen übrig – Stimmung und Aussehen identisch! Zur Zeit äußert er ab und zu Selbstmordgedanken und meint, daß »alles keinen Sinn hätte«.

Differentialdiagnostischer Ausgang
Ein Ausgang konnte im Moment nicht stattfinden, da der Patient auf Grund seines depressiven Zustandsbildes kaum bewegungsfähig war.

Biographie
Acht Klassen Volksschule, eingerückt und in russische Gefangenschaft geraten, nach der Rückkehr aus der Gefangenschaft war er siebenundfünfzig Jahre alt. Trotzdem oder gerade deshalb begann und vollendete er die Installateurlehre, Meisterprüfung und die B-Matura. Nach dem Tod seiner Gattin wurde er plötzlich inaktiv.

Impulse
Reizanflutung – Vigilanzsteigerung
Menschen, die jahrelang in Gefangenschaft waren, haben meist ein enormes Nachholbedürfnis nach emotionaler und finanzieller Zuwendung, aber auch nach Muttererde.

Wir trafen daher (zur Reizanflutung) die Anordnung – die ist er gewohnt –, die Blumen der Abteilung in Ordnung zu bringen.

Da aus der Biographie ersichtlich ist, daß es sich um einen Lebenskämpfer handelt, brauchten wir vor einer *Überforderung* nicht viel Angst zu haben. Der nächste Schritt bestand darin, da wir von seinem Schrebergarten wußten – Ableger aus seinem Garten zu holen.

Das heißt, daß der Ausgang nicht in die Wohnung, sondern gezielt in den Schrebergarten des Herrn R. stattfand. Hier angekommen, stellten wir fest, daß sein Garten gegenüber dem des Nachbarn eher ungepflegt erschien. Dies nahm er zum Anlaß, um Entlassung zu ersuchen, um seinen Garten wieder in Ordnung zu bringen (die Leute reden ja über einen, wenn man so einen Garten hat!). Sein Nachholbedürfnis nach Anerkennung wurde gestillt, indem wir (in ca. vierzehntägigen Intervallen) die Gartengestaltung lobten.

Ärztliche Diagnose
Depression im Senium

Status auf der Station
Depressive Verstimmung mit typischem, optischem Erscheinungsbild. Dunkle Kleidung, zu müde zur Körperpflege, psychomotorisch verlangsamt, Beklemmungsgefühle beim Einkauf und der Begegnung mit anderen Leuten.

Angst um Tochter – die angeblich woanders wohnt. Losigkeitssyndrom, lustlos, appetitlos, antriebslos, bewegungslos, stuhllos.

Differentialdiagnostischer Ausgang
Vigilanzsteigerung erforderlich, vorher fanden Bindungsversuche zwischen der Klientin und verschiedenen Pflegepersonen statt, wobei sich die Klientin für Schwester Sch. entschied. (Wir kamen später darauf, daß die Schwester ihrer Tochter sehr ähnlich ist.)

Es konnte festgestellt werden, daß die Klientin einen besonderen Bezug zur Pflege von anderen Menschen hat. Sie war vor ihrer Aufnahme als Caritas-Gehilfin tätig. Der Ausgang findet daher zur Caritas sozialis und nicht in das suizidale Milieu der leeren Wohnung statt.

Biographie
Der Vater der Klientin starb, als sie vierzehn war. Sie hielt sich durch Gelegenheitsarbeiten über Wasser und heiratet mehr oder weniger durch Zufall einen Deutschen – bei dessen Heimreise von Rußland über Wien. Sie gebar eine Tochter, die sie liebevoll umsorgte. Als die Mutter ihre Tochter aus Nächstenliebe »zu Tode pflegen wollte«, flüchtet diese vor der Mutter nach Salzburg, wo sie heute noch wohnt. Seither ist die Klientin alleine, ohne Sinn und Erfüllung.

Impulse
Kontakterstellung wie schon erwähnt an eine Bezugsperson. Langzeitige Spaziergänge und das Sammeln von Pilzen (für angeblich hungernde Leute) werden durchgeführt. Wiedereinführung in den Pflegeverband, den ihr Patienten zuwiesen, die auch sehr alleine waren.

Mit dieser Maßnahme bekommt unsere Klientin wieder Lebenssinn. Sie fühlt sich für andere Kranke (Pflegefälle) zuständig.

Die Klientin erholte sich in ca. zwei Monaten, was anhand ihrer Mobilität, ihrer derzeit bunten Kleidung und Stabilisierung zu beobachten ist. Sie ist wieder *wichtig*, und damit hat sie Lebenssinn und Lebenstrieb.

Dies erreichten wir auch ohne Verabreichung von Anti-Depressiva.

Ärztliche Diagnose
Arteriosklerose

Status auf der Station
Es handelt sich um eine bettlägerige, anscheinend multimorbid erkrankte Frau, die scheinbar kaum sieht und noch weniger hört. Allerdings ändern sich die Fähigkeiten der Sinnesorgane je nach Interesse, so daß wir eine Rückzugsphase der Patientin annehmen müssen.

Biographie
Frau M. arbeitete schon als kleines Kind auf dem Bauernhof mit und hatte dort, wie sie sagt, eine *gesicherte* Existenz. Mit zwanzig Jahren heiratete sie einen sicher angestellten Eisenbahner, der sich als Heizer auf der Strecke Wien–Tarvis sein Geld verdiente. Sie meint, daß der Gatte ein lieber Mensch war, den sie sehr liebte, den man allerdings als Analphabeten betrachten konnte. Dieser Heizer wurde eines Tages von seinem Chef, »einem Juden«, gezwungen, eine Volksschulprüfung (Nationalschule) nachzumachen. Seit dieser Zeit stand ihr Gatte unter furchtbarstem Leistungsdruck und einem Alptraum, den er nicht beherrschte, so daß er sich das Leben nahm. Ich zitiere wörtlich: »Mein Gatte verlor am 22.2.37 seine Nerven und erhängte sich. Er hätte nur ein halbes Jahr warten müssen. Hitler hätte ihm geholfen, und der Jude wäre tot gewesen!«

Zwei Jahre nach dem Tod des Gatten heiratete Frau M. einen Straßenbahner und lebt so recht und schlecht.

Impulse
Hier handelt es sich um einen parasympathikotonen Typ, der »*Sicherheit*« um jeden Preis möchte – sicheren Mann – sichere Wohnung – sicheres Leben – sichere Versorgung. Gerade diese Menschen sind auch, wenn sie somatisch in Ordnung sind, kaum aus einem Spitalbett zu resozialisieren, da sie alles, was Sicherheit bringt (Schwestern Ärzte, etc. um sich haben. Gerade bei diesen Menschen ist daher die Revitalisierung mit den größten emotionalen Schwierigkeiten (seitens der Patienten) verbunden.

Ich muß zugeben, daß sich meine heutige Ansicht über Rehabilitation auf einer mittleren Ebene befindet. Jene, die raus wollen (sympathikotone Typen), sollen und dürfen die Möglichkeit bekommen, reaktiviert zu werden. Jene, die nicht wollen, denen das größere Bedürfnis ein Heim ist, sollen dort bleiben können. Allerdings müßte dies mit einer Differentialdiagnose abgeklärt werden.

Ärztliche Diagnose
Depression im Senium

Status auf der Station
Bei der Aufnahme macht Frau B. einen depressiven, ängstlichen Eindruck. Sie wirkt gedämpft, aber doch motorisch unruhig, typische Stellung: sie rollt sich auf dem Untersuchungsbett zusammen.

Die Exploration gestaltet sich schwierig, da Frau B. sehr eingeengt ist. Ihr überwiegender Denkinhalt ist, daß alles so furchtbar sei und sie furchtbare Schuldgefühle habe.

Sie hat zwei behinderte Söhne (Epileptiker) und schafft es nicht mehr, diese entsprechend zu versorgen. Im Gespräch bestätigt sie die Selbstmord-Gedanken. Zukunftsorientierung total vermindert, keinerlei paranoide Gedanken explorierbar. Bewußtseinsklar und allseits orientiert, Auffassung unauffällig aufmerksam, geordnet. Wahnideen nicht explorierbar, aber nicht auszuschließen. Stimmungslage depressiv, möglicherweise suizidale Einengung. Ihr Antrieb stark vermindert, ebenso ihre Kontaktfähigkeit, weiter ängstlich und psychomotorisch unruhig.

Biographie
Frau B. lehnt es ab, über ihr Leben zu sprechen. Teilweise erscheint es auch so, daß sie vergessen (verdrängt) hat.

Da wir derzeit keinen Sinn in der Eruierung ihrer Lebensgeschichte finden können, werden Impulse in bezug auf eine unmittelbare Bedürfnisbefriedigung (symptomatisch) gesetzt.

Impulse
Gesprächsform liegt bei der Revitalisierung. Wir nehmen ihr die Rückzugsphase mit dem für die Abteilung immer gleichbleibenden Hintergrund.

»Zufriedenheit hat man, wenn man ein Dach über dem Kopf hat.«

»Zufriedenheit hat man, wenn man weitgehendst schmerzfrei ist.«

»Es wird versprochen, die Söhne, falls sie stirbt, bei uns (bei Erforderlichkeit) aufzunehmen.«

Bedürfnis-Gesprächsform sehe ich darin, daß die ganze Station, im Prinzip zumindest, dieselbe Gesprächsbasis einnimmt. Eine Art »Einreden«, autogenes Training durch Fremdpersonen (Suggestionstherapie), durchgeführt wird.

Frau B. konnte mit dieser Maßnahme revitalisiert werden und unsere Klinik verlassen.

Ärztliche Diagnose
Depressives Syndrom

Status auf der Station
Patientin befindet sich nach mehreren Messerstichen in unserer Aufnahme. Diese Messerstiche wurden ihr vom Lebensgefährten zugefügt. Trotz dieser Verletzungen erscheint sie zugänglich und gesprächsbereit. Eine besonders depressive Stimmungslage ist nicht zu eruieren, auch konnte kein besonderes Losigkeitssyndrom beobachtet werden, so daß wir eher den Schluß auf eine *Rückzugs-Phase* im Alter gezogen haben.

Als Differentialdiagnose zwischen Leben-und-Sterben-Wollen wurde folgendes Animationsprogramm (siehe Impulse) erstellt.

Differentialdiagnostischer Ausgang
Ein Ausgang mußte entfallen, da die Wohnungsschlüssel zu der derzeitigen Wohnung nicht aufzutreiben und der Lebensgefährte nicht erreichbar war. Der Sohn soll angeblich eine neue Unterkunftsmöglichkeit für sie suchen.

Biographie
Frau W. wurde 1922 in Wien geboren, ist laut eigenen Angaben in total zerrütteten Familienverhältnissen aufgewachsen. Ihr Vater war Trinker, und in alkoholisiertem Zustand sei er sehr gewalttätig gegenüber der ganzen Familie gewesen. Die Mutter habe die Familie zusammengehalten. Frau W. hat noch drei Geschwister, aber schon lange keinen Kontakt mehr zu ihnen, sie wolle jetzt auch keinen.

Schulbildung hat sie angeblich keine, weil ihre Familie damals sehr arm gewesen sei und sie bei der Arbeit mithelfen mußte. Sie war zweimal verheiratet, aus der ersten Ehe hat sie einen Sohn, zu dem sie aber sehr wenig Vertrauen und daher auch kaum Kontakt hat. Seit vierzehn Jahren lebt sie mit einem jetzt achtundsiebzigjährigen Mann zusammen, der aber, wie ihr Vater, Alkoholiker sei. Sie will sich aber nicht von ihm trennen, weil sie sonst gar niemanden mehr hätte. Einen Beruf habe sie nie gelernt, sie habe sich ihren Lebensunterhalt immer mit Tätigkeiten wie Putzen oder ähnlichem verdient.

Impulse
Gesprächsform wurde im Sinne einer *Daseinsbejahung* durchgeführt. Sie hätte einen netten Sohn, der ihr jetzt sogar eine Wohnung verschafft. Sie hätte zu essen, zu trinken und ein warmes Bett – was will man mehr.

Ihren Lebenssinn hätte sie, indem sie ihre Bekannte, die sie nun aufnimmt (Übersiedlung ins Burgenland), etwas pflegen könne. Frau W. tat das, was sie immer machte. Sie kümmerte sich um andere Leute (Alkoholiker) und bekommt so das Gefühl, wertvoll zu sein.

Ärztliche Diagnose
Senile Demenz, Affektstörungen

Status auf der Station
Die Patientin wechselt rasch und oft in Tagesschwankungen zwischen einem hypomanischen, aggressiven Bild auf ein eher melancholisches. Der Gedankenduktus ist zeitweise ungeordnet, Schlaf- und Appetitstörungen sind nicht erkennbar. Patientin führt ihre Mißstimmungen auf Wetterfühligkeit zurück.

Differentialdiagnostischer Ausgang
Beim Ausgang weist sie eine hohe Belastbarkeit auf. Obwohl die Wohnung sehr weit weg von unserem Krankenhaus entfernt ist, wird sie weder müde noch kollapsig. Die Wohnung und das Umfeld sind in Ordnung und bedürfen keinerlei Korrektur. Die Klientin kann sofort an ihre Wohnadresse beurlaubt werden.

Biographie
Sie ist auf dem Land geboren und war eine immer schon (laut ihren Aussagen) »sogenannte lustige Frau«. Sie verkehrte jahrelang mit einem verheirateten Mann, fand das lustig und gewann, da sich der Mann scheiden ließ und sie ehelichte.

Als verheiratete Frau begann das Leben mit Reisen, Ausflügen, Opern- und Theaterbesuchen. Nach dem Tod das Gatten kam der erste depressive Schub, so meint sie, der sie nun an das Krankenhaus fesselt.

Impulse
»Sprechen über früher erleichtert das Heute.« Wir lassen sie sehr viel über ihre Reisen erzählen, und da sie derzeit nicht als hypomanisch zu betrachten ist, erzählt sie sehr viel.

Ihr teilweise vorhandener vermehrter verbaler Aggressionstrieb wird mit Nahrungstrieb kompensiert. Wir versuchen, sehr viele Restaurantbesuche mit der Klientin zu absolvieren.

Die sehr mobile, übermotorische Frau erkrankt in der Wohnung plötzlich an einer Pneumonie und verschlechtert sich somatisch rapide. Da sie nicht mehr gehen und motorisch tätig sein kann, verschiebt sie ihre Motorik auf den Mund – sie schimpft Tag und Nacht. Auch Schimpfen ist Motorik und nur damit kann Aggression abgebaut werden, so daß wir als therapeutische Maßnahme nur unsere eigene Toleranzgrenze erhöhen mußten.

Ärztliche Diagnose
Läppische euphorische Demenz, Selbstmordversuch

Status auf der Station
Auf der Abteilung stolziert eine heute Siebzigjährige aufrecht und mit wakkelndem Po. Der kleine Finger wird beim Trinken abgestreckt, dies gibt der Kaffeepause ein besonderes Flair. »Nicht nur einmal in meinem Leben wollte ich mir das Leben nehmen.« Frau H. liegt bei uns nach einem Selbstmordversuch. »Noch vor zwei Jahren ging ich« – dies erzählt sie mit tieftrauerndem, theatralischem Blick – »auf den Sonnwendstein, um mich von der Höhe zu stürzen.«

Ich bin Bergsteiger und weiß mit Sicherheit, daß es auf dem Sonnwendstein keinen Felsen gibt, von dem man sich stürzen könnte.

»Mit vierzig hatte ich schon einen Wertheim, und Sie werden als Pfleger wissen, was das heißt. Die Angst vor den Metastasen etc.« Bei genauer Befragung ist allerdings von Wertheim keine Rede mehr. Es handelt sich, bei Nachfrage im betreffenden Krankenhaus, um eine Kürettage.

Differentialdiagnostischer Ausgang
Sie erzählt und spielt auf der Abteilung und beim Ausgang ihre bekannte, dramatische Rolle.

Selbst beim Differentialdiagnostischen Ausgang, in der Wohnung angekommen, berichtet sie, daß sie niemals ohne Ridikül (Strickbeutel) ausging und dieses nun in der Wohnung sucht.

Biographie
Die ehemalige OP-Schwester und spätere Oberschwester opferte ihr Leben, wie sie sagt, den Kranken. Sie meint, dem Beruf, der Berufung nachgegangen zu sein. Für einen Mann oder Kinder blieb keine Zeit.

Es handelt sich um eine sublimierende Frau, die ein Leben lang ohne Mann blieb und ohne Bewunderer auskommen mußte. Auf der Abteilung war sie wirklich eine überaktive, stets kompetente Schwester. Ein Leben lang versuchte sie, mit dramatischen Erzählungen und Taten, die allerdings von der Gesellschaft rund um sie nicht besonders dramatisch empfunden wurden, die Leute zu beeindrucken.

Impulse
Frau H. ist jetzt im Alter (ohne Spital) in einen *Beziehungsnotstand* geraten. Verwöhnte können ihr eigenes Dasein nicht ertragen, nicht bejahen und sind ohne theatralische Auftritte (Verlust der Herrschaft im Spital) alleine.

Wie auch immer, die Frau lernte, sich wichtig zu machen, das Dramenspiel als Lebenselixier zu betrachten.

Wir versuchen ein Entwöhnungstraining, wobei der Pfleger die Zentralfigur spielt und ihr nur mehr die Schlüsselfigur zukommt. Außerdem geben wir ihr Wichtigkeit, indem wir sie für interne Fortbildungen als Referentin laden (gar nicht so schlecht, über die Historie im OP informiert zu werden).

Ärztliche Diagnose
Senile Demenz, Status post Schenkelhalsfraktur, Hospitalisierungstendenzen

Status auf der Station
Auf der Station wird eine liegende Patientin vorgefunden. Sie trägt Windelhosen und hat so die Gelegenheit, in die Hose machen zu dürfen – das WC-Training wird dadurch verabsäumt.

Bei Gesprächen ist sie agil – vor allem neugierig zu machen. Sie »wäre neugierig auf ihren Garten«, dieser war ihr Hobby, dort hielt sich die Patientin gerne auf. Der Gedankenduktus ist etwas behindert, auch erscheinen Konfabulationen und Wunschvorstellungen.

Obwohl es sich um eine liegende Patientin handelt, wird ein Ausgang in den Garten vereinbart, um eine Reizanflutung zu bewerkstelligen.

Differentialdiagnostischer Ausgang
Die Patientin wird durch Gespräche von ihrem somatischen Erscheinungsbild abgelenkt und geht trotz langer Liegephase recht gut.

Im Garten angekommen, stürmt sie, wie viele andere auch, auf die Post.

Ihre Gehbehinderung ist wie weggezaubert, die Klientin zeigt auch keine Angst vor einem neuerlichen Sturz, da sie durch die Umgebung, durch Neugier und Lebenstrieb (ihr Garten) Ablenkung von den somatischen Erscheinungen findet.

Biographie
»Meine Mutter und mein Vater waren total verschiedene Typen. Mein Vater war ruhig, lieb, fast altruistisch. Man konnte mit allem zu ihm kommen. Meine Mutter hingegen war herrisch, launisch und tyrannisierte mit Mutterliebe alle Familienangehörigen.

Auch mußten bei uns die Schuhe ausgezogen werden, man durfte die Räume nur mit Hausschuhen betreten. Das störte meinen Vater sehr, es gab zwischen den beiden oft Streit. Nachdem mein Vater gestorben war, sagte meine Mutter immer, sie habe in einer ›glücklichen‹ Ehe gelebt.

Meine drei Schwestern und ich identifizierten sich unterschiedlich. Klara und Irmi (leibliche Schwestern) identifizierten sich mit dem Vater, mein Bruder Karl und ich hingegen mit der Mutter. Sie können sich vorstellen, daß wir bis heute, wir sind alle ca. achtzig Jahre alt, alle Eheprobleme nachvollzogen haben. Wir stritten immer und furchtbar.«

Impulse
Ich habe diese Geschichte erzählt, da sie ein Feedback für gehbehinderte, dementiell veränderte Personen darstellen soll.

Auf Grund des dementiellen Prozesses und der Ablenkung beim Gespräch *vergißt* die Patientin die Angst, vergißt die Sicherheit und die Tatsache, daß sie erst vor kurzem eine Schenkelhalsfraktur hatte.

Wir hingegen erhöhen unsere Toleranzgrenze und lernen, daß auch Gehbehinderte ohne unsere Hilfe gehen können und wir – die Betreuer und Betreuten – dies lernen müssen.

Die Maßnahme besteht also in der Erhöhung der Toleranz, im Überdenken unserer Aufgabe »ja was ist denn, wenn…?«

Auch in der Biographie liegt die heutige Maßnahme in der Milieutherapie begründet.

Man muß also diese Hintergrundsymptomatik kennen, um gezielte Gespräche führen zu können. Sicher werden Sie fragen, warum unsere Patientin die Biographie mit gezielten Worten (Fachterminologie) erzählt. Sie war Lehrerin, mit einer besonderen Vorliebe für *Tiefenpsychologie*, so daß ihre Wohnung (wie ihr Gehirn) vollgespeichert ist mit psychologischer Literatur.

Ärztliche Diagnose
Parkinson unklarer Genese, Alzheimer

Status auf der Station
Konnte nicht erhoben werden, da die Patientin von einer uns fremden, neurologischen Station abgeholt wurde. Beim ersten Kontaktgespräch fiel auf, daß Frau L. extrem stark auf emotionale Reize reagiert (Verstärkung der Symptomatik) und daher der Erstkontakt nur kurzzeitig und auf banaler menschlicher Ebene geführt werden konnte (Putzsprechen). Bei den nächsten Besuchen wurden auf der Station Gehversuche durchgeführt. Dabei wurden die typischen Symptome einer Parkinsonkranken festgestellt: Verlangsamung der Bewegung, Nachschleifen des Fußes (mehr links als rechts), Hände schwingen nicht mit, Umdrehen im Stand fast unmöglich, Starthemmungen, rasche Ermüdung (die Übung wurde maximal zwanzig Minuten lang durchgeführt).

Differentialdiagnostischer Ausgang

Da die Parkinsonkranke Tagesschwankungen aufweist, wird der Ausgang auf sechs Uhr früh festgelegt. Der erste Versuch konnte nur bis zum Spitalsportier durchgeführt werden. Die nächsten Ausgänge fanden in Form von Rundkursen bis in die Wohnung statt (Steigerung in vierzehn Tagen erreicht). Betreuungsschwester gab bereits Vertrauen (Übertragung), so daß Überforderungszittern nicht mehr so stark auftrat.

In der Wohnung erzählte sie, daß sie sich auf der Abteilung mit keinem Menschen unterhalten könne und daß sie es mit unserer Hilfe versuchen würde, ihr Eigenleben zu führen. (Beruhigung aus dem Altgedächtnis durch gewohnte Umgebung.)

Auch in der neurologischen Literatur findet man die Beschreibung, daß die Gettoisierung eines Parkinsonkranken in ein Heim sein Los verhärtet.

Biographie

Frau L. wurde als Tochter von Einschichtbauern im Jahre 1912 geboren. Sie hatte vier wesentlich ältere Geschwister. Nach dem Tod der Eltern betreuten die Kinder die Wirtschaft weiter. Dabei lernte sie ihren späteren Mann kennen. Als Städter zog es diesen wieder nach Wien, wo sie dann heirateten. Herr L. war eine Zeitlang arbeitslos, und sie mußten hart kämpfen, um durchzukommen. Er fand Arbeit in einer Molkerei, Frau L. blieb Hausfrau. Kinder wollten sie nicht, da sie sich finanziell keine leisten konnten. Bis zum Einrücken im Zweiten Weltkrieg arbeitete er in der Molkerei. Er geriet dann in Rußland in Gefangenschaft, aus der er nicht mehr nach Hause kam. Frau L. verblieb in der gemeinsamen Wohnung, erhielt die Rente ihres Mannes. Seitdem kümmert sich die Nichte um sie.

Neurologische Impulsmaßnahmen beim *Parkinson-Syndrom*

Beim Parkinson-Syndrom ist die Bewegung ein Grundpfeiler der Therapie, denn gerade hier gilt: »Wer rastet, der rostet.« Ziel ist es, den pyramidal anstrengenden Bewegungsablauf wieder in einen extrapyramidal automatischen zu transformieren. Dies gelingt nur durch eigene aktive Bewegungen des Patienten. Wesentliche Hilfen sind dabei alle rhythmischen Übungen. Als sehr nützlich hat sich das Pendeln mit Stangen, bei Marschmusik, erwiesen, wodurch das Mitbewegen der Arme gefördert wird. Es genügt aber beispielsweise auch, Besenstiele in der Mitte zu fassen und damit rhythmisch »Dampflokomotive« zu spielen.

Zur Überwindung von Starthemmungen beim Gehen und Vermeidung von Trippelschritten, Pulsionen und Stürzen empfehle man dem Patienten, zuerst einmal stehen zu bleiben (erst stehen, dann gehen) und sich soweit wie möglich aufzurichten (damit der Schwerpunkt über den Füßen liegt), dann zu zählen: links, zwei, drei, vier – Schritt, und beim letzten Wort einen möglichst großen Schritt zu machen.

Beim Wiederauftreten der Störungen »Fersenbremse« einschalten. Stehenbleiben, sich aufrichten und erneut zählen. Es sollte immer bewußt mit der Ferse aufgetreten werden, weil sich dabei die Knie automatisch strecken und ein Schlurfen vermieden wird. Das Kleben der Füße am Boden läßt sich auch dadurch überwinden, daß der Kranke ein Bein hebt, als wollte er eine Treppenstufe steigen. Als Hilfe zur Vergrößerung der Schritte können Kreidestriche auf den Boden gezeichnet werden, über die der Patient steigen muß. Wendungen dürfen nicht abrupt am Ort erfolgen, sondern durch ein kleinschrittiges, aufrechtes Herumlaufen um den Wendepunkt. Keinesfalls darf der Oberkörper gedreht werden (Sturzgefahr durch »Festkleben« der Füße).

Tiefe Sessel sind wegen der Schwierigkeiten des Aufstehens ungünstig. Aus dem Liegen wird das Aufstehen durch Anziehen der Beine, Wippen und schwungvolles Aufrichten erleichtert.

Da sich die Klientin im Urlaub, aber auch im Wohnmilieu tapfer hält, Lebensfreude hat, die Parkinsonsymptomatik zumindest derzeit zum Stillstand gekommen erscheint, nehmen wir von einer Heimaufnahme (die schon durch die Nichte eingeleitet war) mit ihrer Einwilligung Abstand.

Dieser Fall von Parkinson-Erkrankung wurde deshalb so ausführlich beschrieben (neurologisches symptomspezifisches Verhalten), weil er als einer von vielen neurologisch rehabilitierten Patienten stehen soll.

Ärztliche Diagnose
Akuter Verwirrtheitszustand bei seniler Demenz

Status auf der Station
Es handelt sich um eine total desorientierte Person. Sie findet weder das WC noch die Teeküche. Auch die Pflegepersonen werden nicht als Personal erkannt. Nachts ist sie unruhig, bettflüchtig und laut, so daß sie die Nachtruhe der anderen Patienten stört.

Differentialdiagnostischer Ausgang
Der kooperative Sohn kümmert sich selbst um den Ausgang, nachdem wir ihm erklärten, daß es, bedingt durch die Aufnahme – zuerst im Allgemeinen Krankenhaus, dann bei uns – zu dieser »Verwirrtheitsreaktion« gekommen war. Wir konnten ihm klarmachen, daß der, der immer »eingeladen, ausgeladen, verschoben, gewandert« ist (siehe Biographie), ganz einfach die Welt

nicht mehr verstehen kann und es deshalb zu dem heutigen Verwirrtheitszustand kommen mußte. Nach einem kurzen Aufenthalt in der vertrauten Umgebung (Wohnung mit Gatten und Sohn) bessert sich das Zustandsbild sprunghaft, so daß man fast von einer Spontanheilung sprechen kann.

Biographie
Frau B. wurde 1913 in Banostar (Srem), Jugoslawien, geboren. Mit vierzehn Jahren ist sie schon in den »Dienst« gegangen. 1944 ist sie mit zwei kleinen Kindern und ihren Eltern mit dem Pferdewagen von zu Hause in einer Kolonne *geflüchtet*. In Kornneuburg wurden die Frauen mit den Kindern *einwaggoniert* (eigene Aussage), und bis Militsch in Niederschlesien *gefahren*. Dort wurden sie *auswaggoniert*. Die alten Leute kamen mit dem Pferdewagen *nach*, dort waren sie bis Januar 1945. Dann mußten sie wieder *flüchten*. Mit dem Pferdewagen, bis Kühnitsch bei Wurzen. Dort waren sie bis Oktober 1945, dann wollten sie mit der Bahn nach *Hause fahren*. Aber in Pressburg stoppte ein Russe den Transport und schickte sie nach Österreich. Dort waren sie zuerst in Eisenstadt, bis Oktober 1946, dann kamen sie nach Wien.

Beim Ausgang mit unserer Klientin fanden wir in der Wohnung ihren Gatten vor. Dieser war, psychisch und physisch gesehen, wesentlich schlechter beisammen als seine Gattin. Auch beim Gatten erstellten wir eine Biographie und aktivierten sozusagen präventiv.

Interessant ist, daß unsere Grundidee, »Sprechen über die Biographie gibt Selbstbewußtsein«, gerade bei diesem Fall so positiv aufgeht, denn der Gatte der Patientin, der sie liebevoll umsorgt, läßt es sich nicht nehmen, »seine Biographie« unaufgefordert zu schreiben, er schreibt auch »Gedichte«. Da er nie gut Deutsch konnte, ist dies ganz besonders interessant. Durch das Schreiben der Gedichte (nach Ersuchen) konnten wir auch den »Lebenswert – Lebensinhalt« des Gatten erhöhen.

Biographie
Die von ihr erzählte Biographie dauerte stundenlang. Ein inhaltsreiches Leben, das aber gleichzeitig ein wenig mit einer negativen Bilanz versehen wurde. Sie werden mir verzeihen, wenn ich daher nur die wichtigsten Sätze dieser Biographie wiedergebe.

Es handelt sich um einen Menschen, der heimatvertrieben wurde. Unter diesem Zustand leidet dieser Mann schrecklich und trauert seiner »Muttererde« enorm nach. Er leidet auch darunter, daß bei der Vertreibung alle Familienangehörigen in die verschiedensten Länder verstreut wurden. Sein Beruf war der eines einfachen Landarbeiters – im Banat. Die Schulzeit war zum Teil in ungarischer, in jugoslawischer und zum Schluß erst in deutscher Sprache. Dies dürfte einer der Gründe sein, warum er der deutschen Schriftsprache nicht mächtig war. Oft gab er an, daß der Vertreibungsgrund darin zu sehen sei, daß sie »zu tüchtig waren«. Dies ärgerte hauptsächlich die anderen Völker.

Bei all diesen biographischen Gesprächen wurde er lockerer und emotioneller. Er freute sich auf unser Wiederkommen. Die Gespräche wurden zu einem fixen Bestandteil seiner Tagesstruktur. Wir konnten also darangehen, die Gespräche mit einer pflegerischen Maßnahme zu tauschen.

Impulse

Wir brachten Herrn B. dazu, daß er sich mit Dichtungen beschäftigte. Wir nutzten dabei folgende biographische Daten aus: Er kann nicht schreiben: Fazit – immer das, was man nicht kann, sublimiert man.

Er hängt emotional an der Heimat und an der Mutter, so daß wir ihm sagten, wir wollen aus seinen Heimatgedichten lernen. Die Jugend soll aus der dritten und vierten Generation erfahren, was es alles an Not und Schwierigkeiten gab.

Er hatte uns doch versichert, daß sein Volk so tüchtig sei, so daß es ihm doch gelingen müsse, Gedichte niederzuschreiben.

Ich lege Ihnen als Selbstbeurteilungsmöglichkeit einen solchen Bogen gedichteter Werke vor.

Das ist mein 56. Gedicht vom 11.1.1987.

Ach ihr lieben Leut, seid doch ein bisserl g'scheit,
denn, wenn das mit der Weltverschmutzung weiter geht,
dann ist es für uns alle schon zu spät.
Denn, das ist ja schon eine Qual, was da vorgeht überall.
Egal wo man hinschaut, in den Wäldern, oder in einem Fluß,
Da gibt es überall Mist, schon im Überfluß.
Darum rate ich, ihr lieben Leut,
seid doch ein bisserl g'scheit,
denn es ist schon die allerhöchste Zeit,
daß mal was geschieht, denn sonst sind wir alle verloren,
auch die, die erst sind geboren.
Und das wäre jammerschade.

Das ist mein 63. und mein allerletztes Gedicht vom 5. April 1988.

Der Seniorenclub, das ist ein sehr guter Club,
da treffen sich Alt und Jung,
und die halten den Seniorenclub immer in Schwung.
Da kann man sich gut unterhalten, und das ist ja herrlich,
und absolut nicht gefährlich.
Es gibt junge Leut', die glauben,
die Alten sind nicht mehr gescheit.
Aber dabei hat sich schon so mancher geirrt,
und nachher waren sie total verwirrt.
Ich sage, der Seniorenclub soll nur weiter so machen,
denn dabei kann man immer so herzlich lachen.
Man möchte fast meinen, lachen ist immer schöner als weinen.
Denn lachen ist gesund, und hält jung.
Wer immer lacht, der hat mehr vom Leben,
und dem geht absolut gar nichts daneben.

Peter Bernert

Anstöße zur Re-Aktivierung und Re-Vitalisierung

Das Gespräch

Gespräche, diagnostisch oder therapeutisch, aus der Biographie können:
- Emotionen wecken.
- Bilder der Vergangenheit bringen oft Schlüsselprobleme an den Tag. (Warum haßt der Sohn seine Mutter und will sie ins Heim abschieben?)
- Das Gespräch stillt das Bedürfnis der Alten, den Jungen immer etwas mitteilen zu wollen.
- Ein Gespräch aus der Biographie ist Rückeroberung der Vergangenheit.
- Es zeigt, daß der Klient noch jemand ist, daß man sich für ihn interessiert.
- Es ist Deutungsarbeit, man kann es als Hirnjogging verstehen.
- Sprechen über Früher erleichtert das Heute.
- Es ist Hebung des Selbstbewußtseins.
- Es zeigt, daß der Klient nicht zum Ableben, sondern zum Aufleben da ist.
- Es gibt Lebenskämpfern neue Reize.
- Die Mittelschicht ist mit Kultur, Umwelt zu reanimieren.
- Die Unterschicht ist mit Bedürfnisbefriedigung zu reanimieren. Die Lebenszufriedenheit wird erhöht durch die Fähigkeit, für sich selbst aufzukommen, und die Befriedigung emotionaler Grundbedürfnisse.

Grundsätze für die Reanimierung: Handlungsimpulse und Lebenssinn beim Gespräch werden erstellt, wenn
- man »Helfen mit der Hand in der Hosentasche« betreibt;
- man etwas Gutes bewirkt, nicht *tut*;
- das Milieu, das Ghetto beachtet;
- die Ausstrahlung der Pflegeperson die richtige ist;
- Reanimation und Revitalisierungsprozesse auf banale Lebensbewältigungsmechanismen zugeschnitten werden (Installierung von Griffstangen im Bad etc.);
- es auch im Heim zur Besserung des Befindens kommt.

Der Pflegevertrag

Reaktivierungsmaßnahmen sind vor allem von unseren eigenen Emotionen und Einstellungen abhängig, und wir müssen die Verantwortung für unsere Klienten übernehmen... Die Frage ist nur, welche? Fast kein Patient ist heute noch entmündigt, juristisch gesehen.

Bei der Reaktivierungspflege geht es darum, dem Patienten klarzumachen, daß er selbst für seine Belange zuständig ist. Es muß ihm klarwerden, daß er sein Bett selbst zu machen, sein Nachtkästchen selbst in Ordnung zu halten hat, daß er auf seine privaten Dinge selbst aufpassen muß, daß er sich selbst wieder mobilisieren kann.

Deshalb sollten wir von der Tatsache ausgehen, daß unser Klient nicht entmündigt ist, egal wie stark der gehirnmäßige Abbau ist. Dies setzt voraus, daß man einen *Vertrag*, einen *Pflegevertrag* (verbaler Natur), schon bei der Aufnahmesituation zu erstellen hat.

Schwester / Pfleger: Wollen Sie wieder nach Hause?

Klient: Ja, ja.

Schwester / Pfleger: Dann müssen Sie aber ab morgen ihr Spitalbett selbst machen, alleine essen, von Zeit zu Zeit allein baden etc.

Natürlich muß der Patient wissen, daß wir »mit der Hand in der Hosentasche-Helfende« hinter ihm stehen, bei ihm sind, so daß er im äußersten Notfall auf uns zurückgreifen kann.

Natürlich hätte so gesehen das erste Aufnahmegespräch mit dem Klienten zu erfolgen und nicht wie üblich mit den Angehörigen, die als erste bei uns in der Kanzlei sind und uns berichten wollen.

Natürlich muß auch der Klient akzeptieren, daß Freisein, Erwachsensein ein erhöhtes *Risiko* mit sich bringt (Leben ist eben Risiko).

Natürlich setzt diese Form der Krankenpflege eine Gebrauchsethik und nicht eine emotionale Ethik voraus.

Re-Aktivierungsanstöße für die Praxis

Sexualtrieb

● Am 1.8.1987 erscheint die tägliche Heimhilfe zur Besorgung der Grundpflege bei ihrem – wie sie meint – bald sterbenden Klienten und findet folgendes Bild vor: Der Achtzigjährige liegt im Bett. Neben ihm eine auch schon etwas ältere Prostituierte. Am TV-Schirm läuft ein Porno-Film. Der Patient befiehlt sofort der Heimhilfe, sie möge doch das Frühstück heute für zwei Personen machen.

● Frau N. (83 Jahre) fragt mich täglich, bei meinen Hausbesuchen, »ob es denn bei mir noch ginge« und ob ich mit meiner Frau zufrieden sei. Wenn nicht, könne sie mir gar manches bieten, »sie hätte einiges auf dem Kasten«.

● Herr N. (74 Jahre) blühte, nachdem ich ihn in ein Porno-Kino mitgenommen hatte (Versuchspatient), völlig auf. Er war reizangeflutet und in seiner Phantasie noch lange nach dem Film tätig.

Leider kann ich Ihnen über den Sexualtrieb noch keine weiteren Ergebnisse berichten, da in der Praxis für uns enorme *Hemmungen* bestehen, diesen Anteil forcierter zu durchleuchten. Fest steht, daß auch die *Phantasie* (bezogen auf den Sexualtrieb) Reizanflutungs- und somit lebenstriebbejahende Anteile hat und einer genaueren Studie unterzogen werden müßte.

Nahrungstrieb

Der Nahrungstrieb ist als Animationsprogramm bei unserer Klientel sehr schwer verwertbar, da sie nicht wissen, ob sie Durst oder Hunger haben.

Aggressionstrieb

Viel einfacher geht es hier mit dem Aggressionstrieb als Reizanflutungsfaktor. Die Therapie der Wahl: das *Streitgespräch!* Patienten, die mit uns schimpfen, leben. Klienten, die mit Verwandten schimpfen, das Krankenhaus für mies halten, die Ärzte anflegeln, leben. Wobei der Sinn des Keppelns nicht nur in der Reizanflutung liegt (Todes- oder Lebenstrieb), sondern auch im Aggressionstrieb.

Neugier

Auch Neugier ist ein guter Triebimpuls, um psychisches Leben zu wecken. »Wollen Sie nicht zu Hause nachsehen, ob Ihre Wohnung noch in Ordnung ist? In der Nachbarwohnung brannte es!«, ist eine Redewendung, die selbst schwer Rückzugsgeschädigte auf die Beine bringt. Neugier kann man aber auch durch Dias wecken, die an die Decke projiziert werden.

Religion

Auch die Religion (spezifisch auf den Menschen zugeschnitten) trägt tiefe Über-Ich-Prägungen und kann somit beim Gespräch als vigilanzsteigernde Maßnahme eingesetzt werden.

Daseins-Bejahung

Unsere Betagten müssen akzeptieren lernen, daß sie das sind, was sie heute sind (Lebensbewältigungsmechanismen trotz Multimorbidität sind zu suchen und zu kreieren). Menschen, die behindert sind, haben gelernt, mit diesen Behinderungen fertig zu werden. Es ist zum Beispiel für uns unmöglich, einem chronisch Geschädigten tatsächlich zu helfen. Versuchen Sie einmal, einen Menschen mit chronischer Hüftgelenks-Luxation in einen PKW zu bekommen. Sie werden sehen, alleine kann er es besser. Wir sind nur für sein Sicherheitsgefühl zuständig. Er weiß, wenn er stürzen würde, sind wir da!

Zur Daseins-Bejahung kann auch das Phänomen »Das möchte ich noch einmal erleben« beitragen, wobei einfache Menschen mit einfachen Wünschen befriedigt werden können. Gebildete Menschen finden eher in kulturellen Maßnahmen (Ausstellungen etc.) Befriedigung.

Machttrieb

Ausgang in die frühere Firma ermöglichen (ermöglichen, daß der Patient schimpfen kann, daß es unter seiner Leitung viel besser lief. Die Jungen heute...). Sohn als Beschimpfungsobjekt (informieren). Den Neffen, den er schon immer haßte (individuelle Biographie), einladen. ...der am Bett stehende »Erbschleicher« bringt den Klienten auf Touren...

Angst-Verminderung

Durch das »Helfen mit der Hand in der Hosentasche« kann die Realangst vor Stürzen bekämpft werden. Durch Gespräche kann man Trennungsängste in den Griff bekommen, Ängste vor den eigenen Trieben beherrschen und die Angst vor dem Leben mildern.

Abschaffung des Krankheitsgewinnes

Symptome haben oft *Befriedigungs-* (die Fürsorge der Umgebung) oder *Bestrafungscharakter*. Man fühlt sich unvollständig, krank, mangelhaft. Sehr oft überwiegt aber eben dieser Krankheitsgewinn – alle betütteln mich, alle kümmern sich um mich, ich bin für nichts zuständig. Gerade dieser Krankheitsgewinn wird im Spital (ich bin auf Urlaub) und durch die dazugehörigen Bediensteten gefördert. Der Kranke läßt sich fallen und zieht sich in eine unrealistische Welt des Versorgtseins zurück. Diese Situation ist so schnell wie möglich aufzuheben.

Abschaffung des Kumpelsyndroms

Oder »Verwöhnen führt zum Verlust des Lebensmutes«. Durch das Verwöhnen, durch das »zu Tode pflegen«, wie ich das immer bezeichne – man möchte den Patienten etwas ersparen –, kommt es nach Jahren zu noch größeren Schwierigkeiten. Verwöhnte können das eigene *Dasein* nicht mehr ertragen und bejahen, daß sie unter diesem – eben verfehlten – Dasein (sinnlose Leere, Stillstand) leiden. Starke Reizanflutung nötig!

Befehle

Dort, wo *Vertrauen* gegeben ist, wird die Frage der *Macht* (Pfleger-Patient-Autoritätsgefälle) unwesentlich, denn Worte sind dann nicht mehr von der Überlegenheit, sondern von Vertrauen gesteuert. Nebenbei habe ich schon erwähnt, daß gerade der heute Betagte als *Befehlsempfänger* (dies gab ihm Sicherheit) geprägt wurde. Er muß zu seiner Sicherheit erfahren, wo es langgeht. Dann geht er.

Stillung emotionaler Grundbedürfnisse

Zu den emotionalen Grundbedürfnissen zählen:
- das Bedürfnis nach Kontakten
- das Bedürfnis nach Zärtlichkeit
- das Bedürfnis nach Anerkennung.

Gerade die heute Fünfundachtzigjährigen sind, biographisch gesehen, zur Stillung dieser Grundbedürfnisse nicht gekommen und haben daher heute ein enormes Nachholbedürfnis.

Zum Unterschied zu den Trieben sind die emotionalen Grundbedürfnisse nicht an somatische Reizquellen gebunden und drängen nicht zu einer bestimmten Ausführungshandlung. Sie wollen aber befriedigt werden. Ihre Nichterfüllung (= Frustration) bereitet Unlust und Angst und stört das seelische Gleichgewicht. Bei dauernder Frustration kann es zu (auch somatischen) Störungen kommen.

Das Bedürfnis nach sozialen Kontakten

Dieses Bedürfnis wird befriedigt beim Zusammensein mit anderen Menschen und der Freude daran. Es ist um so stärker, je hilfloser der Mensch ist.

Das Kontaktbedürfnis ist dem Menschen angeboren, will aber geweckt werden, und zwar schon im ersten Lebensjahr. Wird es nicht geweckt, kann es zu einer Grundstörung der Persönlichkeit kommen. Aus der Frustration heraus entsteht ein »Nachholbedürfnis«, das später nicht mehr gestillt werden kann. Auf der ständigen ergebnislosen Suche nach der mütterlichen Liebe häuft der Mensch Enttäuschungen in sich an und neigt zu Depressionen und Sucht (Stillakt – orale Befriedigung).

Das Bedürfnis nach Zärtlichkeiten

Es ist eng verbunden mit dem Kontaktstreben. Die Haut ist nicht nur Abgrenzung des Körpers nach außen, sondern auch ein wichtiges Kontaktorgan. Das Zärtlichkeitsbedürfnis ist nach Altersstufe und individueller Eigenart verschieden stark ausgeprägt. In Zeiten der Abhängigkeit und der inneren Labilität verstärkt sich das Bedürfnis. Besonders ausgeprägt ist es beim Kleinkind, in der Pubertät und im Alter. Wird dem Bedürfnis in der Kindheit nicht genügend Rechnung getragen, so kann es einerseits zu dem, schon oben erwähnten, *Nachholbedürfnis*, andererseits zur *Verdrängung* kommen. Zärtlichkeit kann dann nicht geäußert oder erwidert, ja nicht einmal verstanden oder abgelehnt werden.

Eine Möglichkeit, das Bedürfnis nach Zärtlichkeiten bei unserer Klientel zu befriedigen, liegt in der *professionellen Berührung*. Sehr viele unserer

Klienten leiden unter einem Halswirbelsyndrom, den dazugehörigen Schmerzen und Schwindelsymptomen und daraus wieder an Angstzuständen bei der Mobilisierung. Ängste vor einem Sturz oder beim Treppensteigen können dadurch begründet sein.

Hierbei würde die professionelle Berührung, zum Beispiel durch *Massage* des Schulter-, Halsbereiches Entkrampfung bringen. Auch Anleitungen zur Selbstübung sind von Nutzen.

Eine Kurzausbildung in Heilmassage, für Gerontotherapeuten, halte ich für einen wertvollen Schritt in Richtung Revitalisierung.

Da Berührungsintensität aber streng lern- und sozialisationsgeschichtlich ist, möchte ich davor warnen, im täglichen Umgang mit unseren Klienten Berührungen als Streicheinheiten zu verwenden. Es ist auf die Biographie des einzelnen Menschen zu achten, ob Berührung eine positive oder negative Empfindung ist.

Das Bedürfnis nach Anerkennung

Der Mensch braucht die vorbehaltlose Bejahung seines *Daseins* durch einen anderen Menschen. Wenn er für einen anderen Menschen wichtig geworden ist, wie zum Beispiel in der Liebe, so bedeutet es für ihn die höchste *Anerkennung* seiner Person. Der Mensch möchte aber nicht nur in seiner Person, sondern auch in seiner Leistung anerkannt werden. Mit den ersten bewußten Leistungen, die das Kind vollbringt, zum Beispiel wenn es einen Stuhl erklettert oder aufs Töpfchen geht, holt es sich die Anerkennung seiner Umwelt. Das Kind und auch noch der Erwachsene sind ständig *Lernende*. Den Mut zu neuen Unternehmungen, die ein Risiko beinhalten, gewinnt der Mensch nur dann, wenn er genügend Anerkennung erfährt und sich Fehler leisten kann. Er kann nur aus seinen Fehlern lernen, wenn er nicht bei einem Versagen der Strafe, der Geringschätzung oder des Liebesentzugs ausgesetzt wird. Er wird dadurch in Situationen, die das Risiko des Versagens einschließen, ängstlich und unsicher; die Angst wiederum blockiert die Denk- und Auffassungsfähigkeit, was wiederum ein Versagen begünstigt. Durch diesen Teufelskreis wird der Mensch sich irgendwann aus der Fülle und Weite des Lebens zurückziehen, mutlos werden und seine Erlebnis- und Erkenntnisfähigkeit immer mehr einschränken.

Reaktivierung durch den Sinn des Lebens

Sehr viele Patienten fragen sich im Alter nach dem Sinn des Lebens. Da man als Pflegeperson ebenfalls sehr oft mit dieser Frage als Zuhörer oder Gesprächspartner konfrontiert wird, möchte ich dazu meine eigene Einstellung wiedergeben.

All jene Menschen, die sich die Frage nach dem Lebenssinn vermehrt stellen, erscheinen suspekt. Der Sinn des Lebens besteht doch darin, ihn zu suchen. Das Ziel ist nicht der Sinn des Lebens, der Verlust des Zieles bedeutet nicht die Sinnlosigkeit des Lebens. Ein Ziel kann zu verwirklichen sein oder nicht. Wäre hingegen der Sinn des Lebens erreichbar, so wäre ein Weiterleben danach sinnlos, wäre er unerreichbar, wäre er für uns nicht existent. Der Sinn des Lebens kann daher weder als erreichbar noch als unerreichbar begriffen werden. *Der Weg ist das Ziel* (siehe auch FRANKL 1983, u. v. a. MESSNER 1970). Ich meine damit, daß man unsereren Klienten (auch den in der negativen Lebensbilanz steckenden) klarmachen muß, daß alles im Leben Sinn hat, daß auch Schmerz und eine banale Hausfrauenrolle Lebenssinn genug hatte und hat.

Ablegung der allwissenden Mutterrolle

Das Pflegepersonal darf bei der Reaktivierung den Patienten nicht in der gleichen Beziehungsform gegenübertreten, die diesen (im Sinne der Grundstörung) krank gemacht hat, und zwar zum Beispiel indem er mit seinen Patienten umgeht wie eine *allwissende Mutter*. Wer von uns kennt nicht die Versuchung, in die Falle zu gehen (geriatrische und oligophrene Stationen bevorzugt) und sich auch dort zum Experten zu machen oder machen zu lassen, wo jedes Expertentum fehl am Platz ist, nämlich in bezug auf Gefühle, Empfindungen und Prägungen?

Allgemeine Maßnahmen

Wach-Schlaf-Rhythmusstörungen können aus der Biographie bekämpft werden. Unsere Klienten zeigten uns, daß die gute Hausfrau früher die Matratzen zum Lüften aufstellte. Tut man dies jetzt auf der Station, können sich die Klienten nicht ins Bett legen und sind dann am Abend natürlich müde.

Auf individuelle *Schlafbedürfnisse* ist einzugehen. Diese sind meist berufsabhängig. Ein Bäcker ist um zwei Uhr morgens nicht bettflüchtig. Er stand immer um zwei Uhr auf. Er wird sich heute nicht unseren Dienstobliegenheiten unterordnen. Erinnern möchte ich, daß oft ein Mokka am Abend ein besseres Schlafmittel ist als Medikamente (Arzt fragen!).

Über das eigene Polster, die Nackenrolle etc. von zu Hause, brauche ich wohl (auch für ein öffentliches Spital) kein Wort mehr zu verlieren.

Kochen und Essen

● Kochen am Ort der Not: Aus differentialdiagnostischen und impulspflegerischen Gründen müssen die Patienten »uns zuliebe« zu Hause für uns kochen. Nachteil: Man muß dies auch essen.

● Leute, die nicht mehr kochen können (somatische Gründe), werden animiert, doch uns zuliebe ein *Kochrezept* (vielleicht unser Lieblingsessen) *aufzuschreiben*. Natürlich erfolgt dies in Sütterlinschrift. Zu beachten ist die Prägung. Alte Leute schreiben nicht gerne, da sie Rechtschreibfehler machen und sich dafür schämen.

● Das-möchte-ich-noch-einmal-erleben-Phänomen könnte sein: »Einmal möchte ich zum Demel auf eine Jause gehen.«

● Bei nicht stark dementiell Abgebauten kann das Reden über Essen von früher zu einem Gruppengespräch »ausarten« und demnach als Aktivierung bezeichnet werden.

● Wir lernen kochen: Nicht unerwähnt darf man lassen, daß die Alten den Jungen immer etwas mit auf den Lebensweg geben, ihre Erfahrungen weitergeben wollen. Gerade beim Gespräch über das Kochen kann eine junge Schwester das Selbstbewußtsein der Betagten aufrichten (»Wissen Sie, ich heirate nächste Woche und kann gar nicht gut kochen...«). Das Wahlenkelkind-Syndrom wird eintreten, die Betagte zufrieden und wichtig sein.

● Das Sammelbedürfnis: Das Sammeln von Grundnahrungsmitteln brauche ich nicht mehr zu erwähnen. Es wurde bei den Prägungen beschrieben.

Selbstmobilisation

»Was bewegt mich, mich zu bewegen?« Diese Frage haben Sie sich doch sicher auch schon gestellt. Meist wird bei genauerer Gewissensprüfung herauskommen, daß uns die anderen bewegen (zwingen), uns aktiv zu halten. So ist es im täglichen Leben der Klienten auch. Sie werden bewegt durch die Umgebung, durch ihr Schicksal, durch ihre Lebensmechanismen.

Sollten Sie eines Tages am Wiener Westbahnhof ankommen, wird Ihnen ein Mann auffallen, der an einer Chorea Huntington leidet. Ein Sozialrentner, der sich mit Hilfe eines Gepäckbeförderungswagens weiterbewegt. Gezielt verwendet er diesen Wagen als Rehabilitationsinstrument. Wenn er sich anlehnt, bleibt der Wagen stehen und hält ihn in Balance. Wenn er gehen will, schiebt er den Wagen. Ein ideales Gehhilfeinstrument, das er selbst entdeckt hat.

Steigt man hingegen in Innsbruck aus dem Zug, wird man jene alten Knechte und Mägde finden, die *Abstarten* (Abnähren) gehen. Die Bewegung findet wegen der Prägung und noch mehr wegen des Hungers statt. Ich ließ mir von alten Tirolern erklären, daß früher (vor Einführung der Pensionsversicherung) die unselbständigen Mägde und Knechte, die wegen Überalterung aus dem Dienst gehen mußten, von Bauernhof zu Bauernhof zogen, um sich Nahrung zu beschaffen. Angeblich durften sie in den Heuschobern nächtigen, bei Tag wurden sie verpflegt. Heute schicken wir die Klienten von einem Stock in den anderen, um ihr tägliches Menü zu holen. Bewegungen, die sie gewöhnt sind, werden praktisch gesehen nachvollzogen.

Aus beiden Beispielen lernen wir, daß Emotion und Zwang bewegen.

Selbständigkeitstraining

Besonders bei den Programmen der Verselbständigung kann man deutlich den Unterschied zwischen der intramuralen Maximal-Forderung (und Förderung) und der extramuralen Minimal-Forderung (Förderung) erkennen.

So konnten wir feststellen, daß die Trainingsprogramme, die an den Stationen durchgeführt werden, praktisch nur für die Institution erfunden wurden. Natürlich führen alle Bewegungen, die in der Station durchgeführt werden, zu einer unspezifischen Reizanflutung (waschen, laufen, bewegen schlechthin). Dies kann aber nicht als spezifische Reaktivierung, Mobilisierung betrachtet werden.

Die untenstehenden Programme (Trainingsprogramme) sind somit Lebensbewältigungsmechanismen für heute durchschnittlich Fünfundachtzigjährige aus dem Normal-Milieu. Mit dieser Minimalanforderung (gespeichert im Tertiärgedächtnis = Alltagsgedächtnis) sind die Klienten bis zum heutigen Tag lebensfähig geblieben und werden dies auch in der Zukunft sein. Das heißt, daß die Hygiene im intramuralen und extramuralen Bereich sehr verschieden ist.

Gerade aber bei hygienischen, sozialen Programmen muß man darauf achten, daß man nicht die eigenen Wert- oder Wunschvorstellungen auf den Klienten überträgt.

Selbständigkeitstraining

Intramurales Forderungsprogramm	*Extramurales Überlebensprogramm*
Auskleiden	Auskleiden zweimal wöchentlich
	Sommer-/Winterkleidung
	Unterkleidwechsel dreitägig
Ankleiden	
Körperpflege	Wasser wärmen je Wohnungsausstattung
	(bis Allesbrenner)
	Umgang mit heißem Wasser
	Einheizen im Winter (Wohnung, Temperatur)
	Übung in der Verwendung von Hilfsmitteln
	(Schemel)
	Übung in der Verwendung des Inventars
	(Wohnung, prägungsspezifisch)

Intramurales Forderungsprogramm	Extramurales Überlebensprogramm
Gesichtswaschung / Rasieren	jeden zweiten Tag
Oberkörperwaschung	
Ganzkörperwaschung	jede Woche
Duschbad	je Wohnung bzw. Mobilität
Intimpflege	jeden zweiten Tag
Vollbad	jeden Monat
Haare waschen	jeden Monat
Nägelschneiden	jeden Monat
Bettenmachen	Überziehen zweiwöchentlich
	Ungezieferkontrolle
	Haustierkontrolle (je Seuchengesetzgebung)
	Matratzen aufstellen (je Lebenswille)
Selbständig Essen	Mischkosttraining
	Essen auf Rädern wärmen
	2 Liter-Training (Flüssigkeit)
	biographisches Kochtraining
Selbständig aufs WC gehen	Tag / Nacht?
	Spültraining bei Gang-WC
	WC-Brillentraining
Prothesenpflege	
Zahn	Sitztraining, Schmerzmeldetraining, Druck-
Hörgerät	stellenkontrolle
Brille	Auffindtraining / Funktionstraining
Glasauge	(Kontrolle)
Tischdecken	Teller, Besteck finden, richtig verwenden
Umgang mit Geld	nicht primär entmündigt, daher egal
Station verlassen und wieder-	Haus, Wohnungstür, nähere Umgebung,
finden (Bett, Raum)	Bezirk
	Verkehrssicherheit, Straßensicherheit
Öffentlicher Fernsprecher	Umgebungswahl bei Telefon
benutzen	(Fußboden bei Sturzgefährdeten)
	Dienststellen-Training
	Pfleger-Nummer
	Familien-Nummer
Sich an der Station selbst	Tagesstruktur
beschäftigen	
Zeitung lesen	Training auf Tertiärgedächtnis
Einkäufe erledigen	Vital-Medikation Training (Clearence)
in die Trafik gehen	Lebenswille
einfache Speisen zubereiten	Schmerzmeldetraining
Basteln	Angstmeldetraining
	Nachbar-Umgangstraining
	Depot-Injektionstraining
	Haustür-Aufsperr-Training etc.

Allgemeine Vorschläge zur Re-Vitalisierung

Ski fahren oder *grobmotorische Tätigkeiten*, die im Tertiärgedächtnis gespeichert sind. Auch dann, wenn der Klient verwirrt ist, kann man ihn aus dem Netzbett heraus auf die Skipiste – zu einen ihm vertrauten Sport – bringen.

Abzeichen sammeln lassen ist auch eine Möglichkeit, sich mit der Geschichte zu beschäftigen, und wäre auch als *Präventiv-Arbeit* eine Möglichkeit, dem Alters-Leersein zu entkommen.

Tagebuch schreiben lassen hat einen entlastenden Charakter (Entlastungsschreiben statt Gespräch) und einen Ich-idenfifizierenden Wert.

Friseusen (biographisch erhoben) sollen anderen Frauen das Frisieren beibringen (Chefposition).

Dokumente und Ansichtskarten ordnen und schlichten (aufeinanderstapeln) ist ein gutes Feedback, um in die Biographie einsteigen zu können und bringt *lebensbejahende* Situationen mit sich.

Holz und Pilze sammeln war eine lebensnotwendige Maßnahme. Warum lassen wir uns nicht von den Betagten die Pilze, die Holzarten erklären?

Pflanzen, Wurzeln und Früchte sammeln, beziehungsweise danach Kräutertee oder Brennesselspinat selbst kochen lassen, ist eine biographische Tat.

Folklorepflege, Weihnachtsfeiern, *Brauchfeiern* müssen von den Betagten selbst veranlaßt werden. Nicht der Pfleger soll aktiviert werden, sondern der Klient.

Lieder, die diese Generation gerne hört, sollen als *Reizanflutung* Verwendung finden. Man sollte auf der Station keine Pop-Musik hören, sondern »Lili Marlen« etc.

Schattenspiele sind besser als Fernseh-Programme, da sie der verlängerten Adaptionszeit wesentlich besser entsprechen.

Wenn schon fernsehen, müßte der Apparat sehr tief stehen, damit die Halswirbelsäule nicht in überstrecktem Zustand belassen wird.

Musik hören lassen ist eine noch bessere Situation, so daß dies auch als Präventiv-Maßnahme in Frage kommt.

Kopfgymnastik verbessert die Durchströmgeschwindigkeit, ist demnach bei richtiger Durchführung sinnvoll.

Der Patient als Gast: Sinnvoll ist es, die Patienten nachts von einer Station auf eine andere Station zum Schlafen zu schicken. Es ist dies ein Animationsprozeß, bei dem etwas passiert, bewegt wird (Schlafgäste, Taggäste).

Filme aus der Vergangenheit (Marika Rökk oder noch früher) können als Einstieg für eine Gruppendiskussion über die Vergangenheit Verwendung finden.

Re-Aktivierung und die Auswirkung für das Personal

Der Einstieg zur Akzeptierung: Anzug mit Krawatte. Nun ist das bei Besuchsdiensten nicht unbedingt erforderlich, da die Betagten ihre jugendlichen Betreuer zu Wahlenkelkindern umfunktionieren. Will man allerdings eine therapeutische Änderung (zum Beispiel Wohnungssanierung), ist das Aussehen von Bedeutung.

Männliche Pfleger haben es besser als weibliche, da prägungsmäßig gesehen die Frau immer tat, was der Mann wollte (Kostgeldabhängigkeit, eine gute Frau folgt, um die Ruhe im Haus zu bewahren).

Pflegepersonen dürfen ihrem Klienten gegenüber keinerlei »Schubladendenken« zulassen, es ist ein wertfreies Akzeptieren erforderlich.

Bei der Selbstpräsentation geht es darum, daß ich ausstrahle, »Du gehst nach Hause«, »Du schaffst es«. Ich bin dein Therapeut, nicht deine Schwester, die den Leibstuhl ausleert und um deine Gunst bettelt.

Die Pflegeperson muß akzeptieren, daß sie zum Vorbild für den Patienten wird, daß meist alle Anordnungen und Ratschläge für bare Münze genommen werden (auch dann, wenn Sie einen dummen oder gar falschen Vorschlag machen).

Die bei Betagten stark ausgeprägten Eigenschaften Pünktlichkeit, Zuverlässigkeit, Arbeitswille muß auch das junge Personal akzeptieren.

Die Mutmacherrolle ist bei paranoiden Ideen von großer Wichtigkeit, um angstlindernd wirken zu können.

Die Patienten merken die Ehrlichkeit am Tonfall unserer Stimme, an der Schnelligkeit unserer Sprache und an unserer Körperhaltung.

Böhm'sche Fortbildungsstätte

Aufgrund meiner Erfahrungen mit den Kursen und Vorlesungen sowie meiner Bücher habe ich mich entschlossen, eine Fortbildungsstätte zu gründen.

In dieser Krankenpflegefortbildungsstätte sollen die Curriculi für Lehrpflegepersonen einerseits, aber auch die praxisrelevanten Umsetzungsmomente, wie beschrieben, unterrichtet werden.

Die Böhm'sche Fortbildungsstätte bietet heute drei Kurse an:

Kurs 1   Neuorientierung der geriatrischen Pflege

Ein Kurs, der für alle Leute gedacht ist, die in der Altenpflege etwas Neues – Reaktivierendes tun wollen. Dieser Grundkurs ist für Laien und diplomiertes Personal gedacht. *Der Kurs erfordert keine geriatrisch / gerontologischen Grundkenntnisse.*

Kursinhalt
Es ist ein allgemein-populärer pflegerischer *Grundkurs, der dem Hörer einen zusammenfassenden Überblick* über eine zwanzigjährige Pflegeforschung und ihre Auswirkung auf die Pfleger- und Klientenpsyche *wiedergeben soll.*
Kurze Darstellung der Berufsethik gestern / heute
Übergangspflege
Der biologische, kalendarische Abbau und Pflege
Das symptomspezifische Verhalten
Die Reaktivierungspflege

Kursziel
Es werden durch Weinen und Lachen sowie Schimpfen und Ärgern Abwehrmechanismen der Hörer absichtlich und gezielt geweckt.
Eine Aufarbeitung der Probleme erfolgt nicht. Es sollen vielmehr die Kursteilnehmer diesen Bewußtmachungsprozeß als Hausaufgabe mit auf den Weg nehmen.
Charismaänderungen und Paradigmawechsel sollen eingeleitet, Umdenkprozesse im Sinne einer ganzheitlichen Pflege geweckt werden.

Kurs 2 Reaktivierende Pflege und Übergangspflege

Erweiterungskurs im Anschluß an die »Neuorientierung in der geriatrischen Pflege«, dessen Inhalt auch im Curriculum der Krankenpflegeschulen ersichtlich ist.

Der Kursus ist für *diplomiertes Personal* sowie lehrendes Personal der geriatrischen Pflege *und* der ambulanten Altendienste gedacht.

Kursinhalt
Die Betagtenseele und der pflegerische Umgang mit dieser. Ganzheitliche Pflege durch Verstehen der Betagten und ihrer psychischen Veränderungen.
Alterungsprozeß psychisch gesehen;
Urkommunikation und pflegerische Maßnahmen;
Prägungslehre und pflegerische Konsequenzen;
Reversibilitätstheorie und Auswirkung auf die Pflege;
Die individuelle und historische Biographie;
Differentialdiagnose zwischen Leben und Sterben;
Symptom-spezifische Pflegeprozesse.

Kursziel
Revitalisierung,
Resensibilisierung,
Rekompensierung,
Vigilanzsteigerung,
Paradigmawechsel in der Fachpflege,
Charismawechsel durch gezielte seelische Pflegeprozesse,
Erlerntes in der *Pflegedokumentation* bekunden.

Seelische Krankenpflegemechanismen und die Auswirkung auf die Pflegedokumentation und Pflegequalität

---

Kurs 3 Pflegediagnose, Pflegeprozeß für die betagte Psyche

Erweiterungskurs im Anschluß an die Einführungskurse eins oder zwei. Dieses Seminar ist für diplomiertes Personal, Lehrende und Leitende gedacht.

Auch für Gesundheitspflegepersonen, die Prävention durchführen sollten, ist dieser Kurs eine der vielen zu erlernenden Notwendigkeiten.

Kursinhalt
Feldforschung im Milieu (unter, mittel, ober);
Erlernung der nationalen, regionalen Geschichte,
Erlernung der Erhebung der individuellen Geschichte;
Umgang im Milieu;
Altgedächtnis und Neugedächtnisreanimation;
Ausdruckslehre;

218

Sozialpsychologische Pflegemaßnahmen;
Charakterkunde und die Auswirkung im Pflegegeschehen;
Tiefenpsychologische Terminologie;
Entwicklungspsychologische Terminologie;
Entwicklungsgeschichte und Pflegeimpulse;
Die Interpretation der banalen Lebensgeschichte des Klienten (Hermeneutik);
Erarbeitung von pflegerischen Impulsen.

Kursziel
Personal soll anhand der Lebens- und Bewältigungsmechanismen ihrer Klienten Probleme, Symptome, Konflikte etc. nach hermeneutischen Gesichtspunkten deuten lernen und daraus psychosoziale, befindensverbessernde Pflegemaßnahmen (Impulse) kreieren. Die Maßnahmen müssen in der Pflegedokumentation nachweisbar und nachvollziehbar sowie nachkontrollierbar sein.

Ganzheitliche Pflegemethoden mit Qualitätssicherung durch Beachtung der Klientenpsyche, Pflegerpsyche und Familienpsyche sollen erreicht werden.

Mit der Durchführung der im Kurs erlernten Maßnahmen ergibt sich automatisch ein neues und adäquates **Berufsbild** *der geriatrischen* **Fachpflegeperson**

Informationen bei: Gesellschaft für geriatrische und psychiatrische Krankenpflege und angewandte Pflegeforschung, c/o E. Böhm, Öppingerweg 14, A-1114 Wien.

Nachwort zum neuen Buch von Herrn Böhm

Aufgerufen, als Psychoanalytiker ein Nachwort für BÖHMS neuestes Buch zu schreiben, fühle ich mich doch zunächst in meiner Rolle als klinischer Psychiater angesprochen. Steht doch das Werk BÖHMS in engem Zusammenhang mit jenem psychiatrischen Krankenhaus, an dem auch ich seit Jahren arbeite, und mit der Wiener Psychiatriereform, die dieses Krankenhaus wesentlich verändert und an der dieses aktiv mitgewirkt hat. Wiewohl BÖHMS Konzept schon 1968 theoretisch vorlag, konnte er vorerst keine praktischen Konsequenzen daraus ziehen, weil – wie er selbst schreibt – die Zeit dazu noch nicht reif war. Das sollte sich jedoch mit Beginn der Wiener Psychiatriereform ändern.

Aus der Perspektive der Organisationsabwicklung handelt es sich bei dieser Reform um ein höchst komplexes Vorhaben geplanten organisatorischen Wandels: Das gesamte psychiatrische Versorgungssystem einer Großstadt lag als neuer Systementwurf in Form eines zu verwirklichenden Zielplans vor. Hinsichtlich des Realisierungsumfanges bedeutete dies, daß keine sofortige Gesamtumstellung erfolgen konnte, sondern ein stufenweises Vorgehen gewählt werden mußte. Dabei kam unter anderem die »Strategie der mehrfachen Entwicklungszentren« zum Einsatz. Diese greift reformkonforme Ansätze beziehungsweise Initiativen verschiedener Ebenen und Bereiche des Systems auf und fördert sie.

Im Psychiatrischen Krankenhaus der Stadt Wien – Baumgartner Höhe (PKH-BH) gab und gibt es in allen Funktonsbereichen (Allgemein-, Behinderten- und Gerontopsychiatrie) Mitarbeiter unterschiedlichen Berufsstandes und hierarchischer Position, die nun ihre früher nicht zu realisierenden Vorschläge, Konzepte, Ideen und Strategien einbringen und erproben konnten und können. Im Bereich der Gerontopsychiatrie waren es BÖHMS Konzepte, deren praktische Umsetzung sich nun vollzog und die allmählich organisatorisch-institutionelle Unterstützung fanden.

Es wäre aber einseitig betrachtet, würde man nur die reif gewordene Zeit für den Durchbruch der BÖHMschen Ideen verantwortlich machen. Vielmehr verdankt es BÖHM einem Bündel von *Eigenschaften*, daß sich seine Entwicklungsbemühungen um die psychiatrische Krankenpflege so sehr Bahn gebrochen haben. Da war zunächst seine Bereitschaft, eine Herausforderung in seinem Beruf anzunehmen. Forschergeist und kreative Phantasie gesellten sich dazu und lenkten seine Tatkraft, Experimentierfreude und Lernfähigkeit in eine günstige Richtung. Seine nach allen Seiten sich betätigende Beobachtungsgabe, sein Scharfblick und Einfühlungsvermögen eröffneten ihm bei der gewählten ganzheitlichen Vorgangsweise eine Fülle von Einblicken in verschiedenste Tatbestände und Zusammenhänge seines Betätigungsfeldes. Die Menge der dabei gesammelten, praxisdienlichen Erkenntnisse schließlich zu ordnen und in gemeinfaßlicher und einprägsamer Weise zu beschreiben, somit lehr- und lernbar zu machen, dazu verhalfen ihm seine rednerische und schriftstellerische Begabung, ebenso wie sein Humor und sein langerprobtes pädagogisches Geschick.

Als *Führungskraft* hat Böhm in seinem Bereich Wichtiges geleistet. Man weiß heute über Erfolgsvoraussetzungen von Dynamisierungsprozessen in Institutionen auf der Ebene des Scientific-Managements schon sehr gut Bescheid. Böhm hat die wesentlichen Grundsätze der diesbezüglichen Methodik offenbar instinktiv-intuitiv befolgt. Er hat sich mit seinen Mitarbeitern engagiert einer *Herausforderung* im Bereich der Gerontopsychiatrie *gestellt*. Seine *Vision* einer zeitgemäß aktivierenden Pflege bestimmte schon früh die *Grundrichtung* des gemeinsamen Vorgehens, erzeugte *Aufbruchstimmung* und war neben der Funktion von Böhm als *Motor und Mentor* sowie neben den sich bald einstellenden *Erfolgserlebnissen* wesentlich für den *Vorwärtsdrang* und das *Vorankommen* seiner Bewegung verantwortlich. Böhm hat die *Entwicklungschancen* in seinem Betätigungsfeld mit Scharfblick erkannt und über Konzeptbildungen schrittweise in wiederholten *Umsetzungszyklen* genutzt. *Fortschrittskontrolle* und *Erfolgssteuerung* durch gezielte Verstärkung, Verfeinerung beziehungsweise Ergänzung im Sinne dessen, was heute manchmal »*prototyping*« genannt wird, sind sowohl in seinem Handeln als auch in seinen Schriften als methodisches Element seines Vorgehens deutlich erkennbar. Böhm verwirklicht damit die *Grundprinzipien des modernen Chancenmanagements*.

Aber auch bezüglich der sogenannten »*Neuen Autorität*« beweist sich Böhm als vorbildhaft. Er hat den Entwicklungsprozeß im Bereich der aktivierenden Pflege unter Einsatz dessen vorangetrieben, was man heute »*Coaching*« nennt. Immer schon hat er auf verschiedene Weise – zum Teil unter Einbezug seiner Wahlheimat Südtirol und seiner sportlichen Vorlieben – versucht, in seiner Mitarbeitergruppe den *Zusammenhalt beziehungsweise den Teamgeist* zu fördern, das *Engagement* zu sichern, *Denk- und Handlungsanstöße* zu geben oder auf sonstige Weise *förderlich unterstützend* zu wirken. Seine Aufmerksamkeit und Energie war von Beginn an zu einem wesentlichen Teil auch auf die Psychohygiene, berufliche Förderung und Arbeitszufriedenheit seiner Mitarbeiter gerichtet. An seiner praktischen Tätigkeit und in seinen Schriften findet sich die These wieder einmal bestätigt, daß Leistungssteigerung und Befindensverbesserung beim arbeitenden Menschen keinen Widerspruch bilden müssen.

Nun aber zum inhaltlichen Aspekt der Arbeit Böhms. Nicht nur in diesem, seinem vierten Buch, sondern auch in seinen früheren Werken betont Böhm immer wieder gegenüber der *Symptomorientierung* die Bedeutung des *Lebenswillens* und der *Lebensgeschichte* des kranken Menschen. Von hier aus läßt sich eine Brücke zu der ganzheitlichen Haltung des berühmten Heilers PARACELSUS schlagen, der schon vor Jahrhunderten heute so modern anmutende, eigentlich aber nur wiederentdeckte uralte Weisheiten des Heilungsprozesses vertreten hat. PARACELSUS sieht zwar die Wichtigkeit von Chemikalien, Kräutern und anderen Heilmitteln und fordert, wer helfen wolle, müsse sie kennen. Aber er fügt hinzu, diese sichtbaren materiellen Mittel seien nichts anderes als Bundesgenossen, deren General und oberster Herr bei der Bekämpfung der Krankheit doch die Kraft unserer Vorstellung ist. Kräuter, Pillen, Chemikalien und andere sichtbare Mittel sind für ihn nur »Krieger an der Front«, aber die Kraft, die »diese Bundesgenossen in Bewegung setzt, der Oberherr aller äußeren Mittel« ist für ihn der positive Glaube, die kreative Vorstellungskraft des Kranken. Im Wesen des Kranken, der sich in den Fängen negativer Vorstellung befinde, gelte es, den Lebens- beziehungsweise Überlebenswillen zu finden. Wenn BÖHM als differentialdiagnostischen Ausgangspunkt die Frage »Will der Kranke leben oder sterben?« empfiehlt und für Patienten mit überwiegendem »Todestrieb« gezielte Maßnahmen einsetzt, wandelt er dann nicht auf Paracelsus' Spuren?

PARACELSUS äußert sich aber auch über Wege zu solcher Förderung des Lebenswillens. Er meint, jede Familie, jeder Mensch sei zwar ein einzigartiges Wunder der göttlichen Schöpfung. Er sieht aber auch in der Krankheit jedes Menschen die Bilanz nicht nur seiner persönlichen, sondern auch seiner »unpersönlichen«, also familiären beziehungsweise Milieugeschichte. Wenn man also dem Menschen helfend begegnen wolle, begegne man seiner geistigen *Umwelt*, seinen *Mitmenschen* und seiner *Geschichte*. Auf sie müsse der Heiler eingehen, erst dann ändere er nicht nur Symptome, sondern heile den Menschen. Die Menschen seien ein Ausdruck ihres Landes, ihres Raumes und der Geschichte ihres Raumes, und der Heilend-Helfende habe dementsprechend »Kosmograph« beziehungsweise »Geograph« zu sein. Sehr moderne Ansichten! Folgt BÖHM nicht dieser großen Tradition, wenn er sich neben der »singulären« auch mit der »historischen« Biographie seiner Patienten intensiv beschäftigt und Reaktivierung derselben darauf aufbaut? Eine Generation, meint BÖHM, besitzt eine gemeinsame Sozialgeschichte und hat ähnliche Lebenserfahrungen gemacht, und er zeigt auf, welche Chancen diese lehr- und lernbaren Bestandteile der historischen Biographie für den Pflegeprozeß eröffnen. Nicht nur die frühere Umwelt allerdings prägt den Patienten und seine Krankheit, sondern ebenso sein gegenwärtiges Milieu – und hier insbesondere auch die Gegebenheiten in der Versorgungs- beziehungsweise Personalgemeinschaft, ein Gebiet, dem BÖHM naturgemäß bei seiner Entwicklungsarbeit große Aufmerksamkeit gewidmet hat. Dieser Punkt leitet über zu einem anderen Arbeitsschwerpunkt BÖHMS.

Es gelang ihm, die für eine wirksame Praxis so wichtigen Voraussetzungen wie Institutions-, Rollen- und Interaktionsanalysen beziehungsweise die

Untersuchung von Einstellungen, Werten und Mentalitäten bei Patienten und Personal durchzuführen. Aufgrund seiner Funde ist es am Beispiel der aktivierenden Pflege in der Gerontopsychiatrie möglich, abzulesen, was heutzutage an Differenziertheit einer therapeutisch-rehabilitativen Kultur erreichbar ist. Böhm hat seine eben genannten Erkenntnisse im methodischen Rahmen dessen gewonnen, was ich an anderer Stelle routine-integrierte Aktionsforschung genannt habe. Damit hat er auch als »*Klinischer Soziologe*« Ausgezeichnetes geleistet. Keine zeitgemäße Psychiatrie kommt heute ohne die Beachtung der soziologischen Perspektiven dieses Gebietes der Medizin aus. Es gibt zumindest zwei einander nicht nur nicht notwendig sich ausschließende, sondern ergänzende Weisen des Einbezugs der sozialen Dimension in die Psychiatrie. Entweder man versucht psychiatrierelevante Beiträge professioneller Soziologen für das Fach nutzbar zu machen, was eine eigene Arbeitsaufgabe der Anverwandlung einschließt. Oder aber, wie zum Beispiel Bastide und Zillborg meinen, die Psychiatrie könnte darangehen, ihre eigene Soziologie aufzubauen. Böhm hat beide Möglichkeiten miteinander verknüpft. Er hat sich zunächst in seinem Bereich an der quasi-soziologischen Forschungstradition des PKH-BH beteiligt, die die betriebswirtschaftliche Sachfunktion Forschung und Entwicklung als routine-integrierte Aktionsforschung gestaltet und durch methodische Akzent- und Zielsetzung in ethnomethodologischer und psychoanalytischer Richtung sowie systemdynamischer Auswertung der Ergebnisse die Entwicklung der aktivierenden Pflege wie oben beschrieben vorangetrieben hat. Er hat aber auch mit der psychiatrierelevanten lokalen und überregionalen professionellen Soziologie Kontakt gehalten.

Nun – und abschließend – noch ein Wort zur *Psychoanalyse*. Böhm hat mit seinem Werk zur Verbreitung wichtiger Grundsätze der modernen Psychoanalyse, insbesondere ihrer angewandten Form beigetragen. Dies einerseits durch seine primäre Ausrichtung auf Entwicklungsförderung der Patienten, also die Nutzung ihrer gesunden Persönlichkeitsanteile statt einer dysfunktionalen ausschließlichen Orientierung an Defiziten. Auch bei den Mitarbeitern spielt dieser Gesichtspunkt der Entwicklungsförderung eine Rolle, insofern Böhm der persönlichen Gestaltung der beruflichen Identität des Krankenpflegepersonals besonderes Augenmerk widmet. Auch hier versucht er aufzuzeigen, wie die in der Berufsrolle der psychiatrischen Krankenpflegeperson liegenden Möglichkeiten zukünftig besser ausgeschöpft werden können. Man sollte hier bedenken, daß ein Teil der Gesundheits- und Erwachsenheitsvorstellungen, die der Psychoanalyse zugrunde liegen, eine um fachliche Kompetenz bemühte persönlich befriedigende Berufsausübung im Rahmen der umgebenden Gesellschaft ist. Sofern es nämlich jemandem gelingt, seine berufliche Tätigkeit im Kontext der Arbeits- und Berufswelt unserer Gesellschaft realistisch-vernünftig und in persönlich befriedigender

Form zu gestalten, bringt er damit in diesem Lebensbereich eine Position der Gesundheit, Erwachsenheit und Normalität zum Ausdruck, die in der Psychoanalyse mit dem Begriff der Postödipalität bezeichnet wird. Postödipal insofern, als sie sich der Komplexität des Erwachsenenlebens stellt, was eine gewisse Bewältigung präödipaler und ödipaler affektiv-kognitiv-handlungsmäßiger Verwicklungen voraussetzt. Solcherart Postödipalität gegenüber Patienten, Kollegen, Fortbildungspartnern und Institutionen, zu repräsentieren, hilft auf dem Weg der Vorbildwirkung und Beispielskraft auch anderen Mitarbeitern, Entwicklungsschritte in diese Richtung der Ausformung ihrer beruflichen Identität zu gehen.

Bei den Versuchen BÖHMS, zur Entwicklungsförderung von Patienten und Personal auf die beschriebene Weise beizutragen, kann ich einen zweiten Aspekt erkennen, der der Psychoanalyse nahesteht, wenn BÖHM sich bei diesen Bemühungen wesentlich um die Herausarbeitung und therapeutische beziehungsweise berufsfördernde Nutzung lebens- und zeitgeschichtlich begründeter Werthaltungen bemüht.

Schließlich sollten auch die seinem Scharfblick zu verdankenden Analyseergebnisse von individuellen und kollektiven Abwehrmechanismen beziehungsweise -haltungen (bei Patienten und Mitarbeitern) hier Erwähnung finden. Die Abwehrlehre der Psychoanalyse war von Beginn an ein wesentlicher Pfeiler der psychoanalytischen Theorie und Praxis und hat sich bekanntlich in den letzten Jahrzehnten stark von der Beschreibung intrapsychischer hin zu interpersonellen beziehungsweise institutionellen Abwehrformen entwickelt. Auch was diesen Bereich der angewandten Psychoanalyse betrifft, finden sich im BÖHMschen Werk viele verstreute praxisdienliche Hinweise.

Ich freue mich als langjähriger Mitstreiter BÖHMS im Rahmen der Wiener Psychiatriereform über seinen Erfolg, der wie oben beschrieben den großen Vorteil hat, auf niemandes Kosten, sondern zu aller Seiten Gewinn zu gehen. Zweifellos sind solche Erfolge auch weiterhin und in anderen Bereichen unseres Faches erstrebenswert. Ich habe versucht, in meinem Nachwort die Analyse jener Faktoren einzuflechten, die diesen Erfolg ermöglicht haben, um ein Stück dazu beizutragen, die Erfolgswahrscheinlichkeit auch in anderen Bereichen zu erhöhen. Die Anwendung der beschriebenen Prinzipien ist keineswegs eine einfache Sache, nicht zuletzt deshalb, weil eine hohe Qualifikation bezüglich des eigenen Berufshandelns heutzutage bei weitem nicht mehr ausreicht, um institutionelle Entwicklungsprozesse zu steuern. Vielmehr bedarf es neben der fachlichen Kompetenz in der eigenen Disziplin eines ganzen Bündels von Führungs-, Planungs- und Forschungsfähigkeiten, um eine Sache gewinnbringend und anhaltend voranzubringen.

Dr. Karl Purzner, Wien

Literaturverzeichnis

ADLER, A.: Praxis und Theorie der Individualpsychologie. 7. Aufl., Fischer, Frankfurt, 1989

ANGSTWURM, H.; BENDER, W.; BUCHHEIM, P. und PALHUBER, C. (Hrsg.): Notfälle in der Inneren Medizin. 10. Aufl., Urban & Schwarzenberg, Wien, München, 1987

ASG Gesamthochschule Kassel: Gerontoplenum. ASG Veröffentlichung 9, 1983

ARNS, W.; JOCHHEIM, K. A. und REMSCHMIDT, H. (Hrsg.): Neurologie und Psychiatrie. 6. Aufl., Thieme, Stuttgart, 1989

ARNS, W.; JOCHHEIM, K. A. und REMSCHMIDT, H. (Hrsg.): Neurologie und Psychiatrie für Krankenpflegepersonen. Thieme, Stuttgart, 1978

Arbeiterwohlfahrt (Hrsg.): Neue Wege der Pflege und Betreuung verwirrter alter Menschen im Heim. Eigendruck der Joh. Kirchner Stiftung, Frankfurt, 1986

BIRI, Y.: Agieren statt reagieren. Schweizer Spital 12/87

BÖHM, E.: Krankenpflege – Brücke in den Alltag. 5. Aufl., Psychiatrie, Bonn, 1990

BÖHM, E.: Pflegediagnose nach Böhm. Recom, Basel, 1990

BÖHM, E.: Verwirrt nicht die Verwirrten. 4. Aufl., Psychiatrie, Bonn, 1990

BÖHM, E.: Was hilft gegen das Burnout Syndrom. Soziale Berufe 6/83

BORNEMANN, E.: Das Patriarchat. Ursprung und Zukunft unseres Gesellschaftssystems. 7. Aufl., Fischer, Frankfurt, 1989

BRECHT, B.: Gedichte über die Liebe. Suhrkamp, Frankfurt 1982

BRUDENER, W.: Augenzeugen. ÖGB Gesamtwerk, Europaverlag, Zürich, Wien, 1984

BÜCHNER, E.: Verbesserung der Pflegequalität durch Organisationsentwicklung. Dt. Krankenpflegezeitschrift, 5, 1985

BÜRKI, G.: Gesundheitspolitik im Umbruch. Schweizer Spital, 12/87

CIOMPI, L.: Affektlogik. Über die Struktur der Psyche und ihrer Entwicklung. Ein Beitrag zur Schizophrenieforschung. Klett, Stuttgart 1982

CIOMPI, L.: Außenwelt – Innenwelt. Die Entstehung von Zeit, Raum und psychischen Strukturen. Vandenhoeck & Ruprecht, Göttingen, 1988

CIOMPI, L.: Sozialpsychiatrische Lernfälle. Psychiatrie, Bonn, 1986

CONTI, A.: Im Irrenhaus. Verlag Neue Kritik, Frankfurt, 1978

DITTMER, TH. L.: Angstsyndrome erkennen. Hoechst, 1980

DITTRICH, F.: Aufgabe der Pflege in der Altenarbeit. Österr. Krankenpflegezeitung, 6/86

DÖRIG-HUG, V.: Ermutigung zur Ganzheitlichkeit. Individualpsychologische Impulse zur Gesundung der ›KrankenSchwestern‹. Recom, Basel, 1988

DÖRNER, K. (Hrsg.): Freispruch der Familie. 4. Aufl., Psychiatrie, Bonn, 1987

DÖRNER, K.: Die unwürdigen Alten. Zwischen Familienidylle und geschlossener Gesellschaft. Jakob v. Hoddis, Gütersloh, 1987

DÖRNER, K. und PLOG, U.: Irren ist menschlich. Psychiatrie, Bonn, 1990

DÖRNER, K.; HAERLIN, CH.; RAU, V.; SCHERNUS, R. und SCHWENDY, A. (Hrsg.):

Der Krieg gegen die psychisch Kranken. 2. Aufl., Mabuse, Frankfurt und Psychiatrie, Bonn, 1989

DORST, T.: Dorothea Merz. Suhrkamp, Frankfurt, 1976

DOUCET, F.: Geschichte der Psychologie. Gondrom, Bindlach, Ulm, 1971

DÜHRSSEN, A.: Die biographische Anamnese unter tiefenpsychologischem Aspekt. 3. Aufl., Vandenhoeck & Ruprecht, Göttingen, 1990

DUNDES, A.: »Sie mich auch.« Das Hinter-Gründige in der deutschen Psyche. Beltz, Weinheim, Basel, 1985

EHRENREICH, B. und ENGLISH, D.: Hexen, Hebammen und Krankenschwestern. 13. Aufl., Frauenoffensive, München, 1987

ELLIS, A.: Die rational-emotive Therapie. Pfeiffer, München, 1977

FERENCZI, S.: Bausteine zur Psychoanalyse. I–IV, Ullstein, Berlin, 1984

FEUERSTEIN, A.: Gesundsein – Eine Lebenskunst. Österr. Krankenpflegezeitung, 6/7, 1984

FIECHTER, V. und MEIER, M.: Pflegeplanung. 5. Aufl., Recom, Basel, 1987

FISCHER, B. und LEHRL, S.: Neurobiologische und informationspsychologische Grundlagen von Maßnahmen gegen geistige Leistungsminderung im Alter. Gunter Narr, Tübingen, 1983

FISCHER-DÜCKELMANN, A.: Die Frau als Hausärztin. Süddeutscher Verlag, München, 1920

FLIEDER, M.: Emanzipation von der Frauenrolle. Voraussetzung zur Berufsrollen-Emanzipation. Die Schwester der Pfleger, 25, 9/86, S. 752

FRANKL, V.: Ärztliche Seelsorge. Grundlagen der Logotherapie und Existenzanalyse. Fischer, Frankfurt 1983

FRANKL, V.: Der leidende Mensch. Anthropologische Grundlagen der Psychotherapie, Huber, Bern, 1984

FRANKL, V.: Der Mensch auf der Suche nach dem Sinn. Zur Rehumanisierung der Psychotherapie. Hippokrates, Stuttgart, Freiburg, Basel, 1973

FRANKL, V.: Der Mensch vor der Frage nach dem Sinn. Piper, München, 1979

FRANKL, V.: Der unbewußte Gott. Psychotherapie und Religion. 7. Aufl., Kösel, München, 1988

FRANKL, V.: Trotzdem Ja zum Leben sagen. Ein Psychologe erlebt das Konzentrationslager. Kösel, München, 1978

FREY, W.: Crying, the Mystery of Tears.

FRIEDEL, J.: Wissenschaftliche Forschung. Prim II Psych. Krankenhaus (Wien). In Veröffentlichung

FRIEDLER und REICHSCHIES, M.: Anhaltspunkte zur Diagnostizierung einer Pseudodemenz. Medical Tribune, 41, 1987

FRIEDMANN, A. und THAUS, K.: Leitfaden der Psychiatrie. Maudrich, Wien, 1987

FREUD, S.: Gesammelte Werke. Fischer, Frankfurt, 1989

FROMM, E.: Die Kunst des Liebens. Ullstein Materialien, Berlin, 1980

GABRIEL, E.: Materialien zum Patienten. 10. Steinhof Symposium, 1989

GNIELKA, M.: Der Pflegeprozeß bei Verwirrten. Heidelberg, 1986, Unveröffentlichte Diplomarbeit

GRAF, H.: Aspekte der Pflegedokumentation. Dt. Krankenpflegezeitung, 4, 1983, S. 184

GRAUHAN, A.: Berufsethische Normen. Dt. Krankenpflegezeitung, 7/85, S. 461

GROND, E.: Praxis der psychiatrischen Altenpflege. 4. Aufl., Banaschewski, München-Gräfelfing, 1978

GROND, E.: Die Pflege verwirrter alter Menschen. Psychisch Alterskranke und ihre Helfer im menschlichen Miteinander. 5. Aufl., Lambertus, Freiburg, 1989

GRÜNEWALD, E.: Psychohygiene am Arbeitsplatz. Österr. Krankenpflegezeitschr. 17, 6/76, S. 19

HARPPRECHT, K.: Am Ende der Gemütlichkeit. Ein österreichisches Tagebuch. Claassen, Düsseldorf, 1987

HEISS, G. und EHALT, H. (Hrsg.): Glücklich ist wer vergißt. Das andere Wien um 1900. Böhlau, Köln, 1986

HERGET, A.: Die wichtigsten Strömungen in der Pädagogik. 6. Aufl., Haase, Wien, Prag, Leipzig, 1930

HEUSER-SCHREIBER, H. (Hrsg.): Arzt und Patient im Gespräch. Aesopus, 1982

HOPPE, M.: Ergotherapie. Kongreßberichte des Verbandes d. Ergotherapeuten, 1979

HORNSTEIN, W.: Seelische Gesundheit. In: Bundesverband seelische Gesundheit (Hrsg.): Seelische Gesundheit möglich machen. Hamburg, 1984

HUMMEL, K. und STEINER-HUMMEL, I. (Hrsg.): Wege aus der Zitadelle. Gemeinwesenorientierte Konzepte in der Altenpflege. Vincent, Hannover, 1986

JANSEN, W.: Seelische Störungen haben viele Gesichter. Hoechst, 1982

JASPERS, K.: Allgemeine Psychopathologie. 9. Aufl., Springer, Berlin, Heidelberg, 1973

JASPERS, K.: Gesammelte Schriften zur Psychopathologie. Springer, Berlin, Heidelberg, 1963

JUCHLI, L.: Allgemeine und spezielle Krankenpflege. Thieme, Stuttgart, 1976

KÄPPELI, S.: Interpretation der Pflegebedürfnisse von Patienten durch das Pflegepersonal. Referat Gießen, 1987

KALOUSEK, M. (Hrsg.): Gerontopsychiatrie. Janssen, Berlin, 1988

KAMPFMEYER, H.: Siedlung und Kleingarten. Springer, Stuttgart, 1926

KAUFMANN, CHR.: Dienst am Kranken. Verlag der Alexianer Brüder, Aachen, 1978

KAUFMANN, CHR.: Sie haben den Tod vertraut gemacht. Verlag der Alexianer Brüder, Aachen, 1976

KEUPP, H.: Psychosoziale Praxis in einer sich spaltenden Gesellschaft. Lud. Bolzm. Institut, Reihe 6, 1986

KIELHOLZ, P. und ADAMS, C. (Hrsg.): Der alte Mensch als Patient. Deutscher Ärzte Verlag, Köln, 1986

KOREF, E.: Als ich 19 war. Jugend und Volk, Wien, München, 1982

KREISKY, B.: Zwischen den Zeiten. Siedler, Berlin, 1986

KRÜGER, W.: Neue Wege der Gruppentherapie. dtv, München, 1984

KURZ-GOLLE, F.: Die sieben silbernen Stufen. Das Erfolgsbuch für Mädchen und Frauen. Wiesmüller, Wien, 1920

LEGEWIE, H.: Alltag und seelische Gesundheit. Psychiatrie, Bonn, 1987

LOCH, W.: Über Begriffe und Methoden der Psychoanalyse. Huber, Stuttgart, Bern, 1975

LÖRCHER, CH.: Planung ganzheitlicher Pflege. Altenpflege, Heft 12, 1986

LOWY, L.: Soziale Arbeit mit älteren Menschen. Lambertus, Freiburg, 1981

MAIMANN, H. und MATTL, S. (Hrsg.): Die Kälte des Februars. Österreich 1933–1938. Wiener Volksbuchhandlung, 1984

MEIER-RUGE, W.: Geriatrie für die tägliche Praxis. Der ältere Patient in der Allgemeinpraxis. Bd. 1, 2. Aufl., Karger, Basel, 1988

MENK, A.: Bedürfnisse der Pflegenden und Gepflegten. Schweizer Spital, 3/87, S. 27

MESSNER, R.: Im Grenzbereich der Todeszone. Kiepenheuer & Witsch, Köln, 1978

MINSEL, W.-R. und SCHELLER, R.: Brennpunkte der Klinischen Psychologie. Kösel, München, 1981

MINSEL, W.-R. und SCHELLER, R. (Hrsg.): Psychologie und Medizin. Kösel, München, 1982

MORRIS, D.: Der nackte Affe. Droemersche Verlagsanstalt, München, 1970

MÜHLBERG, D.: Proletariat. Kultur und Lebensweise im 19. Jahrhundert. Bühlau, Wien, 1986

MÜLLER, S. und HÖFLINGER, H.: Pflegen mit der Lebensbiographie. Eigendruck der Hochschule Aarau, 1988

NEUGEBAUER, H.: Was gibt es Neues in der Medizin. Peter Müller, Wien, 1987

NISCHK, P.: Kursbuch für die Seele. Bertelsmann, München, 1976

NOWOTNY, E.: Psychologie. Einführung und Übersicht, Arbeitsvorschläge. Deuticke, Wien, 1979

OSWALD, W. D.; LEHR, U.; KANOWSKI, S. und WEINER, H.: Gerontologie. Kohlhammer, Stuttgart, 1984

PETZOLD, H. und BUBOLZ, E. (Hrsg.): Psychotherapie mit alten Menschen. Junfermann, Paderborn, 1979

PLATT, D.: Funktionsstörungen des Gehirns im Alter. Schattauer, Stuttgart, 1981

PÖLDINGER, W. (Hrsg.): Somatisierte Angst und Depressivität. Karger, Basel, 1984

POLETTI, R.: Wege zur ganzheitlichen Krankenpflege. Praxisbezogene Anregungen. Recom, Basel, 1985

PONGRATZ, F.: Soziologie. Vincentz, Hannover, 1987

REIMANN, R.: Anleitung zur Pflegeplanung. Eigendruck des Dtsch. Berufsverbandes f. Krankenpflege, Frankfurt, 1985

RINGEL, E.: Die ersten Jahre entscheiden. Bewegen statt Erziehen. Jungbrunnen, Wien, 1987

RINGEL, E.: Die österreichische Seele. Europaverlag, Wien, 1986

RINGEL, E.: Helfen ist eine delikate Sache. Aus einem Vortrag, geh. 1987 im Psych. AKH Wien

RINGEL, E.: Zur Gesundung der österreichischen Seele. Europaverlag, Wien, 1987

SARTORY, G. und SARTORY, TH.: Das ganze Leben. Anregungen für junge ältere Leute. Pfeiffer, München, 1974

SCHARFETTER, CH.: Allgemeine Psychopathologie. Thieme, Stuttgart, 1985

SCHATZMAN, M.: Die Angst vor dem Vater. Rowohlt, Reinbek, 1974

SCHELLING, W.: Lebensgeschichte und Dialog in der Psychotherapie. Vandenhoeck & Ruprecht, Göttingen, 1985

SCHENDA, R.: Das Elend der alten Leute. Information zur Sozialgerontologie. Patmos, Düsseldorf, 1972

SCHMIDTBAUER, H.: Helfen als Beruf. Rowohlt, Reinbek, 1983

SCHNASS, F.: Lehren und Lernen. Leipzig, 1921

SCHRÖDER, M.: Ethische Normen in der Pflege. Dt. Krankenpflege Zeitung, 7/85, S. 464

SCHWABE, W.: Haschinski's Ischämie-Score. Vortrag auf dem 34. Kongreß für ärztliche Fortbildung, 1985

SCHWALM, K. (Hrsg.): Deutsches Lesebuch. Deuticke, Wien, 1915

Solidaritäts Arbeitsgemeinschaft: J. GEISSBÜHLER: Mädchen für alles. Krankenpflege – Soins infirmiers, 9/87, S. 46

SONNECK, G.: Krisenintervention und Suizidverhütung. Facultas, 1985

SPRINGORUM, G. und KNAESCHE, A.: Schön is anders. Psychiatrie, Bonn, 1987

STEINER, H.: Karl Marx in Wien. Die Arbeiterbewegung zwischen Revolution und Restauration. Europaverlag, Zürich, München, Wien, 1978

STEPPE, H.: Die historische Entwicklung der Pflege. Dt. Krankenpflege Zeitschrift, 5/85, Beilage

STROTZKA, H.: Psychotherapie: Grundlagen, Verfahren, Indikationen. Urban & Schwarzenberg, München, 1975

STROTZKA, H.; ROSENMAYR, L.; SEITELBERGER, F. und WANDRUSZKA, A.: Aspekte des menschlichen Alterns. Verlag österreichische Akademie der Wissenschaft, Wien, 1982

UCHTENHAGEN, A. und JOVIC, N.: Psychogeriatrie. Neue Wege – Hinweise für die Praxis. Fachverlag, Zürich, 1988

WALLRAFF, G.: Ganz unten. Kiepenheuer & Witsch, Köln, 1985

WATZLAWIK, P.: Anleitung zum Unglücklichsein. Piper, München, 1983

WATZLAWIK, P.: Wie wirklich ist die Wirklichkeit? Piper, München, 1976

WEHLE, P.: Sprechen Sie wienerisch. Ueberreuter, Wien, 1980

WERNER, W.: Psychische Störungen des alternden Menschen. Hoechst, 1983

ZILLE, H.: Zille sein Milljöh. Fackelträger, Hannover, 1987

ZIMMERMANN, M. und SEEMANN, H.: Der Schmerz ein vernachlässigtes Gebiet der Medizin? Springer, Berlin, Heidelberg, 1986

ZIMMERMANN, R. E.: Alter und Hilfsbedürftigkeit. Zur Soziologie von Krankheit, psychischem Leiden und sozialer Abhängigkeit alter Menschen. Enke, Stuttgart, 1977

231

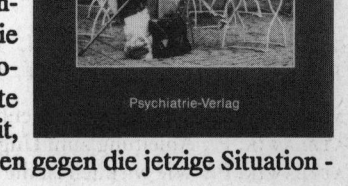